浙江中医药古籍联合目录

胡　滨　鲍晓东　主编

中医古籍出版社

图书在版编目（CIP）数据

浙江中医药古籍联合目录/胡滨，鲍晓东主编．－北京：中医古籍出版社，2009.9

ISBN 978－7－80174－754－9

Ⅰ．浙…　Ⅱ．①胡…②鲍…　Ⅲ．中国医药学－古籍－联合目录－浙江省　Ⅳ．Z838

中国版本图书馆CIP数据核字（2009）第117982号

浙江中医药古籍联合目录

主　　编　胡　滨　鲍晓东

责任编辑　伊广谦
封面设计　天水工作室
出版发行　中医古籍出版社
社　　址　北京东直门内南小街16号（100700）
印　　刷　北京金信诺印刷有限公司
开　　本　787mm×1092mm　1/16
印　　张　16.5
字　　数　412千字
版　　次　2009年9月第1版　2009年9月第1次印刷
印　　数　0001～1000册
书　　号　ISBN 978－7－80174－754－9
定　　价　30.00元

《浙江中医药古籍联合目录》编委会

主　编　胡　滨　鲍晓东

副主编　王立春　扬炯声

编　委　竺　嵘　王　蕾　麻海波

　　　　冯　丽　童晓洁　金　桂

　　　　楼聘婷

编委会分工（以工作顺序与学科为序）

胡　滨	主持、统稿
鲍晓东	医经、基础理论 伤寒金匮、诊法
麻海波	针灸推拿
金　桂 楼聘婷	本草
王　蕾 冯　丽	方书
王立春	临证各科
杨炯声	养生、医史 综合性著作
童晓洁	医案、医话、医论
竺　嵘	校改、索引

序

正当全国古籍普查工作全面展开，《中华古籍总目》分省编纂工作启动之际，胡滨、鲍晓东教授主编的《浙江中医药古籍联合目录》即将出版，可谓适逢其时，先行一步。

中医古籍做为科技知识和文化信息的载体，不仅保存了中华民族两千多年与疾病作斗争的经验和成果，同时也蕴含了中华传统文化对宇宙、人体、生命科学长期探索的认知。因此，对中医古籍资源的调查和联合书目的编纂工作，不仅是一项继承发扬中医药学遗产的重要基础工作，同时还具有“保护民族文化遗产，振兴民族文化”的历史意义。基于这种认识，自上世纪50年代后期开始，中国中医科学院图书馆曾经3次进行全国中医古籍资源调查，先后编写出版3部以中医古籍为主的联合书目。最新一部《中国中医古籍总目》于2007年出版，收录了全国150家藏书单位收藏的1949年以前的中医图书13455种。其中1911年以前出版的中医古籍达到8700余种，是迄今为止调研尚最广、收书量最大的一部中医古籍联合目录。但也只是在一定时间和空间条件下的阶段性成果，以我国地域之广、藏书单位之多、中医古籍传播收藏面之大都证明进一步深入调查发掘中医古籍资源的余地还很大，需要社会各界有识之士的共同关切和投入。胡滨、鲍晓东教授主编的《浙江中医药古籍联合目录》的出版，有力说明业内人士对这一命题的共同关注，并使中医古籍资源调查和项目编纂工作向多层次发展迈进一步。

胡滨教授从事中医图书馆工作30余年，参加过1991版《全国中医图书联合目录》的编撰工作，主编了多种中医文献检索课程教材，对中医文献检索工具书的编撰具有系统的理论基础和丰富的实践经验。近年来，他致力于浙江省中医古籍资源调研工作，在浙江省社会科学联合会的资助下，和他的团队一起完成了“浙江现存中医古籍调查与分析”研究项目，并在此基础上历时3年完成了《浙江中医药古籍联合目录》的编撰工作。这部书目可以视为《中国中医古籍总目》的补充和延续。一方面本书的编写体例、类目设置、条目设计和著录原则基本与《总目》一致；另方面本书大大扩展了浙江省藏书单位的收录范围。《总目》收录浙江有藏书单位只有11家，本书达到35家，增加了两倍多。其中有地区的文献馆、文管会、王府博物馆、及至个人藏书家，这些单位的发现和收录，不熟知当地古籍收藏分布特点是很难做到的，这正是地区联合目录所具备的优势。在我国，很多基层文化单位由于各种历史机缘，收藏有珍贵的古籍文献，秘阁藏珍，不少宝贵的医药典籍尘封在那里，不为人所知所用。进行区域性古籍资源调查，编纂联合书目就是要把这些深藏各地的医药典籍发掘出来，用目录学方法揭示它，宣传它，使这些宝贵的医药文化遗产呈现在公众视野中，进而得到更好的保护并发挥作用。浙江是吴越文化发源地，是我国的文化大省。历史上，无论是刻书业之盛还是藏书家之多，在全国都名列前茅。这种源远流长的文化传承和深厚的文化积淀也反映在中医典籍的收藏上，《浙江中医药古籍联合目录》共收录全省35个藏书单位的中医古籍2866种，约占《中国中医古籍总目》收书种数的20%。如果不计北京、上海这两个古籍高度集中的地区，浙江的中医古籍收藏应居全国前列。

本书的编纂出版，对中医古籍资源调查、联合目录编纂事业发展有两点重要启示：一是拓宽了古籍资源调查的思路，展现了多渠道多层次开展这项工作的优势和可行性。初步可归纳为以下几点：1. 便于沟通信息、掌握情况，提高资源调查的单位覆盖率和古籍现在品种的收全率；2. 便于同一地区相关单位间协调合作，可缩短调研时间，节约工作成本；3. 便于地方资源整合，争取地方支持；4. 与当前全国古籍普查工作和《中华古籍总目》编纂工作互相补充、互为支撑。第二点启示是：完成这样一项旷日持久的古籍资源调查任务，人的因素是取得成功的根本保证。胡滨教授和他的团队在支撑条件比较薄弱的境况下，面对困难能够迎难而上、拼搏进取，以锲而不舍的精神完成浙江中医古籍资源调研和联合目录编纂任务，这种自觉和力量来自对中医古籍历史评价的认识，并由此产生的责任感和使命感。

中医古籍资源调查和联合目录编纂工作已经历了半个世纪的发展历程，奠定了坚实的工作基础。我衷心希望本书的出版对地区性中医古籍资源调查、联目编纂工作起到激励作用。

薛清录

2009年6月25日

前　言

中医药古籍记载了历代医家研究总结中医药学理、法、方、药的成果，是中医药学传承发展的文献保障，更是当代医家学习与研究中医药的文献宝库。对一个具有悠久历史渊源的学科来说，古籍是它的本底资料。本底资料发掘研究不够，这个学科的发展就会成为无源之水、无本之木，就会逐渐失去它的优势与特色。

全面发掘整理中医药古籍的基础工作，就是全面掌握现存于世的中医药古籍为哪些单位或个人收藏。由于历史的原因，中医药古籍散存在全国各地的中医、西医院校与研究所图书资料机构、公共图书馆、文物博物馆，以及中国科学院与其它研究系统图书馆。有的甚至流失在境外，同一种中医药古籍的不同刻本也会出现在不同的地方，这种状况严重影响了对中医药古籍的开发与利用。鉴于所有权的原因，目前不可能将散存在各地的中医药古籍收藏于一处。但研制一个现存中医药古籍的书目，为中医药古籍资源的共享提供一个可供检索的工具，却是可以办到的，其作用也是十分明显的。

1961 年，由中国中医研究院牵头组织编撰的《中医图书联合目录》(《联目》) 收入了 7000 余种分藏在 60 余家图书馆的中医药古籍，为当时中医药古籍资源的共享提供了方便。1978 年，仍由中国中医研究院牵头，组织全国 113 家省、市级以上图书馆及有关单位、私家藏书者，重编中医图书联合目录。该目录于 1991 年由中医古籍出版社出版以来，对大陆中医药古籍资源的开发利用与整理研究起到了重要作用。但该目录如同 1961 年版，收入单位仅限于大陆省、市级以上单位。2008 年由上海辞书出版社出版、由中国中医科学院图书馆修订的《中国中医古籍总目》(总目)，虽已将收藏单位扩展至 150 家，中医古籍品种增至 13455 种，版本数量也增加了 3652 个，但事实上，各省的地、市、县级的相关单位仍有数量不少的中医药古籍未被其收录。尤其江浙一带，素有“文化之邦”之誉，古代刻书业发达，历代名医辈出，著作甚多。据我们的调查（浙江省中医药管理局 1991－13 号项目)，现存浙江各地的中医药古籍近三千种。除了参加《总目》的省、市级单位收藏品种之外，现存于浙江县（市）级单位的中医药古籍尚有一千多种，其中还有 400 多种《总目》未收者。当然，作为全国性中医药古籍联合目录，收入的单位不可能到达县、市一级，否则篇幅巨大，不便使用。但各省、市在全面调查本辖区内中医药古籍资源基础上编撰本地的《中医药古籍联合目录》，则可弥补其不足，并方便读者就近查阅。

为此，我们在浙江省社会科学联合会的资助下，在 1990 年由浙江省卫生厅和浙江省文化厅共同发文开展的《浙江现存中医药古籍的调查与分析》研究成果的基础上，历三年时间编成本书目。本书目收入浙江省内 35 家单位（或个人）收藏的中医药古籍（含少许民国期间刊行者)，这些单位涉及医药卫生系统 9 家、公共系统图书馆 11 家、高校图书馆 4 家，以及文化博物系统及个人 11 家。(详见本书目的“收藏单位代号表”)。从内容看，浙江现存中医药古籍比较多的品种是医经、伤寒金匮、本草方书、综合性医书，以及临症各科中的温病、妇科与外科，这基本符合浙江中医药发展的实际状况。历代浙江医家对中医基础理论和中药本草的研究都很为重视，而浙江地处东南沿海，历史上温病等疫病流行，故中医临证比较发达，专科专病名医辈出，世医代传，这些方面的著作编撰与收藏相当多。浙江现存而未被《中国中医古籍总目》收录的中医药古籍多为临症各科、医案、医话、与方药著作，其临床实用性十分突出；从版本上看，这些中医药古籍刻本不多，绝大部分为写本（含稿本与抄本），其开发整理与研究价值很大。

在现存浙江中医药古籍的调查与本书目的编撰过程中，我们得到了中国中医科学院图书馆、浙江中医研究院文献信息中心与浙江省图书馆古籍部等单位的支持与帮助。为有利于读者对本书目与《中国中医古籍总目》的衔接使用，本书目的凡例对其进行了参照。为此，对上述单位的领导与同行们，我们深表谢意。特别感谢我国中医古籍目录版本研究专家、中国中医科学院资深研究员薛清录教授对本书目编撰的支持与关切，并赐序文。对本书目存在的问题与缺陷，欢迎同行与用户批评指正，以利今后修订时改正。

浙江中医药大学

胡滨　鲍晓东

2009 年 5 月

凡　例

收录范围

本书目收录了浙江35个单位（含个人）（详见收藏单位代号表）截至1991年底收藏的中医药古籍2866种（含部分民国期间刊印的中医药图书）。为节省篇幅，各收藏单位名称在著录中均以其代号表示。

全书结构

全书分为三部分：

一、前言、凡例、收藏单位代号表、类目表、目次；

二、书目正文；

三、索引。

分类

一、所收图书分为医经、基础理论、伤寒金匮、诊法、针灸推拿、本草、方书、临症各科、养生、医案医话医论、医史与综合性著作十二个大类。

二、大类之中再根据情况分设二、三级类，在小类中按成书年代先后编排。查不出成书年代者，给参考年号，用中括弧括之，以示区别。

三、凡一书内容涉及两个以上类目时，以其主要内容归类。

四、凡专科之丛书、方书、医案按所属学科归类。

著录

一、每条书目著录有：总序号、书名（包括卷数、异名、附录）、成书年代、著者（包括朝代、姓名、字、号、别名、著作方式）、版本（包括出版时间、地点、出版者、版本类别）、馆代号、丛书子目、注释。

二、一种书一个序号。

三、凡一书多名者，以《中国中医古籍总目》著录的为准，其他异名，均冠以“又名”字样，列于正式书名之后。

四、凡一书的不同版本分卷不统一时，采用两种处理方法：其一、多数版本卷数一致时，按此卷数著录，个别版本的卷数不同，在版本项中反映；其二、不同版本的分卷皆不一致时，书名后不著录卷数，将卷数列于版本项后，例：“清善成堂刻二十二卷本”。

五、一书的不同辑本，或以重订、校注等再创作，按不同书处理，给单独序号。

六、一书的重要附录，著录于书名之后。

七、著者时代的确定，一般以卒年为准，个别著者按公认的时代而定。

八、两个以上的著者，如属同时代人，只在第一著者前冠以时代，其它从略。如著者所属时代不同，则与注明。

九、1911年以后的著者，姓名前不冠时代。但如为1911年前著作再加工的著者，为与前一著者时代相区别，其姓名前在括弧内注明，如（民国）。

十、著者姓名均以正名为准，其别名或其他称谓，则以括弧著录之。

十一、凡查不出准确著者之图书，书上托名为某人所著，则照录书上托名，并在其姓名前冠以“原题”字样。其他则以“不著撰人”或“著者佚名”代之。

十二、集体著者中凡属辛亥革命前历代医疗机构名称，需在机构名称前冠以朝代，不用括弧，如：清太医院编。

十三、版本项中将年号、干支与公元对照著录，1911年以后只著录公元，不著录年号、干支。

十四、综合性著作（含丛书、丛刊）设子目项，著录子目的名称、卷数与作者。子目不作分析著录。有单行本的，单独列序与以著录。

索引

一、编有“书名索引”与“著者索引”。

二、索引均按汉语拼音字母排序。

三、书名前冠词有括弧者，直接按括弧中的汉字字母顺序排序。

四、索引中的书名和作者名均为正式名称。

收藏单位代号表

本书目代号	单位名称	（在《总目》中的代号）
1	浙江中医药大学图书馆	738A
2	浙江省中医药研究院图书馆	738B
5	浙江大学医学图书馆	738
6	浙江图书馆	731
7	杭州市图书馆	732
11	杭州市余杭区图书馆	
20	宁波市中医院图书馆	
21	宁波市图书馆	734
22	天一阁博物馆	733
26	余姚市黎洲文献馆	
28	象山县文物管理委员会	
30	嘉兴市中医院图书馆	
31	嘉兴市第二人民医院	
32	嘉兴市图书馆	736
36	平湖市第一医院图书馆	
37	平湖市图书馆	
38	海宁市图书馆	
39	海盐县张元济图书馆	
40	浙江师范大学图书馆	
41	金华侍王府博物馆	
46	兰溪市人民医院图书馆	
47	兰溪市博物馆	
48	兰溪市中医院图书馆	
50	温州医学院图书馆	
51	温州市图书馆	737
58	瑞安市医学情报站	
59	平阳县钱和棠	
60	绍兴市鲁迅图书馆	735
65	诸暨市图书馆	
66	嵊州市图书馆	
70	湖州市中医院图书馆	
71	嘉业堂藏书楼	739
80	丽水市中医院图书馆	
92	龙游县博物馆	
100	临海市博物馆	

类　表

目　录

1 医经

1.1 内经

1.11 本文、注释

0001 **黄帝内经素问十二卷** ［战国］
黄帝素问灵枢经十二卷
著者佚名
明嘉靖金溪吴悌校刻本（存素问）6

0002 **补注释文黄帝内经素问十二卷** 762
黄帝内经灵枢十二卷
附素问遗篇
素问（唐）王冰（启玄子）注（宋）林亿等校正
灵枢（宋）史崧音释
明嘉靖赵康王朱厚煜居敬堂刻本6
（素问存三、九、十卷，灵枢存三～六，十～十二卷）7（存灵枢）11

0003 **重广补注黄帝内经素问二十四卷** 762
黄帝内经灵枢二十四卷
附素问遗篇
素问（唐）王冰（启玄子）注（宋）林亿等校正
灵枢（宋）史崧音释
（1）明万历十二年甲申（1584）绣谷书林周日校刻本6 7（存素问）2（存灵枢）21
（2）1928年中国学会据清咸丰2年钱氏守山阁刻本影印71

0004 **重广补注黄帝内经素问二十四卷** 762
黄帝内经灵枢十二卷
附素问遗篇
素问（唐）王冰（启玄子）注（宋）林亿等校正
灵枢（宋）史崧音释
（1）明万历二十九年辛丑（1601）吴勉学校刻古今医统正脉全书本（存素问）5（存灵枢）22
（2）明万历刻本（存二十二～二十四卷）39
（3）明刻本（存1～16卷）21
（4）清道光刻本（仅存素问）60
（5）清咸丰刻本（仅存素问）60
（6）清光绪三年丁丑（1877）浙江书局刻二十二子本40 80（存素问）1、60
（7）清光绪三年丁丑（1877）浙江书局刻明武陵顾氏影宋嘉拓本1 2 5 6 21 30 36 40 59 66 70 100
（8）清光绪十年甲申（1884）京口文成堂摹宋刻本（存灵枢）22
（9）清光绪十九年癸巳（1893）上海鸿文书局石印二十五子汇函本47 100
（10）清光绪二十三年丁酉（1897）上海图书集成印书局铅印本41 66 100（存素问）7
（11）清光绪二十三年（1897）新化三味书室刻本100（存灵枢）60
（12）清宣统三年辛亥（1911）年上海育文书局石印本1
（13）清光绪刻本60
（14）清有余师斋抄本6
（15）清刻本38 60 100
（16）绣谷书林周日校刊大业堂藏版2
（17）日本刻本（仅存灵枢）51
（18）1917年上海育文书局石印本37
（19）1928年上海大德书局石印本20
（20）1931上海商务印书馆铅印万有文库本6
（21）1936年上海中华书局铅印四部备要本1
（22）民国间四部丛刊本（仅存灵枢）21
（23）民国上海涵芬楼影印明顾氏翻宋刻本21 32
（24）民国上海广益书局石印本2
（25）民国锦章书局石印本1 50

0005 **黄帝内经素问补注释文五十卷** ［762］
黄帝内经灵枢略
黄帝素问灵枢集注二十三卷
素问（唐）王冰（启玄子）注（宋）林亿等校正
（1）民国上海涵芬楼影印明正统道藏本（存灵枢略一卷、集注二十三卷）1

（2）中医古籍出版社据台湾商务印书馆文渊阁四库全书复刻本 1

0006 **京本校正注释音文黄帝内经素问灵枢集注十五卷** [1468]
附素问入式运气论奥三卷、素问运气图括定局立成、黄帝内经素问灵枢运气音释补遗
原题（隋）全元起训解（唐）王冰（启玄子）注（宋）林亿等校正（明）赵植吾编
明福建书林詹林所进贤堂刻本（存素问）6 22
注：该书十五卷包括素问十二卷灵枢二卷素问遗篇一卷

0007 **黄帝内经素问注证发微**九卷 1586
黄帝内经灵枢注证发微九卷
附素问补遗
（明）马莳（仲化、元台）注
（1）明万历十四年丙戌（1586）天宝堂刻本（存灵枢）1
（2）清嘉庆十年乙丑（1805）古歙鲍氏慎余堂刻本 6 37 50（存卷一至卷六）1 2
（3）清道光二十三年癸卯（1843）润州包氏守研堂刻本 1
（4）清光绪五年已卯（1879）善成堂刻本太医院藏板 1 6 66 100（存素问）2（存灵枢）5
（5）清光绪芸生堂刻本（存素问）51
（6）清杨州文富堂藏板 1

0008 **黄帝内经素问集注**九卷 1670
黄帝内经灵枢集注九卷
（清）张志聪（隐庵）注
（1）清光绪十六年庚寅（1890）浙江书局刻本 2 5 6 32 66（存素问）31 36 41 50（存灵枢）1 21 22，37
（2）清光绪二十九年癸卯（1903）善成堂刻本 1
（3）清光绪艺林堂刻太医院藏板 30
（4）清刻本（仅存素问）36 60
（5）1936 年上海大东书局铅印本（存灵枢）46
（6）民国间石印本（存素问）50

0009 **内经评文** 1891
（清）周学海（澂之）注
子目：
1. 内经评文素问二十四卷
2. 内经评文灵枢十二卷
清光绪二十四年戊戌（1896）皖南建德周学海刻周氏医学从书本 48

0010 **素问灵枢合注**二十卷 1910
又名黄帝内经素问灵枢合编
（明）马莳（仲化、元台）（清）张志聪（隐庵）注 王成甫编
（1）清宣统二年庚戌（1910）上海扫叶山房石印本（存素问）1 70
（2）1919、1922、1926、1931、1936 年上海锦章书局石印本北京中西医学研究总会藏本 1 6 21 22 51

1.12 类编、摘编

0011 **黄帝内经太素**三十卷（原佚七卷） [666]
附遗文一卷内经明堂一卷附录一卷
（唐）杨上善撰著
（1）清光绪二十三年丁酉（1897）通隐堂刻渐西村舍汇刊本 1 5 6 21 22
（2）1924 年萧延平校兰陵堂刻本 2 21 22

0012 **增补素灵类纂注释音义**四卷 [907]
原题（唐）王冰撰
抄本 2

0013 **内经类抄** 1539
（明）孙应奎（文宿、东谷）撰
明嘉靖十八年已亥（1539）著者自刻本 22

0014 **类经**三十二卷 1624
附类经图翼十一卷附翼四卷
（明）张介宾（会卿、景岳、通一子）类注
（1）明天启四年甲子（1624）天德堂刻本 5 22
（2）明天启四年甲子（1624）刻本 21
（3）明刻本（存图翼、附翼）21
（4）清嘉庆四年已未（1799）金阊萃英堂刻本 60（存类经五卷、附七卷）1 66
（5）清崇让堂刻本（仅存图翼、附翼）2
（6）清刻本（缺附翼）2（仅存附翼）36 60
（7）清抄本（仅存类经）6
（8）日本据明天启四年刻本重（附图说心法）刻本 5
（9）1919 年上海千顷堂书局石印本 1 2 70
（10）中医古籍出版社据台湾商务印书馆文渊阁四库全书本复制 1

0015 **黄帝内经素问灵枢经合类**九卷 1628
（明）王九达（日逵）撰
1985 年中医古籍出版社据明崇祯元年戊辰（1628）云间石林精舍刻本复制 1 6

0016 **内经知要**二卷 1642
(明) 李中梓 (士材、念莪、尽凡居士) 编注
(1) 清乾隆二十九年甲申 (1764) 薛雪校扫叶山房刻本 5 22 37 39 51
(2) 清光绪九年癸未 (1883) 上海江左书林刻本 1
(3) 清光绪十一年乙酉 (1885) 苏州绿慎堂王氏刻本 100
(4) 清光绪三十三年丁未 (1907) 刻本 47
(5) 1921 年江阴宝文堂刻本 1
(6) 1933、1935 年上海商务印书馆铅印本 1 41
(7) 民国上海鸿章书局石印本 59

0017 **素问灵枢类纂约注**三卷 1689
又名黄帝素问灵枢合纂
(清) 汪昂 (讱庵) 撰
(1) 清康熙二十八年己巳 (1689) 刻本 47 51
(2) 清乾隆二十三戊寅 (1758) 刻本 1
(3) 清乾隆四十四年己亥 (1779) 书业堂刻本 1
(4) 清嘉庆九年甲子 (1804) 扫叶山房刻本 100
(5) 清嘉庆二十二年丁丑 (1817) 令德堂刻本 100
(6) 清道光四年甲申 (1824) 吴郡书艺堂刻本 2
(7) 清同治十年辛未 (1871) 扫叶山房刻本 6
(8) 清光绪六年庚辰 (1880) 紫文阁刻本 6
(9) 清光绪十三年丁亥 (1887) 上洋大文堂刻本 2 100
(10) 清光绪十三年丁亥 (1887) 扫叶山房刻本 2 6 26
(11) 清光绪二十二年丙申 (1896) 上海图书集成印书局铅印本 2
(12) 清江阴宝文堂书庄刻本 1 100
(13) 清刻本 (存 2-3 卷) 1 21
(14) 清抄本 21
(15) 1921 年上海世界书局石印本 2
(16) 1931、1936 年上海千顷堂书局石印本 2 22
(17) 民国上海商务印书馆铅印本 7 41 60

0018 **医经原旨**六卷 1754
(清) 薛雪 (生白、一瓢) 撰
(1) 清乾隆十九年甲戌 (1754) 薛氏扫叶庄刻本 1 6 20 38
(2) 清慈水杨采青重校宁郡简青斋刻本 1 2 5 37 100
(3) 清刻本 6 36 66
(4) 1928 年上海千顷堂书局石印本 1 5

0019 **医经读**四卷 1764
(清) 沈尧封 (又彭) 抄订
清乾隆三十年已酉 (1765) 宁俭堂刻本 2

0020 **灵枢素问节要浅注**十二卷 1803
又名灵素集注节要
(清) 陈念祖 (修园) 注
(1) 清同治五年丙寅 (1866) 南雅堂刻本 1
(2) 清光绪元年乙亥 (1875) 善成堂刻本 50
(3) 清光绪十八年壬辰 (1892) 上海图书集成印书局铅印本 66
(4) 清扫叶山房刻本 (存三－四卷) 66
(5) 1919 年颐性室石印本 77

0021 **内经翼注**十二卷 1826
附内经图翼
(清) 周长有订
清道光六年丙戌 (1862) 种德堂活字版印本 21

0022 **内经精要**六卷 1855
(清) 吴宗善 (达侯) 编
1980 年上海古籍书店据清宣统元年已酉 (1909) 灵兰室本复印本 1 6 50

0023 **类经纂要**三卷 1867
附难经摘抄、寿芝医案
(清) 虞庠 (西斋) 编 王廷俊 (寿芝) 增注
(1) 清同治六年丁卯 (1867) 浙江翰墨斋刻本 2 5 21
(2) 清刻本 92

0024 **黄帝内经太素诊皮篇补正** 1913
附古经诊皮名词解一卷释尺一卷附录一卷
廖平 (季平) 撰
1914 年成都存左书局刻本 71

0025 **杨氏太素诊络篇补证**三卷 1913
附病表一卷、名词解一卷
廖平 (季平) 撰
1923 年上海千顷堂书局石印本 1

0026 **黄帝太素人迎脉口诊补证**二卷 1913
廖平 (季平) 撰
1941 年成都存左书局刻本 71

0027 **广注素灵类纂约注**三卷 1921
(清)汪昂(讱庵)撰 江忍庵增注
民国间上海世界书局石印本 2

0028 **内经类证** 1929
秦伯未(之济、谦斋)编
1929 年上海中医书局铅印本 6

0029 **素灵辑粹** 1933
吴保神编
1936 年上海千顷堂书局石印本 37

1.13 发挥

0030 **内经拾遗方论**四卷 [1279]
(宋)骆龙吉(明)刘浴德(肖斋、子新、壶隐子) 朱练(明羽)合订
(1) 清康熙四十九年庚寅(1710)林儒氏校正德基堂刻本(附种子论)1
(2) 清乾隆四十一年丙申(1776)武林大成斋刻本 22 70
(3) 1921 年上海千顷堂书局印三朝名医方论本 31
(4) 抄本(存一~二、四卷)38

0031 **医经理解**九卷 1653
又名医解(清)程知(扶生)撰
1925 年上海元昌印书馆石印本 1 2 5

0032 **医津一筏** [1662]
又名内经释要、医经理解、医经筏
(清)江之兰(含征)撰
清道光十三年癸巳(1833)吴江沈氏世楷堂刻本(与鹤铭辨等合订)71

0033 **内经博议**四卷 1675
(清)罗美(澹生、东逸)撰
抄本 58

0034 **素灵微蕴**四卷 1753
(清)黄元御(坤载、研农、玉楸子)撰
(1) 清咸丰二年壬子(1852)小琅环山馆刻本 2
(2) 清光绪二十年甲午(1894)上海图书集成印书局铅印本 2 26

0035 **素问悬解**十三卷 [1753]
灵枢悬解九卷
附校余偶识
(清)黄元御(坤载、研农、玉楸子)注
(1) 素问悬解 1984 年南京中医学院据清同治八年壬申(1872)阳湖冯氏刻本复制 1 6
(2) 灵枢悬解 1985 年南京中医学院据清光绪六年庚辰(1880)阳湖冯氏刻本复制 1 6

0036 **内经述** [1797]
附象数术三卷
(清)方本恭(鼎篆、山子、春水方生)撰
(1) 清嘉庆刻本 71
(2) 1988 年中医古籍出版社据清嘉庆间刻本复制 1

0037 **素灵约囊** 1865
(清)陆懋修(九芝、勉旃、林屋山人)撰
清同治四年乙丑(1865)抄本 1

0038 **内经病机纂要**二卷 [1874]
(清)周孝垓(平叔)编
清同治光绪间刻本 22

0039 **中西汇通医经精义**二卷 1884
又名中西医判、中西医解、中西医学入门
(清)唐宗海(容川)撰
(1) 清光绪二十年甲午(1894)申江袖海山房石印本 1
(2) 清光绪二十年甲午(1894)上海顺成书局石印中西汇通医书五种本 38
(3) 清光绪二十一年乙未(1895)上海书局石印本 66
(4) 清光绪三十四年戊申(1908)上海千顷堂书局石印中西汇通医书五种本 1 7 32 38 51 60 70
(5) 1914 年百草庐校刊上海千顷堂书局石印本 1 2 50

0040 **医经玉屑**二卷 1894
傅松元(耐寒、嵩园、傅大刀)撰
1920 年太仓傅氏学古堂铅印本 22

0041 **新内经** 1908
(清)丁福保(仲祐、田寿隐居士)编
子目:
1. 新素问
2. 新灵枢
1912 年上海文明书局铅印本 6(存素问)5

0042 **灵素商兑** 1916
附砭新箴病人
余岩(云岫)撰
民国铅印本 1 6 21

0043 **群经见智录**三卷 1922
又名内经纲要、内经讲义
恽铁樵(树珏)撰
(1) 1922 年武进恽氏铅印本(附古医经论) 1 2 21 32 51

（2）1937年新中医学出版社铅印药盦医学丛书本 1
（3）1941年上海民友印刷公司铅印本 1 37

0044 **内经药瀹十卷** 1923
张骥（先识）编
1935年成都义生堂刻本 1 2

0045 **读内经记** 1928
秦伯未（之济）撰
1936年上海中医书局铅印中国近代医学丛选本 6

0046 **内经方集释二卷** 1933
张骥（先识）注
1933年成都义生堂刻本 1 51

0047 **秦氏内经学** 1934
秦伯未（之济、谦斋）撰
1935年上海中医书局铅印本 5

1.2 素问

1.21 本文、注释

0048 **重广补注黄帝内经素问二十四卷** 762
（唐）王冰（启玄子）注（宋）林亿等校正
（1）明嘉靖二十九年庚戌（1550）武陵顾从德影宋刻本 2 6 22
（2）日本安政四年丁巳（1857）占恒室刻本 1
（3）清同治九年庚午（1870）无锡薛福辰校刻本 2
（4）1922年武进恽铁樵据明嘉靖二十九年顾从德刻本影印 6
（5）日本仿明刻活字本 6

0049 **黄帝内经素问遗篇** 1099
（宋）刘温舒原本
（1）古今医统正脉全书另本 1
（2）清光绪十年甲申（1884）广东方功惠刻本 71
（3）清光绪二十三年丁酉（1897）新化三味书室刻本 100
（4）上海涵芬楼影印正统道藏本 1

0050 **读素问抄九卷** 1519
（元）滑寿（伯仁、樱宁生）编
（明）汪机（省之、石山居士）注
（1）明嘉靖三年甲申（1524）至五年丙戌（1526）程纪钢程文杰等刻本 6
（2）明嘉靖间刻本 22
（3）明刻本 22
（4）石印本 50

0051 **黄帝素问抄七卷** 1519
（元）滑寿（伯仁、樱宁生）编
（明）汪机（省之、石山居士）续注
明万历四十年壬子（1612）闽建刘大易乔木山房刻本 6

0052 **素问补抄十二卷** 1529
附诊家枢要 又名素问抄补正
（唐）王冰（启玄子）注（元）滑寿（伯仁、樱宁生）抄注（明）丁攒（点白）补正
明嘉靖刻本 22

0053 **黄帝内经素问节文注释十卷** 1586
（明）黄俅（谷如）撰
明万历四十七年已未（1619）琼芝室刻本武林卓欢堂藏板 6

0054 **黄帝内经素问吴注二十四卷** 1594
（明）吴昆（山甫、鹤皋山人、参黄子）注
（1）明万历三十七年已酉（1609）石室刻本 25 6 21 70
（2）明刻本 5
（3）清光绪二十五年已亥（1899）绩溪程氏刻本 1
（4）清大兴堂刻本 1
（5）清刻本（存三～五卷）21

0055 **素问经注节解九卷** 1669
（清）姚止庵撰
清康熙十六年丁巳（1677）刻本（存一～四卷）21

0056 **黄帝素问直解九卷** 1695
（清）高世栻（士宗）注
（1）清康熙三十四年乙亥（1695）侣山堂刻本 21
（2）清光绪十三年丁亥（1887）浙江书局刻本 1 2 5 6 21 37 50 51 60

0057 **素问识八卷** 1806
（日）丹波元简（廉夫）撰
（1）日本天保八年丁酉（1837）青云堂刻聿修堂藏板 5 70
（2）清光绪十年甲申（1884）杨守敬据青云堂藏板重印本 2

0058 **素问释义十卷** 1829
（清）张琦（翰风、宛邻）撰
（1）清道光九年已丑（1829）京都琉璃厂文德斋刻宛邻书屋本 21

(2) 清道光十年庚寅(1830)阳湖张氏刻宛邻书屋丛书本 7

1.22 发挥

0059 **素问玄机原病式** 1186
(金)刘完素(守真、河间居士、通玄处士)撰
(1) 明嘉靖元年壬午(1522)刻本(二卷)22
(2) 明嘉靖六年丁亥(1527)刻本 22
(3) 清刻本 7 66 100
(4) 日本刻本 6
(5) 中医古籍出版社据台湾商务版文渊阁四库全书本复制 1

0060 **素问病机气宜保命集**三卷 1186
(金)刘完素(守真、河间居士、通玄处士)撰
(1) 明万历二十九年辛丑(1601)新安吴勉学校刻本 51
(2) 清怀德堂刻本 1 5 6 60(存上卷)66
(4) 中医古籍出版社据台湾商务版文渊阁四库全书本复制 1

0061 **黄帝素问宣明论方**十五卷 1186
又名黄帝素问药证宣明论方
(金)刘完素(守真、河间居士、通玄处士)撰
(1) 明万历二十九年辛丑(1601)新安吴勉学校刻古今医统正脉全书本 1
(2) 清光绪三十三年丁未(1907)京师医局刻古今医统正脉全书本 1923 年补刻(存三~十五卷)100
(3) 清刻本 7(存五~十五卷)66
(4) 1921 年上海千顷堂书局石印本 31
(5) 中医古籍出版社据台湾商务版文渊阁四库全书本复刻 1

0062 **注释素问玄机原病式**二卷 [1271]
(金)刘完素(守真、河间居士、通玄处士)撰(元)薛时平注
(1) 清光绪刻本 60
(2) 清刻本 100

0063 **素问心得**二卷 [1592]
(明)胡文焕(德甫、全庵、抱琴居士)撰
1989 年中医古籍出版社据清人抄明万历间虎林文会堂初刻本复制 1

0064 **黄帝内经素问校义** [1827]
(清)胡澍(荄甫、甘伯、石生)撰
(1) 清同治吴县潘祖荫刻滂喜斋丛书本 71
(2) 清光绪五年己卯(1879)世泽楼刻本 6 21 51 100
(3) 清光绪九年癸未(1883)蛟川二仁堂刻本 2 5 21 22
(4) 清光绪二十一年乙未(1895)世泽楼刻本 21 60
(5) 石印本 58

1.3 灵枢

0065 **黄帝内经灵枢十二卷** [战国]
又名黄帝内经素问灵枢经、黄帝内经灵枢集注
(宋)史崧音释
(1) 明嘉靖四年乙酉(1525)山东布政史刻本 6
(2) 清涵芬楼景印明赵府居敬堂刻本 11
(3) 清刻本 22 41
(4) 1935 年上海商务印书馆铅印国学基本丛书本 5

0066 **黄帝内经灵枢**二十四卷 [战国]
(宋)史崧音释
(1) 明刻本 6
(2) 清刻本(存七~十二卷)66

0067 **黄帝内经灵枢注证发微**九卷 1586
附补遗一卷
又名黄帝内经灵枢注
(明)马莳(仲化、元台)注
清光绪五年乙卯(1879)太医院藏板 2 6 100(存 1 2 6 7 8 及补遗一卷)66

0068 **灵枢心得**一卷 [1592]
(明)胡文焕选(德甫、全庵、抱琴居士)撰
1989 年中医古籍出版社据清人抄明万历间虎林文会堂初刻本复制 1

1.4 难经

1.41 本文、注释

0069 **难经** [战国]
又名八十一难经
原题(战国)秦越人(扁鹊)撰
(1) 清有余师斋抄本(残)6
(2) 清抄本 7
(3) 鸿宝斋石印本(与脉诀合一册,附濒湖

脉学、奇经八脉）38
（4）石印本 47

0070 **难经本录** ［战国］
原题（战国）秦越人（扁鹊）撰
清影宋本 32

0071 **王翰林集注黄帝八十一难经**五卷 ［1026］
又名难经集注
（宋）王惟一（惟德）等编
（1）清道光二十四年甲辰（1844）钱熙祚刻本 71
（2）清光绪八年壬午（1882）上海黄氏木活字本 71
（3）上海中华书局据守山阁本校刻 1
（4）上海中华书局据借月山房本校刻 1
（5）1919、1929 年商务印书馆影印四部丛刊本 7 21
（6）1922 年上海博古斋石印守山阁丛书本 40
（7）1924 年上海涵芬楼影印本 11 21
（8）1936 年上海中华书局缩印四部备要本 1 5 40

0072 **难经本义**二卷 1361
（元）滑寿（伯仁、撄宁生）注
（1）明万历二十九年辛丑（1601）吴勉学校刻古今医统正脉全书本 1 21
（2）清光绪十七年辛卯（1891）刻本 38
（3）清刻本 32（存一卷）36 48
（4）日本刻本 1
（5）中医古籍出版社据台湾商务版文渊阁四库全书本复刻 1

0073 **图注八十一难经辨真**四卷 1510
（明）张世贤（天成、静斋）注
（1）明刻本 1
（2）清乾隆四十五年庚子（1780）武林万卷堂刻本 32
（3）清嘉庆十二年丁卯（1807）老三余堂刻本 2
（4）清光绪三十一年乙巳（1905）上海日新书店石印本 6 51
（5）清刻本 1 21 26
（6）1912 年鸿宝斋书局石印本（附濒湖脉学）1
（7）民国间石印本 38 65 70

0074 **难经直解**二卷 1669
（清）莫熺（丹子）注
清康熙十一年壬子（1672）刻本 1

0075 **难经注疏** 1679
附三焦心包络命门辨
（日）名古屋玄医（丹水子）撰
1929 年上海中医书局铅印本 6

0076 **难经经释**二卷 1727
（清）徐大椿（灵胎、洄溪老人）注
（1）清雍正五年丁未（1727）徐氏洄溪堂刻本 6 71
（2）清乾隆元年丙辰（1736）自刻本（附神农本草经百种录）32 38
（3）清同治十二年癸酉（1873）湖北崇文书局刻本 36
（4）清同治十二年癸酉（1873）石印本 50
（5）清光绪四年戊寅（1878）扫叶山房刻徐氏医书八种本 6
（6）清光绪三十三年丁未（1907）石印本 50

0077 **古本难经阐注**二卷 1736
（清）丁锦（履中）注
（1）清同治三年甲子（1864）高邮赵春普刻本 1 2 6
（2）1928 年石印本（陈颐寿校正）21
（3）1929 年中央印刷公司石印本（四卷）50
（4）1930 年上海千顷堂书局石印本 1 2 58
（5）1949 年中央印刷公司石印本 2

0078 **越人难经真本说约**四卷 1739
（清）沈德祖（玉修、中华子）编
清乾隆四年已未（1739）亦政堂刻本（附指南集）6 21

0079 **难经悬解**二卷 1756
（清）黄元御（坤载、研农、玉楸子）撰
（1）清抄本 1
（2）1931 年上海中医书局影印古本医学丛书本 1
（3）1983～85 年南京中医学院据清同治阳湖冯氏刻本复刻本 1 6

0080 **难经古义**二卷 1760
（日）滕万卿撰
日本抄本 58

0081 **难经疏证**二卷 1819
（日）丹波元胤（绍翁）撰
日本文政二年已卯（1819）东都书林青云堂刻本聿修堂藏板 2

0082 **增辑难经本义**二卷 1891
（元）滑寿（伯仁、撄宁生）注（清）周学

海（瀓之）增辑
清光绪十七年辛卯（1891）池阳周氏校刻周氏医学丛书本 7 60

0083 **难经正义六卷** 1895
（清）叶霖（子雨）撰
稿本 58

0084 **难经汇注笺正三卷卷首一卷** ［1923］
张寿颐（山雷）撰
1923 年兰溪中医专门学校铅印本 1 2 6 50

1.42 发挥

0085 **难经广说** 1650
（清）王三重撰 郁宦光删补
抄本 6

0086 **内经通论　难经通论** 1909
（清）丁福保（仲祜、畴隐居士）编
清宣统元年己酉（1909）上海文明书局石印本 6

0087 **众难学讲义** 1921
傅崇黻（筤笙、本善、嬾园）撰
民国铅印本 2

0088 **难经会通** 1939
黄维翰（竹斋）撰
1948 年樊川潏阳乐素洞石印本 1

2 基础理论

2.1 理论综合

0089 **中藏经**八卷 [234]
原题（汉）华陀（元化）撰
（1）清嘉庆十三年戊辰（1808）阳湖孙星衍校刻平津馆丛书本（三卷）2 5 7 21
（2）清光绪六年庚辰（1880）上于兰兰山房刻本徐氏藏板（附内照法）1 6 21 26 50
（3）清光绪六年庚辰（1880）江左启林校刻本（附内照法）5
（4）清光绪十一年乙酉（1885）吴县朱氏刻本 71
（5）清光绪十七年辛卯（1891）池阳周学海刻周氏医学丛书本（附内照法、附方各一卷）7 48
（6）清光绪间刻本（附素女方、清宁丸方）7 60
（7）清宣统三年辛亥（1911）上海蜚英书局石印本（附内照法）1
（8）清江阴朱文震校刊本 1

0090 **宋徽宗圣济经**十卷 1118
（宋）徽宗赵佶撰 吴褆注
（1）清光绪二年丙子（1876）至光绪十三年丁亥（1887）归安陆心源刻十万卷楼丛书本 6 21 71
（2）抄本（残）6

0091 **圣济经解义**十卷 [1279]
（宋）吴褆注
明嗣雅堂抄本（存一卷）6

0092 **医旨绪余**二卷 1573
（明）孙一奎（文垣、东宿、生生子）撰
（1）明万历间刻本 7
（2）清刻本 48
（3）中医古籍出版社据台湾商务版文渊阁四库全书复刻 1

0093 **医学要数** 1592
（明）胡文焕（德甫、全庵、抱琴居士）撰
1984 年中医古籍出版社据清人抄自明万历间虎林文会堂刻本复刻本 1

0094 **四圣心源**十卷 1753
（清）黄元御（坤载、研农、玉楸子）撰
（1）清咸丰十年庚申（1860）长沙徐氏燮和精舍刊本 1
（2）清刻本 5

0095 **医学指归**二卷 1848
（清）赵术堂（观澜、双湖）撰
（1）清咸丰六年辛亥（1851）姚武款抄本 1
（2）清同治元年任戌（1862）高邮赵民旌孝堂刻本 1 6
（3）1928 年上海中一书局受古书店石印本 5

0096 **医学辨正** 1880
（清）张学淳（筱甫）撰
（1）清光绪年间活字本 5
（2）1920 年绍兴裘氏刻本 2
（3）民国间抄本 2

0097 **医易通说**二卷 1892
（清）唐宗海（容川）撰
1917 年上海千顷堂书局石印本 1

0098 **中西汇参医学图说** 1906
（清）王有忠（盖圣、荩臣）撰
清光绪三十二年丙午（1906）、1917 年广益书局石印本 2 38 71

0099 **中医基础学** 1946
姜春华编
1946 年北京国医砥柱社铅印本 6

2.2 阴阳五行、五运六气

0100 **元和纪用经** 762
（唐）王冰（启玄子）撰
（1）清刻本 6（附十药神书）50
（2）1925 年上海千顷堂石印本 1 50

0101 **素问六气玄珠密语**十七卷 762
（唐）王冰（启玄子）撰
（1）清抄本（存十卷）6
（2）1923 年上海涵芬楼影印明正统道藏本 1

0102 **（新刊）素问入式运气论奥**三卷 1099
（宋）刘温舒撰
（1）清光绪十年甲申（1884）广东方功惠刻本 71

（2）中医古籍出版社据台湾商务版文渊阁四库全书本复刻 1

0103 **运气易览**三卷 1519
（明）汪机（省之、石山居士）编
（1）明嘉靖七年戊子（1528）刻本 70
（2）明嘉靖十二年癸巳（1533）刻汪石山医书八种本 22
（3）清道光三年癸未（1823）石印本 50

0104 **运气略** 1609
（明）张三锡（叔承、嗣泉）撰
（1）明崇祯十二年已卯（1639）王肯堂校刊医学六要本 1 2
（2）抄本 2

0105 **运气商** 1634
（清）徐亦樨（季孺）撰
明崇祯间刻本 1

0106 **易范医疏**四卷 1826
（清）茅松龄撰
清道光六年丙戌（1862）刻本 100

0107 **运气辩** 1837
（清）陆儋辰（筦泉、目乡）撰
1920 年石印本 71

0108 **素问运气图说** 1870
（清）薛福辰（抚屏）撰
清同治九年庚午（1870）抄本 5

2.3 藏象骨度

0109 **藏腑证治图说人镜经**八卷 1606
附录二卷续录二卷
又名寿世内镜图说
著者佚名（明）王宗泉传
（1）明万历三十四年丙午（1606）汤阴洪启睿刻本 6
（2）明崇祯十三年庚辰（1640）徐州河防府刻本 2
（3）1986 年南京中医学院图书馆据清康熙三十二年癸酉（1693）石城陈天玉校注本复刻 1

0110 **析骨分经** 1644
（明）宁一玉撰
清顺治三年李氏宛委山堂刻本 71

0111 **医林改错**二卷 1830
（清）王清任（勋臣）撰
（1）清同治七年戊辰（1868）广州三元堂刻本 1 5
（2）清光绪十五年乙丑（1889）上海扫叶山房刻本 20 32 37 70
（3）清光绪二十二年丙申（1896）鄂藩使署校刻本 6
（4）清光绪二十六年庚子（1900）善成堂藏板 20
（5）清光绪三十二年丙午（1906）校经山房刻本 1
（6）清光绪三十四年戊申（1908）上海理文轩石印本 66
（7）清光绪间京郡善成堂刻本 21
（8）清宣统元年乙酉（1909）仁记书庄刻本 6

0112 **全体阐微**三卷 1880
（清）林鼎文撰
（1）清光绪七年辛巳（1881）福州圣教医院刻本 51
（2）清光绪三十一年乙巳（1905）惜阴书屋铅印本 70

0113 **藏腑图说症治要言合璧** 1882
又名中西医粹
（清）罗定昌（茂亭）撰
子目：
1. 脏腑图说
2. 脏腑各图
3. 症治要言
4. 医案类录
（1）清光绪十九年癸巳（1893）上海千顷堂石印本 1
（2）1921 年上海千顷堂石印本 5

0114 **华洋藏象约纂**三卷 1892
附录一卷
（清）朱沛文（少廉、绍溪）编
清光绪十九年癸巳（1893）佛山刻本 1

0115 **中西骨格辨正** 1897
（清）刘廷桢（铭文）撰
清光绪二十九年癸巳（1903）上海广学会铅印本 70

0116 **诊骨篇补正** 1913
附中西骨骼辩正一卷
廖平（季平）撰
（1）1916 年成都存古书局刻本 71
（2）1923 年上海千顷堂石印本 2

0117 **人体图** ［1949］
著者佚名
彩绘本 6

0118 **人体学** ［1949］
不著撰人
抄本 29

2.4 中医生理

0119 **生理解剖图说** 1913
著者佚名
民国间扫叶山房铅印本 51

0120 **灵素生理新论三卷** 1923
杨百城（如侯）编
1923 年山西中医改进研究会铅印本（存 11 ~24 章）48

0121 **生理新语**四卷 1928
又名新生理
恽铁樵（树珏）撰
1928、1936 年恽氏铅印本 1 2

0122 **生理补证**四卷 1934
陆渊雷（彭年）撰
民国间江苏广学书局铅印本 30

0123 **生理余录** ［1949］
无名氏
抄本 21

0124 **生理学** ［1949］
无名氏
抄本 7

2.5 病源、病机、病理、卫生

0125 **巢氏诸病源侯论五十卷** 610
（隋）巢元方等撰
（1）明嘉靖歙岩镇汪济川主一斋刻本 22
（2）明嘉靖方东云聚奎堂刻本 5
（3）清嘉庆十四年己巳（1809）吴门经义斋胡益谦校刻本 6 51
（4）清光绪元年乙亥（1891）湖北崇文书局刻本 21
（5）清光绪十二年丙戌（1886）湖北官书局刻本 5 6 37 39 70
（6）清光绪十七年辛卯（1891）池阳周学海刻周氏医学丛书本 22 48
（7）清光绪间刻本 7 60
（8）1912 年湖北官书局刻本 1 6 50
（9）1918 年上海千顷堂石印本 1 30 32 41 60 100
（10）中医古籍出版社据台湾商务版文渊阁四库全书本复刻 1

0126 **病机部**二卷 1609
（明）张三锡（叔承、嗣全）撰
（1）刻本 21
（2）抄本 2

0127 **病机赋** ［1911］
著者佚名
抄本 1

0128 **病理学稿裁** 1930
姚心源（滋常）撰 姚文藻（小陶）编
1931、1933 年上海和平艺社铅印本 1、5

0129 **病理学** 1931
张寿颐（山雷）编
民国间兰溪中医学校油印本 1

0130 **病理医卷之三** 1931
张寿颐录存 陆九芝论喻
民国间兰溪中医学校讲义油印本 48

0131 **病理学读本**二卷 1931
张寿颐（山雷）撰
1931 年兰溪中医专门学校铅印本 6

0132 **病理学讲义** ［1931］
许勉斋（勤励）撰
油印本 1

0133 **中医病理学合参** 1934
吴汉仙（捷三、拌湖医叟） 刘森吾合编
1934 年湖南国医专科学校铅印本 37

0134 **病理学** ［1949］
不著撰人
抄本 7

3 伤寒金匮

3.1 合刻、合编

0135 **仲景全书** 1668
(汉）张机（仲景）等原撰 编者佚名
子目：
1. 集注伤寒论十卷（明）张卿子参注
2. 金匮要略方论三卷（汉）张机撰
3. 伤寒类证三卷（金）宋方公撰
4. 伤寒明理论三卷（金）成无已撰
5. 运气掌诀录一卷（清）曹乐斋撰
（1）日本宽文八年戊申（1668）上村次郎右卫门刻本圣济堂藏板 2
（2）清光绪二十年甲午（1894）成都邓氏崇文斋据日本慕明本校刊 1 5
（3）1916 年上海千顷堂书局石印本 1 2

0136 **伤寒正医录十卷** 1744
（清）邵正平（庸济）编
清乾隆九年甲子（1744）三当轩刻本 21

0137 **订正仲景伤寒论释义** 1888
又名订正医圣全集
附针线拾遗
（清）李缵文撰
（1）清光绪十四年戊子（1888）常熟百岁坊朱朝斋藏板 21
（2）清宣统元年己酉（1909）上海文瑞楼石印本 2 5

0138 **仲景药性论治一卷** [1911]
（明）尚从善撰
抄本 6（六册）

0139 **伊尹汤液仲景广为大法** [1911]
（原题）王好古撰
抄本 1

0140 **皇汉医学三卷** 1927
（日）汤本求真撰 刘泗桥译
1930 年上海东洞学社铅印本 1 22

0141 **伤寒杂病论十六卷** 1932
黄维翰（竹斋）校订
（1）1935 年中央国医馆黄竹斋铅印本 21
（2）1939 年张钫捐刻本南阳医圣祠藏板 1 21
（3）1982 年陕西张仲景医史文献馆据白云阁 1939 年刻本复刻本 1 6 21

0142 **伤寒杂病论集注十六卷卷首二卷** 1932
黄维翰（竹斋）撰
1926、1935、1936 年中和堂黄氏铅印本 37

0143 **（古本）伤寒杂病论十六卷** 1932
原题（汉）张机（仲景）撰（民国）刘瑞瀜校
（1）1932 年据刘崑湘藏版抄本 1 2 21 22
（2）民国间贵阳文通书局铅印本 2
（3）民国六石山房抄本 21

0144 **伤寒杂病论会通十六卷卷首二卷卷末二** 1948
黄维翰（竹斋）撰
1949 年著者石印本 2

0145 **伊尹汤液经六卷卷首一卷卷末一卷** [1948]
附录一卷
原题（商）伊尹撰（汉）张机（仲景）广论（民国）杨师伊（尹绍）考次 刘复（民叔）补修
1948 年一钱阁曾福臻铅印本 1 22 50

0146 **仲景原文** [1949]
不著撰人
民国间抄本 7

0147 **张仲景十二稿五卷** [1949]
（汉）张机（仲景）撰 罗哲初抄
民国间抄本 21

3.2 伤寒论

3.21 本文

0148 **伤寒论十卷** 219
又名校正伤寒论、宋本伤寒论
（汉）张机（仲景）撰（晋）王熙（叔和）编（宋）林亿校
（1）1912 年武昌医馆刻本 5
（2）1923、1925、1927 年恽铁樵据明万历间赵开美刻本影印本 1 2 21 70 71
（3）抄本 1 2 38
（4）民国间上海商务印书馆铅印本 2

0149 **金匮玉函经八卷** 219

（汉）张机（仲景）撰（宋）林亿校
清刻本 36 66

0150 **康平伤寒论** 1143
（汉）张机（仲景）撰（日）大塚敬节校注
（1）1947 年苏州友助医学社铅印本 1
（2）1947 年上海千顷堂铅印本 2

0151 **伤寒卒病论** 1673
（汉）张机（仲景）撰（清）张志聪（隐庵）编
清乾隆二十九年甲申（1764）南雅堂刻本 21

0152 **删定伤寒论** 1813
（汉）张机（仲景）撰（日）吉益猷（南涯）删定
清宣统二年庚戌（1910）上海文明书局铅印丁氏医学丛书本 6

0153 **伤寒论章节**五卷 1902
（清）包桃初（育华、白髯叟）包识生（一虚、德逮）编
民国间石印本 50 60

0154 **伤寒汲古**三卷 1923
周岐隐（利川）编
1933 年四明怡怡书屋铅印本 1 21 22

3.22 注释、发挥

0155 **伤寒微旨论二卷** 1086
（宋）韩祗和撰
（1）靖咸丰四年甲寅（1854）新昌庄肇麟过客轩刻长恩书室丛书本（附旅舍备要方）71
（2）清同治皖城刻本（附旅舍备要方）71

0156 **伤寒总病论**六卷 1100
（宋）庞安时（安常）撰
（1）清道光三年癸未（1823）黄氏士礼居覆宋刻本（附札记一卷）2 5 22
（2）1912 年武昌医馆刻本 6
（3）上海千顷堂书居据士礼居黄氏丛书本影印本 1 2
（4）民国进业书局据士礼居黄氏丛书本影印本 71

0157 **伤寒类证活人书**二十二卷 1107
又名南阳活人书
（宋）朱肱（翼中）撰
（1）明刻本 1
（2）清光绪十年甲申（1884）江南机器制造总局刻本（附伤寒十劝）1 6
（3）清光绪二十三年丁酉（1897）儒林堂刻本（二十卷）5

0158 **伤寒九十论** 1132
（宋）许叔微（知可）撰
（1）清光十四年戊子（1888）会稽董氏云瑞楼活字本 71
（2）1912 年双流黄氏济忠堂刻本 1

0159 **伤寒明理论三卷方论一卷** 1142
（金）成无己撰
（1）清刻本 1 51
（2）1929 年上海受古书店石印本 1

0160 **注解伤寒论**十卷 1144
（汉）张机（仲景）撰（晋）王熙（叔和）编（金）成无己注
（1）明万历二十九年辛丑（1601）吴勉学校刻古今医统正脉全书本 1
（2）日本刻本 6
（3）清同治九年庚午（1870）常郡双白燕堂陆氏刻本（附伤寒明理论四卷）1 5 21 70
（4）清光绪元年乙亥（1875）抄本 2
（5）清光绪六年庚辰（1880）扫叶山房刻本（附伤寒明理论）31 37
（6）清光绪二十二年丙申（1896）湖南书局刻本（附伤寒明理论）21 37
（7）清光绪二十五年已亥（1899）重刻常郡宛委山庄本 47
（8）清两仪堂刻本 6
（9）清刻本 1 28
（10）1919 年上海涵芬楼据明嘉靖汪济川本影印四部丛刊本 11
（11）1924 年丰城燕氏据元影抄本影印本 32
（12）1924 年上海广雅书局石印本（附伤寒明理论）1 59
（13）1936 年上海中华书局铅印四部备要本 1 21 41

0161 **伤寒补亡论**二十卷 1181
（宋）郭雍（子和）撰
（1）清道光元年辛巳（1821）徐锦校刻本心太平轩藏校 1 21 22 60
（2）清宣统三年辛亥（1911）武昌医馆刻本 5 6
（3）1925 年苏州文新印刷公司锡承医社铅印本 2

0162 **刘河间伤寒医鉴**一卷 1234
（元）马宗素撰

(1) 清刻本 60
(2) 清抄本 51

0163 **阴证略例一卷** 1237
(元) 王好古 (进之、海藏) 撰
清光绪五年己卯 (1879) 归安陸心源刻十万卷楼丛书本 2 5 71

0164 **此事难知二卷** 1308
附录一卷
又名东垣先生此事难知集
(元) 王好古 (进之、海藏) 撰
(1) 元刻本 6
(2) 明成化二十年甲辰 (1484) 刻本 1 2
(3) 明万历二十九年辛丑 (1601) 步月楼刻本映旭斋藏板 22
(4) 清刻本 60

0165 **伤寒纪玄妙用集十卷** 1331
附仲景药性论治
(元) 尚从善编
清抄本 6

0166 **伤寒全生集四卷** 1445
(明) 陶华 (尚文、节庵) 撰
(1) 明崇祯十三年庚辰 (1640) 娄东蔡懋德刻本 6
(2) 明末关中薛贞刻本 7
(3) 明刻本 7
(4) 清乾隆四十七年壬寅 (1782) 古越天木堂刻本 1 6
(5) 清嘉庆眉寿堂刻本本衙藏板 1
(6) 清刻本 22

0167 **伤寒六书** 1445
(明) 陶华 (尚文、节庵) 撰
子目:
1. 伤寒家秘的本一卷
2. 伤寒明理续论一卷
3. 伤寒琐言一卷
4. 伤寒杂本槌法一卷
5. 伤寒一提金启蒙一卷
6. 伤寒证脉截江网一卷
(1) 明步月楼刻本 1 2 6
(2) 明刻本 21
(3) 清刻本 1 22
(4) 清抄本 2
(5) 1930 年上海千顷堂书局石印本 (四卷) 1 5 6

0168 **伤寒蕴要全书四卷** 1504
(明) 吴绶撰
明弘治十七年甲子 (1504) 刻本 22

0169 **新刊伤寒撮要六卷** 1567
(明) 缪存济 (慕松) 撰
明隆庆元年丁卯 (1567) 新安汪滋刻本 6

0170 **伤寒论条辨八卷** 1589
附本草抄一卷或问一卷痉书一卷
(明) 方有执 (中行) 撰
(1) 明万历二十一年壬辰至己亥 (1593) 歙县方氏刻本浩然楼藏板 6
(2) 清康熙五十年辛卯(1711)浩然楼刻本 2
(3) 清康熙陈支慕校刻本浩然楼藏板 1、5、6、21
(4) 中医古籍出版社据台湾商务版文渊阁四库全书本 1

0171 **伤寒准绳八卷** 1602
(明) 王肯堂 (宇泰、损庵、念西居士) 辑
清光绪十八年壬辰 (1892) 上海图书集成印书局铅印本 2

0172 **伤寒五法五卷** 1631
(明) 陈长卿 (养晦) 撰
(1) 清康熙六年丁未 (1667) 树滋堂刻本 2
(2) 清康熙六年丁未(1667)颐志堂刻本 21

0173 **伤寒六书纂要辨疑四卷** 1632
(明) 童学养 (壮吾)
抄本 6

0174 **仲景伤寒论疏钞金錍十五卷** 1644
(明) 卢之颐 (繇生、晋公、子繇) 撰 陈祚明订录
明刻本 2

0175 **伤寒补天石二卷续伤寒补天石二卷** [1644]
(明) 戈维城 (存橘) 撰
(1) 清嘉庆十六年辛未 (1811) 朱陶性活字本经义堂藏板 22 51
(2) 清宁波汲绠斋刻本 2 51
(3) 清金阊经义堂刻本 2 5

0176 **尚论篇四卷** 1648
附后篇四卷卷首一卷
又名尚论张仲景伤寒论重编三百九十七法
(清) 喻昌 (嘉言、西昌老人) 撰
(1) 清乾隆二十八年癸未 (1763) 黎川陈氏蒿秀堂刻本 1 5 6 26
(2) 清嘉庆十三年戊辰 (1808) 同文堂刻本 100
(3) 清光绪三十一年乙巳 (1905) 经元书室刻本 50
(4) 清光绪三十三年丁未 (1907) 上海简青

斋书局石印本 1
(5) 清光绪宣统年间扫叶山房石印本 37
(6) 清刻本 32 38 51 60 100
(7) 清光绪间石印本 50
(8) 1917 年南昌豫章丛书编刻局刻本 71
(9) 民国间上海锦章书局石印本 2
(10) 抄本 1
(11) 中医古籍出版社据台湾商务版文渊阁四库全书本复制本 1

0177 **伤寒缵论**二卷 1663
(清) 张璐 (路玉、石顽老人) 撰
(1) 清康熙六年丁未 (1667) 刻本 31
(2) 清乾隆金阊书业堂刻本 100
(3) 日本文化元年甲子(1804)思德堂刻本 1
(4) 清光绪三十三年丁未 (1907) 上海书局石印本 41
(5) 石印本 1 5 50

0178 **伤寒绪论**二卷 1665
(清) 张璐 (路玉、石顽老人) 撰
清刻本 1

0179 **伤寒大成** 1665
(清) 张璐 (路玉、石顽老人) 撰
子目:
1. 伤寒缵论二卷 (清) 张璐撰
2. 伤寒绪论二卷 (清) 张璐撰
3. 伤寒舌鉴 (清) 张登撰
4. 伤寒兼症析义 (清) 张倬撰
5. 诊宗三味 (清) 张登撰
日本思德堂刻本东都亦西斋藏板 1

0180 **伤寒论注**四卷 1669
(清) 柯琴 (韵伯) 撰
(1) 清乾隆二十年乙亥 (1755) 昆山马氏校绥福堂校刊本 1 6 11 26 51
(2) 清乾隆三十一年丙亥 (1766) 博古堂刻本 6 38 66
(3) 清乾隆五十九年甲寅 (1794) 金阊绿填堂刻本 21
(4) 清同治九年庚午 (1870) 常郡双白燕堂陆氏藏板 66
(5) 清光绪间坊刻本 38
(6) 清宣统元年乙酉 (1909) 同文会刻本 7 21
(7) 清金阊绿填堂刻本 21 39
(8) 清文聚堂刻本 100
(9) 刻本 6 51
(10) 1931 年上海千顷堂书局石印本 21 50
(11) 抄本 21

0181 **伤寒经注**十三卷 1669
(清) 程知 (扶生) 编
清康熙三十八年已卯 (1699) 程氏堂刻本 2

0182 **伤寒论后条辨**十五卷 1670
(清) 程应旄 (郊倩) 撰
(1) 清康熙十年辛亥 (1671) 式好堂刻本 1 2
(2) 清乾隆九年甲子 (1744) 致和堂刻本 2 21
(3) 清美锦堂刻本 5
(4) 清刻本 1

0183 **伤寒论翼**二卷 1674
(清) 柯琴 (韵伯) 撰
(1) 清乾隆十二年丁卯 (1747) 歙州程氏刻本 (阿王晋三古方选注) 21
(2) 清乾隆二十年乙亥 (1755) 马中骅校刻本昆山绥福堂藏板 22
(3) 清道光六年丙戌(1766)一经堂刻本 21
(4) 清三多斋刻本 1
(5) 清务本堂刻本 2
(6) 清刻本 1 22
(7) 抄本 2 6

0184 **伤寒辨证**四卷 1678
(清) 陈尧道 (素中) 撰
(1) 清嘉庆十一年丙寅 (1806) 阳信劳氏江苏粮储道刻本本衙藏板 5 21 60
(2) 上海会文堂书局石印本 1

0185 **伤寒论辩证广注**十四卷卷首一卷 1680
附中寒论辩证广注三卷卷首一卷
(清) 汪琥 (苓友) 撰
(1) 清康熙吴郡著者自刻本平阳季子东璧藏板 1 (存附录) 6
(2) 清康熙槐荫堂据汪氏自刻本重印本 1
(3) 清康熙刻本 32

0186 **伤寒论集注**六卷 1683
(清) 张志聪 (隐庵) 注 高世栻 (士宗) 纂注
(1) 清同治九年庚午 (1870) 刻本内邑公局藏板 5
(2) 清光绪二十五年已亥 (1899) 石印本 6、50 70
(3) 清平远楼刻本 1
(4) 清刻本 6 21
(5) 1914 年国粹书局石印本 1 6
(6) 1923 年上海炼石斋书局石印本 6

(7) 民国间上海广益书局石印本2 50
(8) 民国间上海进步书局石印本31
(9) 石印本21 50
(10) 抄本92

0187 **伤寒源流全集** 1697
(清) 陶憺庵编
1985年中医古籍出版社据清康熙三十六年丁丑 (1697) 杨家修等校刻本复刻本1 6

0188 **医宗承启**六卷 1702
(清) 吴人驹 (灵樨) 疏
(1) 清康熙四十一年壬午 (1702) 刻本兰松堂藏板2
(2) 清康熙四十三年甲申 (1704) 刻本永思堂藏板21
(3) 清道光二年壬午 (1822) 兰松堂刻本2

0189 **伤寒论条辨续注**十二卷 1705
(明) 方有执 (中行) 原撰 (清) 郑重光 (在辛、素圃) 续注
清康熙四十四年乙酉 (1705) 广陵秩斯堂刻本1

0190 **伤寒来苏集**八卷 1706
(清) 柯琴 (韵伯) 撰
子目：
1. 伤寒论注四卷
2. 伤寒论翼二卷
3. 伤寒附翼二卷
(1) 清乾隆二十年乙亥 (1755) 务本堂刻本昆山绥福堂藏板26 70
(2) 清乾隆二十一年乙亥 (1755) 刻本金阊静远堂藏板22
(3) 清乾隆三十一年丙戌 (1766) 博古堂刻本2
(4) 清光绪二十六年庚子 (1900) 宁乡世德堂刻本5
(5) 清光绪三十三年丙午 (1906) 上海玉麟局石印本1 51
(6) 清乾隆金阊绿慎堂刻本1 70
(7) 清文聚堂刻本1 59
(8) 清苏州扫叶山房刻本2
(9) 清文富堂刻本1
(10) 清刻本36
(11) 1931年上海千顷堂书局石印本21
(12) 上海文瑞楼石印本1

0191 **伤寒溯源集**十卷 1707
又名 (重编) 张仲景伤寒论证治发明溯源集
(清) 钱潢 (天来) 撰
清康熙间虚白室刻本2 21

0192 **伤寒论直解**六卷 1712
附伤寒附余一卷
(清) 张锡驹 (令韶) 注
(1) 清康熙五十一年壬辰 (1712) 钱塘张氏三余堂刻本1 2 5 21 100
(2) 抄本2

0193 **伤寒论三注**十八卷 1713
(清) 周扬俊 (禹载) 编注 刘宏壁 (延实) 删补
(1) 清康熙五十二年癸巳 (1713) 刻本6 (缺卷四) 2
(2) 清乾隆四十五年庚子 (1780) 松心堂刻本1 2
(3) 清乾隆五十年已巳 (1785) 二南堂刻本21
(4) 清雍正元年癸卯 (1723) 六经堂刻本2 70
(5) 清道光六年丙戌 (1826) 程氏抄本21
(6) 清光绪十三年丁亥 (1887) 味经堂刻本1 5 7
(7) 清光绪十三年丁亥 (1887) 渔古山房刻本1 50 100
(8) 清宣统二年庚戌 (1910) 扫叶山房石印本50
(9) 清刻本1
(10) 清精抄本1

0194 **伤寒大白**四卷总论一卷 1714
(清) 秦之祯 (皇士) 撰
(1) 清康熙五十三年甲午 (1714) 陈懋宽其顺堂刻本2 6 51 60
(2) 清康熙五十三年甲午 (1714) 刻本博古堂藏板1
(3) 清光绪九年癸未 (1883) 刻本上海味兰书屋藏板22
(4) 清光绪十年甲甲 (1884) 还读楼刻本5 21
(5) 1922年吴门殷氏宁瑞堂石印本21 51

0195 **伤寒论本义**十八卷卷首一卷卷末一卷 1721
(清) 魏荔彤 (念庭) 撰
(1) 清康熙六十年辛丑 (1721) 刻本1
(2) 清雍正二年甲辰 (1724) 刻本1
(3) 清雍正三年乙巳 (1725) 宝纶堂刻本5 21
(4) 清刻本2

0196 **伤寒论集注**十卷 1727

附伤寒论集注外篇四卷
（清）徐赤（五成）集注 吴士镇增订
（1）清雍正五年丁未（1727）著者自刻本 21
（2）清乾隆十五年壬申（1750）刻本 2
（3）清乾隆间刻本 32

0197 **伤寒贯珠集**八卷 1729
又名宗圣要旨伤寒贯珠集
（清）尤怡（在泾、饲鹤山人）编注
（1）清嘉庆十五年庚午（1810）朱陶性活字本白鹿山房藏板 2 6 32 37
（2）清嘉庆十八年癸酉（1813）苏州会文堂刻本 1
（3）清光绪二年丙子（1876）刻本 1 5
（4）清苏州绿润堂刻本 1 2 59 70
（5）清苏州绿荫堂刻本 51
（6）清苏州来青阁刻本 2
（7）民国间上海千顷堂书局石印本 5 21 31 50
（8）抄本 2 5

0198 **孝慈备览伤寒编**四卷 1734
（清）汪纯粹（春圃、惇士）撰
清雍正十二年甲寅（1734）杭城並育堂刻本 2

0199 **舒氏伤寒集注**十卷 1739
附五卷
（清）舒诏（驰远、慎斋学人）撰
（1）清乾隆三十五年庚寅（1770）立德堂刻本 1
（2）清乾隆三十五年庚寅（1770）刻本 2 5 21
（3）清文胜堂刻本 1 6 21
（4）清文富堂刻本 100
（5）清皮纸朱墨本（残缺）21
（6）1921 年上海千顷堂书局石印本 5

0200 **医效秘传**三卷 1742
（清）叶桂（天士、香岩、南阳先生）撰
清道光十一年辛卯（1831）刻本吴氏贮春仙馆藏板 1 2 21 22 51 60

0201 **伤寒悬解**十四卷卷首一卷卷末一卷 1748
（清）黄元御（坤载、研农、玉楸子）撰
清道光十二年壬辰（1832）长沙徐氏燮和精舍刻黄氏医书八种本（附伤寒说意）1

0202 **伤寒说意**十卷卷首一卷 1756
（清）黄元御（坤载、研农、玉楸子）撰
清道光十四年甲子（1834）刻本 2、5

0203 **伤寒论类方增注** 1764
（清）徐大椿（灵胎、洄溪老人）编
抄本 2

0204 **伤寒卒病论读** 1765
又名伤寒论读
（清）沈尧封（又彭）撰
（1）清乾隆三十四年乙丑（1769）博古堂刻本 2
（2）清抄本 2

0205 **伤寒分经**十卷 1766
（清）吴仪洛（遵程）订
（1）清乾隆三十一年丙戌（1766）硖川利济堂刻本 1 2 5 6 21 37 70
（2）清乾隆五十一年丙午（1786）硬川利济堂刻本 7

0206 **伤寒论刘氏传**四卷 1772
（日）刘栋田良撰
日本明和九年壬辰（1772）一方堂刻本 2

0207 **伤寒论纲目**十六卷卷首二卷 1773
（沈）沈金鳌（芊绿、汲门、尊生老人）撰
（1）清乾隆三十九年甲午（1774）无锡沈氏师俭堂刻本 2
（2）清同治十三年甲戌（1874）湖北崇文书局刻本 7 30
（3）清刻本 36
（4）石印本 1

0208 **伤寒论集注** 1781
（清）熊寿试编
清乾隆五十年乙巳（1785）奉时堂刻本 6

0209 **伤寒指掌**四卷 1796
又名感症宝筏
（清）吴贞（坤安）撰
（1）清嘉庆十二年丁卯（1807）刻本 1
（2）清刻本 5
（3）1909、1912 年绍兴浙东书局铅印何廉臣重订本 1、2
（4）1918 年上海鸿宝斋石印陆懋修重订本 1 2 60
（5）抄本 2 6

0210 **伤寒论浅注**六卷 1797
（清）陈念祖（修园）集注
（1）清道光元年辛巳（1821）刻本 51
（2）清光绪三年丁丑（1877）渔古山房刻本 1
（3）清光绪十五年已丑（1889）江左书林刻本 1（存卷一）66
（4）清光绪三十年甲辰（1904）抄本 2
（5）清刻本 1 37（存五卷）47（存二～三

卷、六卷）66 70

0211 **伤寒撮要**四卷 1799
（清）王梦祖（竹坪）辑注
（1）清道光十九年己亥（1839）刻本瑞鹤堂藏板 5
（2）1930～1931 年上海中医书局据静益山房刻本影印本 1 2

0212 **伤寒论辑义**七卷 1801
（日）丹波元简（廉夫）编注
日本文政五年壬午（1822）聿修堂刻本清光绪十年甲申（1884）杨守敬重印本 2 70

0213 **伤寒医诀串解**六卷 1803
（清）陈念祖（修园）撰
抄本 2

0214 **何氏秘本伤寒辨类**二卷 1806
（清）何世仁（元长、澹安）撰
1920 年中原书局石印本 2

0215 **伤寒三说辨** 1816
（清）汪必昌（燕亭）撰
清嘉庆二十一年丙子（1816）著者自刻本 2

0216 **伤寒论注释**四卷 1818
（清）王元济编
中医古籍出版社据台湾商务版文渊阁四库全书本复刻 1

0217 **伤寒广要**十二卷 1825
（日）丹波元坚（亦柔、茝庭）撰
日本文政十年丁亥（1827）聿修堂刻本 2

0218 **新增伤寒广要**十二卷 1825
（日）丹波元坚（亦柔、茝庭）撰（清）何廉臣（炳元、印岩）增订
1928、1931、1939 年上海六也堂书药局铅印本 1 2 6

0219 **伤寒杂病论**十六卷 1826
（清）胡嗣超（鹤生）编注
清道光二十七年丁未（1847）海隐书屋刻本 5

0220 **伤寒论述义**五卷 1827
附伤寒论述义补
（日）丹波元坚（亦柔、茝庭）撰
（1）日本天保十五年甲辰（1844）江户青云雨堂刻本嘉永四年印本（版心题存诚药室丛书）2
（2）1931 年上海六也堂书药局铅印本 1 2 6

0221 **伤寒节录** 1829
（清）王华文（云溪）编
清道光九年己丑（1829）沈阳达三松崔氏刻本 2

0222 **伤寒寻源**三卷 1850
（清）吕震名（搽村）撰
（1）清咸丰四年甲寅（1854）吴门潘氏刻本 2
（2）清光绪七年辛巳（1881）刻本 6 21
（3）1930 年上海中医书局影印本 1

0223 **伤寒论章句**四卷 1851
伤寒方解二卷
（清）陈恭溥编
1957 年福建省中医药学术研究委员会据清咸丰刻本复刻本 1

0224 **伤寒剖绪**二卷 1854
（清）陈国笃（厚溪）撰
清咸丰四年甲寅（1854）贵州遵义陈氏家刻本 1

0225 **伤寒论注**六卷 1866
附伤寒论附余一卷、伤寒例新注一卷、读伤寒论新法一卷、回澜说一卷、时节气候决病法一卷
（清）王丙（朴庄、绳林）撰 陆懋修（九芝、勉旃、林屋山人）校
（1）石印本 50
（2）1934 年上海中医书局铅印本 1

0226 **伤寒尚论辨似** 1872
（清）高学山（汉峙）撰
抄本 2

0227 **伤寒杂病论集** 1883
（清）顾观光（尚之、漱泉、武陵山人）撰
清光绪九年癸未（1883）刻本（与神农本草经合订）71

0228 **伤寒论浅注补正**七卷 [1884]
附长沙方歌括、灵素集注节要
（清）陈念祖（修园）注 唐宗海（容川）补正
（1）清光绪二十年甲午（1894）上海袖海山房石印本 1 70
（2）清光绪二十年甲午（1894）上海千顷堂石印本 26 50 66
（3）清光绪二十六年庚子（1900）成都两义堂刊本 21
（4）清光绪三十二年丙午（1906）善成堂刻本 2
（5）清光绪三十二年丙午（1906）～三十四年戊申（1908）上海千顷堂石印本 1 21 50 60 70 100
（6）清光绪间刻本 60

(7) 民国间上海广益书局铅印本6

0229 **澄园医类** 1886
(清) 关耀南 (道吾、远意) 撰
子目:
1. 伤寒类证十卷
2. 伤寒类脉三卷
3. 伤寒类方二卷
清光绪十二年丙戌 (1886) 信江书院刻本2

0230 **余注伤寒论翼**四卷 1888
(清) 柯琴 (韵伯) 原撰 余景和 (听鸿) 重订 能静居士评
(1) 清光绪十九年癸巳 (1893) 会稽扫闲居士孙思慕刻本21 32
(2) 清苏州谢文翰斋刻本1 2 5
(3) 清苏州绿荫堂刻本51
(4) 上海文瑞楼石印本1 2 22

0231 **伤寒补例**二卷 [1891]
(清) 周学海 (澂之) 撰
清宣统二年庚戌 (1910) 福慧双修馆刻本1 6

0232 **伤寒论识**六卷 1894
(日) 浅田惟常 (栗园、宗伯) 撰 (清) 何廉臣 (炳元、印岩) 订
1931、1936、1940年上海六也堂医药局铅印本2 5 6 70

0233 **永嘉先生伤寒论讲义** 1906
又名内科伤寒论讲义
(清) 徐定超编
清光绪三十二年丙午 (1906) 刻本1 2 5 50

0234 **伤寒论讲义** 1906
(清) 孙治泽撰
清光绪三十二年丙午 (1906) 刻本50

0235 **伤寒会参**七卷卷首一卷 1911
(清) 刘敞 (芳千) 撰 张拱瑞编
1932年常德今和石印局石印本2

0236 **伤寒集腋** [1911]
著者佚名
抄本1

0237 **伤寒治法** [1911]
著者佚名
抄本6

0238 **伤寒论折衷** [1911]
著者佚名
日本抄本7

0239 **伤寒论原文浅注集解**七首卷一卷 [1911]
(清) 陈立观撰
抄本6

0240 **张仲景用药分量考** [1911]
(日) 源贞赖著
抄本2

0241 **通俗伤寒论**十二卷 1916
(清) 俞根初撰 (民国) 何廉臣 (炳元、印岩) 重订
(1) 1916、1927绍兴医药学报社铅印本2
(2) 1932、1933、1934年上海六也堂书药局铅印本 (附历代伤寒书目考) 2 6

0242 **伤寒论新元编**四卷卷首一卷 1920
王正枢 (立庵) 编
1922年湖南省教育会铅印本2 21

0243 **伤寒论汇注精华**九卷 1920
汪莲石编
1920年上海扫叶山房石印本1 2 6 50

0244 **伤寒论研究**四卷 1923
恽铁樵 (树珏) 撰
(1) 1924年上海商务印书馆铅印本1 2
(2) 1924年恽氏铅印本6

0245 **伤寒论旁训**二卷 1923
赵雄驹编
1923年泰兴书局铅印本6

0246 **伤寒论讲义** 1923
杨则民编
石印本1

0247 **百大名家合注伤寒论**十六卷 1924
吴考槃 (隐亭) 编
1924、1926年上海千顷堂书局石印本1 2 50

0248 **伤寒论辑义按**六卷 1927
附章太炎先生霍乱论
恽铁樵 (树珏) 撰
(1) 1928、1929年商务印书馆铅印本1 2 6 32 50 70
(2) 1941年上海千顷堂书局铅印本1
(3) 民国间新群印刷所铅印本32

0249 **伤寒论启秘** 1930
叶劲秋撰
1934年少年中医社铅印本1

0250 **伤寒论今释**八卷 1930
陆渊雷 (彭年) 撰
1931年上海国医学院铅印本1 6 21 30 32 58

0251 **曹氏伤寒发微**四卷 1931
曹颖甫 (家达) 撰

1931 年上海昌明医药学社铅印本 37
1931 年会听斋铅印本 51

0252 **伤寒新义** 1931
祝味菊撰
1940 年上海中医卫生局铅印本 1

0253 **增订条注伤寒心法**八卷 1932
陈绍勋（云门）编注
1932 年四川省江北县鱼镇里医学传习所石印本 1

0254 **伤寒条辨** 1933
费通甫撰
1937 年上海中国医学院铅印本 1 2

0255 **伤寒论讲义** 1933
恽铁樵（树珏）撰
上海新群印刷所铅印本 1

0256 **伤寒论集注折衷**七卷 1934
胡毓秀补注
1937 年信阳义兴福印书馆铅印本 2

0257 **伤寒杂病论义疏**十六卷 1934
刘世桢（昆湘）撰 刘瑞融注
1934 年长沙商务印书馆铅印本 1 2 6

0258 **伤寒论脉证式校补**八卷 [1935]
（日）川越正淑（大亮、衡山）撰 张骥（先识）校补
1937 年成都张义生堂刻本 2 5

0259 **伤寒病学** [1949]
著者佚名
民国张俊三抄本 7

0260 **伤寒论金匮要略药性辨**三卷 [1949]
雷学之撰
抄本 1

3.23 方论、歌括、杂著

0261 **伤寒百证歌**五卷 1132
（宋）许叔微（知可）撰
（1）清光绪七年辛巳（1881）吴兴陆氏刻十万卷楼丛书本 2 71
（2）清光绪十五年已丑（1889）上海汇左书林石印本 1
（3）清藏修书屋刻本 22 32 71

0262 **类证增注伤寒百问歌**四卷 [1162]
（宋）钱闻礼撰
1912 年武昌医馆刻本 5

0263 **伤寒图歌活人指掌**五卷卷首一卷 1337
（元）吴恕（蒙斋）撰
明末致和堂刻本 5 21

0264 **金镜内台方议**十二卷 1422
（明）许宏（宗道）撰
清乾隆五十九年甲寅（1794）程永培心导核刻本 1

0265 **类编伤寒活人书指掌图论**十卷卷首一卷 [1461]
（宋）李知先（元象）编（元）吴恕（蒙斋）图论
明万历十七年己丑（1589）金陵书坊唐少桥刻本（有配补）22

0266 **伤寒** 1674
附翼二卷
（清）柯琴（韵伯）撰
（1）清康熙间刻本 2
（2）清乾隆二十年乙亥（1755）昆山马中骅校刻本 1 22
（3）清刻本 2

0267 **伤寒古方通**六卷 1731
（清）王子接（晋三）注
清雍正九年辛亥（1731）刻本光绪间上海乐善堂补刻本 1 6

0268 **伤寒论类方** 1759
（清）徐大椿（灵胎、洄溪老人）编
（1）清乾隆二十四年已卯（1759）刻本 6
（2）清刻本 51 60
（3）抄本 2

0269 **伤寒第一书**四卷 1780
附余二卷
（清）车宗辂（质中）胡宪丰（骏宇）撰
（1）清光绪十一年乙酉（1885）刻本浙绍奎照楼藏板 1 2 5 21
（2）1917 年上海大德书局石印本 1 51
（3）1917 年朝记书社二支书屋石印本 1

0270 **长沙真方歌括**六卷 1803
（清）陈念祖（修园）撰
（1）清南雅堂刻本 1 6
（2）清刻本 1 6

0271 **仲景存真集**二卷 1864
（清）吴蓬莱编
（1）清刻本 2
（2）1931、1939 年上海锦章书局石印本 1

0272 **增辑伤寒论类方**四卷 1865
（清）徐大椿（灵胎、洄溪老人）编 潘霨（伟如、韡园居士）增补
（1）清同治五年丙寅（1866）古吴潘氏刻韡园医学六种本 2 21

(2) 民国初苏州振新书社据清光绪十年江西书局刻本重印本 1

0273 **伤寒审症表** 1870
(清) 包诚 (兴言) 撰
清同治十年辛未 (1871) 湖北崇文书局刻本 5 6 51

0274 **(增订) 伤寒百证歌注**四卷 1892
又名新编张仲景注解伤寒百证录
(宋) 许叔微 (知可) 撰 (清) 何其昌 (右荄) 增注 何廉臣 (炳元、印岩) 增订
1931、1936 年上海六也堂书药局铅印本 1 2 5

0275 **伤寒三字经** 1932
刘懋勋撰
1932 年上海千顷堂书局石印本 2

0276 **伤寒方歌** [1934]
张寿颐 (山雷) 撰
民国兰溪中医专门学校油印本 1

3.3 金匮要略

3.31 本文、注释

0277 **金匮要略方论**三卷 219
又名金匮玉函要略方论、金匮要略
(汉) 张机 (仲景) 撰 (晋) 王熙 (叔和) 集 (宋) 林亿校
(1) 明万历二十九年辛丑 (1601) 新安吴勉学校刻古今医统正脉全书本 1
(2) 明赵开美校刊本 (附伤寒类证三卷) 2
(3) 清江阴朱文震校刊古今医统正脉全书另本 1
(4) 上海涵芬楼影印明刻古今医统正脉全书本 1 11
(5) 清有余师斋抄本 6
(6) 抄本 38
(7) 1919 年上海商务印书馆影印四部丛刊本 1 7 41
(8) 1936 年上海中华书局铅印四部备要本 1 5 50
(9) 民国间上海千顷堂书局石印本 41
(10) 1985 年浙江中医学院图书馆据元影抄本复刻本 1
(11) 1985 年浙江中医学院图书馆据商务印书馆缩印明嘉靖俞桥本 1

0278 **金匮方论衍义**三卷 1368
(元) 赵以德 (良仁) 撰
抄本 7 (陈子濂补注)

0279 **金匮要略论注**二十四卷 1671
(清) 徐彬 (忠可) 注
(1) 清康熙十年辛亥 (1671) 刻本 21 22
(2) 清康熙间刻本 32
(3) 清光绪五年己卯 (1879) 扫叶山房刻本 1 2 5 6
(4) 清光绪五年已卯 (1879) 校经山房刻本 51 60 100
(5) 1914 年上海校经山房石印本 1
(6) 中医古籍出版社据台湾商务版文渊阁四库全书本复刻 1

0280 **金匮要略直解**三卷 1673
附广成先生玉函经三卷
(清) 程林 (云来、静观居士) 注
清康熙十二年癸丑 (1673) 刻本 1 2

0281 **金匮要略二注**二十二卷 1687
附补方一卷、十药神书一卷
(元) 赵以德 (良仁) 衍义 (清) 周扬俊 (禹载) 补注
(1) 清道光十二年壬辰 (1832) 刻本吴郡经义斋 (书口作养恬斋藏板) 6 38
(2) 清同治二年癸亥 (1863) 刻本上洋经义斋藏板 (书口作养恬斋藏板) 1 2 21 22 37 60
(3) 清同治、光绪间刻本 32 36
(4) 1915 年上海校经山房石印本 1 58

0282 **张仲景金匮要略**二十四卷 1692
又名沈注金匮要略、金匮要略编注、医征金匮要略
(清) 沈明宗 (目南、秋湄) 编注
(1) 清康熙三十二年癸酉 (1693) 致和堂刻本 6 51
(2) 清乾隆三十年乙酉 (1765) 据致和堂藏板重印本 6
(3) 清大观堂刻本 6
(4) 抄本 2

0283 **金匮要略方论本义**二十二卷 1720
(清) 魏荔彤 (念庭) 注
(1) 清康熙六十年辛丑(1721)宝纶堂刻本 1
(2) 清乾隆金阊绿阴堂刻本 22
(3) 清刻本 21

0284 **金匮心典**三卷 1729
(清) 尤怡 (在泾、饲鹤山人) 集注
(1) 清雍正间刻本遂初堂藏板 21 22 37

（2）清同治八年己巳（1869）刻本陆氏双白燕堂藏板 1 21 38 50 59 60
（3）清光绪七年辛巳（1881）刻本崇德书院藏板 1 2 21 30 32 70
（4）清光绪二十五年已亥（1899）常郡宛委山庄刻本 51
（5）清光绪二十七年辛丑（1901）上海醉六堂石印本 5
（6）清刻本 6 51 100
（7）1928 年上海千顷堂石印本 1 47
（8）1934 年无锡日昇山房刻本 22
（9）1938 年上海千顷堂书局石印本 1

0285 **金匮悬解**二十卷卷首一卷卷末一卷 1756
（清）黄元御（坤载、研农、玉楸子）注
（1）清道光十八年戊戌（1838）抄本 1
（2）清咸丰十年庚申（1860）长沙徐树铭燮和精舍刻黄氏医书丛书本 1
（3）清同治七年戊辰(1888)江夏彭氏刻本 7
（4）清光绪二十年甲午（1894）上海图书集成印书局铅印本 26
（5）清刻本 1
（6）抄本 1

0286 **金匮要略浅注**十卷 1803
（清）陈念祖（修园）撰
（1）清道光十年庚寅（1830）刻本 21 41
（2）清同治八年己巳（1889）广州纬文堂刻本 66
（3）清光绪十八年壬辰（1892）上海图书集成印书局石印本 37
（4）清光绪三十三年丁未(1907)石印本 50
（5）漱六堂藏板 70

0287 **金匮玉函要略辑义**六卷 1807
（日）丹波元简（廉夫）撰
日本文化八年辛未（1811）东都书肆青云堂刻本聿修堂藏板 7 70

0288 **金匮玉函要略述义**三卷 1842
（日）丹波元坚（亦柔、茝庭）撰
日本嘉永六年癸丑（1853）刻存诚药室医学丛书本聿修堂藏板 2 5 70

0289 **金匮要略浅注补正**九卷 ［1884］
（清）陈念祖（修园）注 唐宗海（容川）补注
（1）清光绪二十年甲午（1894）上海袖海山房书局石印本 1（有林则徐撰文）1 70
（2）清光绪三十二年丙午（1906）善成堂校刻本 2
（3）清光绪三十四年戊申（1908）上海千顷堂书局石印本 1 26 50 66 70
（4）民国间上海广益书局石印本 6

0290 **金匮要略阙疑**二卷 1895
（清）叶霖（子雨）撰
（1）抄本 1 2
（2）1981 年江苏泰州古籍书店据清抄本复制 1

0291 **退思庐金匮广义**四卷 1924
严鸿志（痴孙）撰
1924 年宁波钧和印刷公司铅印本 1 2

0292 **金匮要略五十家注**二十四卷卷首一卷卷末一卷 1929
附素灵药义一卷
吴考槃（隐亭）编
1929、1931 年上海千顷堂书局石印本 1

0293 **金匮要略今释**八卷 1934
又名金匮要略方论今释、订正金匮今释
陆渊雷（彭年）撰
1934、1935 年上海陆氏医室石印本 30

0294 **金匮要略集注折衷**九卷 1935
胡毓秀撰
1937 年信阳义兴福印书馆铅印本 2

0295 **金匮要略讲义**五卷 ［1935］
孙祖燧等编
民国兰溪中医学校铅印本 1

3.32 歌括

0296 **金匮方歌括**六卷 1830
（清）陈元犀（灵石）编
（1）清道光十六年丙申(1836)南雅堂刻本 21
（2）清光绪十八年壬辰（1892）上海图书集成印书局铅印本 66
（3）清光绪三十三年丁未(1907)石印本 50
（4）清崇英堂刻本 1
（5）抄本 5

0297 **金匮原文歌括**六卷 ［1911］
姜子敬撰
抄本 1

0298 **金匮方歌** ［1932］
（清）陈念祖原撰 编者佚名
兰溪中医学校编次
民国兰溪中医学校油印本 1

4 诊法

4.1 诊法通论

0299 **察病指南**三卷 1241
(宋) 施发 (政卿、桂堂) 撰
1925 年上海中华新教育社石印本 22

0300 **识病捷法**十卷 1567
(明) 缪存济 (慕松) 编
1991 年中医古籍出版社据明万历十一年癸未刻本复刻本 1 21

0301 **四诊法** 1609
(明) 张三锡 (叔承、嗣全) 撰 王肯堂 (宇泰、损庵、念西居士) 校明刻本 2

0302 **外诊法**四卷 1723
(清) 陈梦雷 (省斋、则霞) 等原辑 蒋廷锡 (扬孙、西谷) 等重辑
1930 年上海千倾堂铅印本 1 2

0303 **四诊抉微** 1723
附管窥附余一卷
(清) 林之翰 (慎庵、苕东逸老) 撰
(1) 清雍正元年癸卯 (1723) 刻本 1
(2) 清雍正四年丙午 (1726) 玉映堂刻本本衙藏板 6 21 22 51
(3) 清光绪二十六年庚子 (1900) 稽阳主人重校石印本 70
(4) 清近文堂刻本 6 21 71
(5) 清刻本 1 71 (仅存三～五卷) 66
(6) 1914、1921 年上海会文堂石印本 1 37

0304 **医学辑要**四卷 1825
(清) 吴燡 (小珊) 编
清同治七年戊辰 (1868) 山阴陈氏刻本 1

0305 **诊候要旨** [1842]
(清) 奎英 (素仙) 撰
刻本 2

0306 **李士材四诊要诀** [1911]
不著撰人
抄本 2

0307 **诊断学汇编** [1913]
廖平翰
1923～1924 年上海千倾堂印书局六译馆丛书石印本 5

0308 **诊断学讲义二编** 1930
秦伯未 (之济、谦斋) 撰
1930 年上海秦氏同学会铅印本 6

0309 **百病诊断门径**二卷 1935
胡安邦编
1935 年上海中央书店铅印本 6

0310 **诊断学讲义** [1938]
马汤楹编
浙江中医专门学校铅印本 1

0311 **四诊辑要** 1949
著者佚名
抄本 2

0312 **诊断** [1949]
著者佚名
抄本 47

4.2 脉诊

4.21 脉经、脉诀

0313 **脉经**十卷 280
(晋) 王熙 (叔和) 撰
(1) 明嘉靖赵康王朱厚煜居敬堂刻本 (仅存一～三卷) 7
(2) 明万历三年乙亥 (1575) 福建布政司督粮道徐中行刻本 22
(3) 明万历二十九年辛丑 (1601) 新安吴勉学校刻本 1
(4) 清顺治三年丙戌 (1646) 李氏宛委山堂刻本 71
(5) 日本庆安三年庚寅 (1650) 村上平乐寺刻本 (附人元脉影归指图说) 2
(6) 清嘉庆间刻本 1
(7) 清道光十三年癸巳 (1833) 蜀中怡山馆校刻本 2
(8) 清道光二十三年癸巳 (1843) 嘉定黄氏西溪草庐校刊本 21
(9) 清道光二十四年甲辰 (1844) 钱熙祚刻守山阁丛书本 71
(10) 清道光二十五年乙巳 (1845) 采鹿堂校刻本 60

（11）清道光二十九年已酉（1849）奉新廖积性校刊本 5、7
（12）清咸丰六年丙辰（1856）芸晖堂刻本 5
（13）清光绪十六年庚寅（1890）蜀中何氏刻本 1
（14）清光绪十七年辛卯（1891）池阳周学海刻周氏医学丛书本 1 51
（15）清光绪十九年癸巳（1893）宜都杨守敬景苏园影宋刻本 5 6
（16）清光绪二十二年丙申（1896）新化三味堂刻本 70
（17）清光绪三十一年乙巳（1905）长沙徐氏桔隐园刻本 2 5
（18）清刻本 7
（19）清朱文震校刻古今医统正脉全书另本 1
（20）上海商务印书馆景印元广勤书堂刻本影印四部丛刊本 1 11
（21）民国上海进化书局影印本 7
（22）抄本 6 32

0314 **脉诀刊误集解**二卷补录二卷 1333
又名脉诀刊误
（元）戴起宗（同父）撰 朱升（允升）节抄
（明）汪机（省之、石山居士）补订
（1）清道光十九年已亥（1839）钱熙祚刻守山阁丛书本 71
（2）清光绪二十年甲午（1894）上海图书集成书局铅印本 5 51
（3）清光绪二十二年丙甲（1896）励志斋刻本 51
（4）清光绪二十二年丙申（1896）周学海校刻周氏医学丛书本 21 48
（5）清石印本 7
（6）1990 年中医古籍出版社据明朱升手抄本复制本 1
（7）中医古籍出版社据台湾商务版文渊阁四库全书复制 1

0315 **脉诀指掌病式图说** ［1347］
又名丹溪重修脉诀
原题（元）朱震亨（彦修、丹溪）撰
（1）清宏德堂刻本文奎堂藏板 2 100
（2）1934 年上海千倾堂书局印书局石印本 2

0316 **图注脉诀辨真**四卷 1510
附方一卷
又名图注王叔和脉诀、图注王叔和脉诀琮璜
（明）张世贤（天成、静斋）注
（1）明正德五年庚午（1510）刻本 2
（2）清三元堂刻本 70
（3）清善成堂刻本 6
（4）清浙江亦西斋刻本 1
（5）清宏道堂刻本 51
（6）清刻本 32 60 100
（7）1934 年上海沈鹤记书局石印本 38
（8）民国间上海鸿宝斋书局石印本 1
（9）民国间上海章福记石印本 1
（10）民国间上海普通书局石印本 2
（11）1990 年中医古籍出版社据明刻本复制本 1

0317 **脉诀考证** 1564
（明）李时珍（东壁、濒湖）撰
清光绪四年戊寅（1878）蜀东善成堂刻本（附奇经八脉考）1

0318 **王氏秘传叔和图注释义脉诀评林捷径统宗八卷** 1599
（明）王文洁（冰鉴、抚东无为子）评注
1987 年中医古籍出版社据日人重刻明万历二十七年书林文朝馆安正堂本复制本 1

0319 **医灯续焰**二十一卷 1650
（宋）崔嘉彦（子虚）撰（明）李言闻（子郁）删补（清）潘楫（硕甫、邓林）增注
（1）清顺治九年壬辰（1652）陆地舟刻本 6 21
（2）清康熙五十一年壬辰（1712）刻本 60
（3）清光绪间刻本 5
（4）清刻本 2
（5）抄本 2

0320 **脉诀汇辨**十卷 1662
（清）李延昰（辰山、期叔）撰
（1）清康熙五年丙午（1666）李氏刻本 6
（2）清康熙间刻本 26
（3）清刻本 1、2
（4）1980 年上海古籍出版书店据清康熙五年李氏刻本复制本 1

0321 **四言举要脉诀集注**二卷 ［1686］
（宋）崔嘉彦著（清）王珠集注
清道光二十五年乙巳（1845）抄本 1

0322 **删注脉诀规正**二卷 1693
（清）沈镜（薇垣）删注
（1）清康熙三十二年癸酉（1693）刻本 1 6
（2）清康熙间刻本 91

(3) 清嘉庆十年乙丑(1805)吴德堂刻本 51
(4) 清咸丰七年丁巳(1857)经纶堂藏板 21
(5) 清光绪十七年(1891)金溪三让堂刻本 21
(6) 清小西山房刻本 1 38 100
(7) 清刻本 1 22 60(仅存下卷)66
(8) 民国间石印刻本 28

0323 **脉诀筌蹄** 1710
(清)吴牲撰
清初可继堂刻本本衙藏板 1

0324 **四言脉诀** 1842
(清)倪汉梁编
清抄本 1

0325 **脉诀汇纂**二卷 1863
(清)屠道和(燮臣)编
(1) 清同治二年癸亥(1863)湖北刻本 5
(2) 清光绪二年丙子(1876)刻本 2
(3) 民国曹炳章抄本 2

0326 **新增脉诀图象** 1888
(清)黄鉴定撰
清光绪十四年戊子豫章过念良刻本 2

0327 **脉经钞**二卷卷末一卷 1909
孙鼎宜撰
1932、1936 年中华书局铅印孙氏医学丛书本 1

0328 **丹溪脉诀指掌** 1910
(清)刘恒瑞(吉人、丙生)选校
(1) 清二酉堂刻本 100
(2) 清刻本 60

0329 **刘三点脉诀** [1911]
(宋)刘开(立之、三点、复真先生)原撰
(清)范歆删定
清抄本 6

0330 **脉诀新编全集**四卷 1939
刘本昌(笃生)编
1942 年湘潭刘氏培根堂刻本 2

0331 **脉诀便读** [1949]
著者佚名
抄本 2

4.22 诸家脉学

0332 **玉函经**三卷 [1260]
原题(唐)杜光庭(圣宾、东瀛子)撰
(宋)黎民寿(景仁、水月)注
(1) 清光绪七年辛巳(1881)兰兰山房徐沛刻本 2
(2) 1916 年徐乃昌据宋本影刻本(与三历摄要合一册)22 71
(3) 1936 年朱印本 71

0333 **濒湖脉学** 1564
(明)李时珍(东璧、濒湖)撰
(1) 清乾隆四十八年癸卯(1783)刻本 22
(2) 清浙江元西斋刻本 32
(3) 清刻本 2 100
(4) 中医古籍出版社据台湾商务版文渊阁四库全书本复制本 1

0334 **濒湖脉诀** 1564
奇经八脉考
脉诀考证
(明)李时珍(东璧、濒湖)撰
(1) 明万历三十一年癸巳(1603)江西夏良心张鼎思刻本百瞻楼藏版 1
(2) 清光绪四年戊寅(1878)蜀东善成堂刻本 1
(3) 清光绪十一年乙酉(1885)合肥张氏味古斋刻本 2
(4) 清芥子园刻本渔古山房藏板 26
(5) 清刻本 1 60
(6) 1935 年抄本 1

0335 **脉镜**二卷 1584
(明)许兆桢(培元)撰
抄本 2

0336 **脉语**二卷 1584
又名脉学精华
(明)吴崑(山甫、鹤皋山人、参黄子)撰
明万历十二年甲申(1584)刻本 6

0337 **太素脉法秘术** [1592]
(明)胡文焕编校
1989 年中医古籍出版社据清人抄自明万历间虎林文会堂初刻本复制本 1

0338 **脉学三书** 1603
附医林续传、壶隐子日用方
(明)刘裕德(肖斋、子新、壶隐子)撰
子目:
1. 脉赋训解
2. 脉诀正伪
3. 壶隐子应手录
1991 年中医古籍出版社据明万历三十一年刻本复制本 1

0339 **人元脉影归指图说**二卷 1624

原题（晋）王熙（叔和）编（明）沈际飞重订
刻本 2

0340 **诊家正眼**二卷 1642
（明）李中梓（士材、念莪、尽凡居士）撰
（清）尤乘（生洲、无求子）增补
（1）清光绪十三年丁亥（1887）江左书林重刊李士材三书另本 1
（2）石印本 50
（3）抄本（题李士材四诊要诀）2

0341 **石顽老人诊宗三昧** ［1665］
又名诊宗三昧
（清）张璐（路玉、石顽老人）撰 张登（诞先）编
（1）清康熙二十八年已巳（1689）金阊书业堂刻本 70
（2）清光绪三十三年丁未（1907）上海书局石印本 41
（3）清刻本 2 22 60 100
（4）清石印本 50

0342 **脉贯**九卷 1710
（清）王贤（世瞻）撰
（1）清康熙五十年辛卯（1711）盛德堂刻本 6、7
（2）1985 年中国中医研究院图书馆据清康熙五十年本复制本 1、6

0343 **脉要纂注**二卷 1736
（清）周南（峻来、召南）编注
1990 年中医古籍出版社据清稿本复制本 1

0344 **辨脉篇** 1739
（清）舒诏（驰远、慎斋学人）撰
清刻本（有舒诏自识，题为乾隆四年刻）1

0345 **辨脉指南** 1753
（清）郭治（元峰）撰
1931 年上海中医书局石印本 1

0346 **脉如**二卷 1753
附伤寒论
（清）郭治（元峰）撰 郭麐标编
1981 年上海古籍书店据清道光丁亥年本复制本 1

0347 **脉法大成** 1761
（清）严洁（西亭）等撰
清刻本 2

0348 **脉理求真**三卷 1769
（清）黄宫绣（锦芳）撰
（1）清乾隆三十九年甲午（1774）昆明务本堂刻本 65
（2）清绿圃斋刻本学源堂藏板 2
（3）清抄本 21

0349 **脉学辑要** 1795
（日）丹波元简（廉夫）撰
日本宽政七年已卯（1795）江沪万笈堂刻本聿修堂藏板 2

0350 **脉法统宗** 1820
（清）孙德润（慎之）撰
清道光六年丙戌（1826）刻本 51

0351 **三指禅**三卷 1827
（清）周学霆（荆威、梦觉道人）撰
（1）清嘉庆年间刻本会友堂藏版 50
（2）清光绪二年丙子（1876）刻本 6
（3）清全聚贤堂刻本 2
（4）清湖南书局刻本 7 21
（5）清三益堂刻本 70
（6）上海大成书局石印本 5
（7）抄本 2

0352 **脉学归源**五卷 1874
（清）姚克谐（海艘）编
清光绪元年乙亥（1875）学海堂刻本 2

0353 **脉理存真**三卷 1876
（元）滑寿原撰（清）余显廷（庵斋、橘泉子）述
清光绪二年丙子（1876）慎德堂刻本 1

0354 **脉镜须知**二卷 1876
（清）梅江村 撰 刘凤翥（汉卿）编
清光绪八年壬午（1882）铅印本 26

0355 **脉义简摩**八卷 1886
（清）周学海（澂之）撰
清刻本 32 48

0356 **脉说**二卷 1889
（清）叶霖（子雨）撰
（1）1924 年杭州三三医社铅印本 1 2
（2）1925 年铅印本 46

0357 **诊家直诀**二卷 1891
（清）周学海（澂之）撰
（1）清光绪二十二年丙申（1896）周氏医学丛书另书 1
（2）清宣统二年庚戌（1910）福慧双修馆刻本 7

0358 **脉简补义**二卷 1891
（清）周学海（澂之）撰
清刻本 48

0359 **辨脉平脉章句**二卷 1891

（清）周学海（澂之）撰
1931年上海中医书局影印古本医学丛书本 1 2

0360 **周氏脉学四种** 1892
（清）周学海（澂之）撰
子目：
1. 脉义简摩八卷
2. 脉简补义二卷
3. 诊家直诀二卷
4. 辨脉平脉章句二卷
清光绪二十二年丙申（1896）池阳周学海刻周氏医学丛书本 7

0361 **辨脉法** [1911]
（清）缪遵义纂述
抄本 21

0362 **方脉便算** [1911]
著者佚名
清抄本 6

0363 **脉学辑要评**三卷 1913
（日）丹波元简（廉夫）原撰 廖平（季平）评
1914年成都存古书局刻本 71

0364 **脉学辑要** 1917
丁泽周（甘仁）撰
（1）1917年上海中医专门学校铅印本 2
（2）抄本 6

0365 **中西脉学讲义**二卷 1920
吴锡璜（瑞甫、黼堂）撰
1920年上海文瑞楼石印本 2

0366 **脉学指南**四卷 1922
卢其慎撰
1922、1932年上海千顷堂书局石印本 1 5 21

0367 **脉学发微** 1928
又名脉学讲义
恽铁樵（树珏）撰
（1）1928、1930年上海恽铁樵医寓铅印本 1 2 6
（2）1936年上海章巨膺医寓铅印本 2

0368 **脉学正义**六卷 1931
张寿颐（山雷）撰
（1）1931年浙江兰溪中医专门学校铅印本 2 6 21
（2）抄本 2

0369 **脉学丛书** 1937
姚心源（滋常）撰 张子英编
子目：
1. 三部脉学讲词 姚心源撰
2. 中国三部脉法叙义 姚心源撰
3. 中国脉学研究会章程
4. 脉学复古评注 姚心源撰 张子英评注
5. 诊少阴脉之发明 张子英注
6. 古本伤寒杂病论平脉增条 张子英撰
7. 四言科学脉诀 张子英撰
8. 三部脉学论著 缪允中撰
9. 三部脉学质疑问难 缪允中撰
10. 三部脉学试卷 廖振民等编
11. 三部脉学实验录 王钦录
1936年贵阳现代医药杂志社铅印本 1

0370 **辨脉平脉歌** [1949]
杨口川编
抄本 5

0371 **圣贤贯脉** [1949]
程毓宗撰
刻本 28

0372 **脉学汇要** [1949]
不著撰人
抄本 21

4.3 望诊、舌诊、其他诊法

0373 **望诊遵经**二卷 1875
（清）汪宏（广庵）撰
清光绪元年乙亥（1875）求志堂刻本 2

0374 **形色外诊简摩**二卷 1894
（清）周学海（澂之）编
（1）清宣统二年庚戌（1910）福慧双修馆刻本 7 48
（2）清刻本 32

0375 **敖氏伤寒金镜录** 1341
又名伤寒舌诊、外伤金镜录
（元）敖氏原撰（元）杜本（原父、清碧先生）增订
（1）清乾隆二十九年甲申（1764）钱塘王氏刻医林指月本 2
（2）清刻本 2 21

0376 **伤寒舌鉴** 1665
（清）张登（诞先）编
（1）清康熙七年戊申（1668）隽永堂刻本 21
（2）日本文化元年甲子（1804）亦西斋刻本思德堂藏板 100

(3) 清光绪四年戊寅(1878)刻本 1 22 100
(4) 清光绪二十五年已亥(1899)浙江书局据日本刻本重印本 7
(5) 清刻本 60 100
(6) 1912 年上海江东书局石印本 1
(7) 石印本 50
(8) 抄本 1
(9) 中医古籍出版社据台湾商务版文渊阁四库全书本复刻 1

0377 **舌镜二卷** 1701
(清) 王景韩 (逊魏) 撰
抄本 32

0378 **伤寒辨舌秘录** 1789
(清) 王苏门 (兰亭) 编
清道光六年丙戌(1826)聚奎堂刻本(附舌苔图形歌诀)2

0379 **舌鉴辨正二卷** 1894
(清) 梁玉瑜 (特岩) 撰 陶保廉 (拙存) 录
清光绪二十三年丁酉(1897)兰州固本堂书局刻本 60

0380 **(彩图) 辨舌指南六卷** 1916
曹炳章 (赤电) 撰
(1) 1920 年绍兴育新书局石印本 2
(2) 1921 年上海会文印刷所彩色石印本 1 6 21 50 70
(3) 1928 年集古阁石印本 2

0381 **三十六舌歌诀及图解** 1921
邵斌源补订
抄本 2

0382 **国医舌诊学四编** 1934
邱骏声撰
1936 年上海中医书局石印本 5

0383 **舌诊学二卷** 1937
缪宏仁撰
1937 年浙江黄岩苏园医事改善社铅印本 1 6

0384 **伤寒辨舌法** [1949]
著者佚名
抄本 (曹炳章录) 2

0385 **太素脉秘诀二卷** 1575
又名太素脉、太素秘诀
原题(口)张太素(青城山人)撰 (明) 刘伯祥注 周文炜校
(1) 明致和堂刻本 6 21
(2) 1928 年北京天华馆铅印本 2 66

0386 **行医八事图** 1695
(清) 丁雄飞 (菡生) 撰
清康熙三十四年乙亥(1695)新安张氏霞举堂刻檀几丛书本 71

0387 **诊病奇侅二卷** 1843
又名诊腹学讲义
附五云子腹诊法二卷
(日) 丹波元坚 (亦柔、茝庭) 撰 松井操 (子静) 译
清光绪十四年戊子(1888)四明壬仁乾日本铅印本 1 6 21

0388 **观舌心法四言药性歌** [1921]
邵斌源撰
抄本 2

5 针灸推拿

5.1 针灸通论

0389 **针灸甲乙经**十二卷 282
又名黄帝针灸甲乙经
（晋）皇甫谧（士安、玄晏先生）撰（宋）林亿等校
（1）明万历二十九年辛丑（1601）吴勉学校步月楼刻古今医统正脉全书本映旭斋藏板 2
（2）清光绪十一年乙酉（1885）四明存存轩刻本 1 21 50
（3）清光绪十三年丁亥（1887）朱记荣刻本行素草堂藏板 71
（4）1917 年上海江左书林石印本 1 6 32 50
（5）日本刻本 6
（6）中医古籍出版社据台湾商务版文渊阁四库全书本复刻本 1

0390 **铜人针灸经**七卷 [992]
西方子明堂灸经八卷
针灸经著者佚名 明堂灸经原题西方子著
（1）明正德十年乙亥（1515）山西平阳府刻本 5 6 22
（2）清光绪九年癸未（1883）钱塘丁氏校刻当归草堂医学丛书本 2 50（存针灸经）32
（3）抄本 2

0391 **铜人针灸经**七卷 992
著者佚名
（1）明嘉靖十三年甲午（1534）刻本 22
（2）明刻本 22
（3）清光绪九年癸未（1883）钱塘丁氏据山西平阳府本校刻本 50
（4）石印本 50
（5）抄本 2
（6）中医古籍出版社据台湾商务版文渊阁四库全书本复刻 1

0392 **针灸资生经**七卷目录二卷 1226
（宋）王执中（叔权）撰
（1）明正统十二年丁卯（1447）叶氏勤书堂刻本 6
（2）中医古籍出版社据台湾商务出版社文渊阁四库全书本复刻 1

0393 **扁鹊神应针灸玉龙经** 1295
（元）王国瑞撰
（1）1935 年上海商务印书馆据文渊阁四库全书影印本 71
（2）中医古籍出版社据台湾商务版文渊阁四库全书复制本 1

0394 **针灸四书** 1311
（元）窦桂芳编
子目：
1. 子午流注针经三卷（金）阎明广编
2. 新刊黄帝明堂灸经三卷著者佚名（元）窦桂芳重辑
3. 针灸指南（金）窦杰撰
附针灸杂说（元）窦桂芳撰
4. 灸膏肓腧穴（宋）庄绰撰
（1）元至大四年辛亥（1311）燕山活济堂刻本 22
（2）抄本 22

0395 **子午经** [1368]
原题（战国）秦越人（扁鹊）撰
清顺治三年丙戌（1646）李氏宛委山堂刻本 71

0396 **琼瑶神书**四卷 [1435]
又名针灸神书大成、琼瑶发明神书
原题（宋）琼瑶真人撰
明刻本 22

0397 **针灸择日编集** 1447
备急灸法
择日编集（明）全循义 金义孙编（清）于希璟校 备急灸法（宋）闻人耆年撰
清光绪十六年庚寅（1890）上杭罗氏汇刻本十瓣同心兰室藏板 2 5 6 60

0398 **徐氏针灸大全**六卷 [1465]
又名针灸大全
（明）徐凤（廷瑞）编
明安正堂刻本（仅存二～三卷）2

0399 **铜人图经徐氏针灸合刻** [1465]
（明）太医院参订

子目：
1. 铜人腧穴针灸图经三卷（宋）王惟一编
2. 徐氏针灸大全六卷（明）徐凤编
明天启间金陵三多斋刻本 5 22

0400 **针灸问对**三卷 [1519]
（明）汪机（省之、石山居士）编
（1）明崇祯六年癸酉（1633）汪氏朴墅刻汪石山医书八种本 22
（2）清刻本 50
（3）中医古籍出版社据台湾商务版文渊阁四库全书复刻本 1

0401 **针灸聚英**四卷 1537
又名针灸聚英发挥
（明）高武（梅孤）撰
明嘉靖十六年丁酉（1537）陶师文刻本 22

0402 **针灸素难要旨**三卷 1537
又名针灸要旨、针灸节要
（明）高武（梅孤）撰（日）冈本为竹（一抱子）重订
（1）日本宝历三年癸酉（1753）大阪弘昭轩书林刻本上海乐善堂重印 5 6 51
（2）1931 年上海中医书局影印古本医学丛书本 2 38

0403 **针灸大成**十卷 1601
又名针灸大全、卫生针灸玄机秘要
（明）杨继洲（济时）原撰 靳贤补辑重编
（1）明万历二十九年山西赵文炳刻本 6
（2）清康熙五十七年戊戌（1718）刻本德邻轩藏板 100
（3）清咸丰二年壬子（1852）刻本 60
（4）清同治五年丙寅（1866）刻本 60 39
（5）清光绪元年乙亥（1875）经国堂刻本 70
（6）清光绪六年庚辰（1880）校经山房刻本 1
（7）清大文堂刻本 100
（8）清刻本 65
（9）清石印本（存五～六卷）66
（10）1924 年上海天宝书局石印本 6
（11）1930 年上海昌文书局石印本 38
（12）1936 年上海大文书局铅印本 6
（13）民国间上海锦章书局石印本 1
（14）民国间上海启新书局石印本 6
（15）民国间上海普新书局石印本 32
（16）民国间上海简青斋石印本 26
（17）石印本 32 50

0404 **针方六集**六卷 1618
（明）吴崑（山甫、鹤皋山人、参黄子）撰
1987 年中医古籍出版社据明万历四十六年戊午程标刻本复制 1

0405 **勉学堂针灸集成**四卷 [1722]
（清）廖润鸿（逵宾）撰
（1）清光绪五年已卯（1879）北京宝名斋刻本文宝堂重印本 6
（2）1930 年北京天华馆铅印本 1

0406 **针灸则**一卷 1766
附录一卷
又名针灸学纲要 针灸治疗学纲要
（日）菅沼长之（周桂）编
1936 年东方针灸书局铅印本 1

0407 **针灸易学**二卷 1798
（清）李守先（善述）撰
（1）清光绪三十三年丁未（1907）上海佩记书庄石印本 2
（2）1916 年上海萃英书庄石印本 2
（3）1916 年上海广益书局石印本 51

0408 **针灸秘授全书** [1846]
（清）周复初撰
1934 年宁波东方针灸学社铅印本 1

0409 **玉版金针**二卷 [1911]
（清）吕邦孚撰
清抄本 6

0410 **针灸秘传** [1911]
著者佚名
抄本 2

0411 **针灸遗书** [1911]
不著撰人
抄本 21

0412 **灸穴法** [1911]
著者佚名
抄本（曹炳章藏书）2

0413 **（绘图）针灸传真** 1923
赵熙（辑庵）等编
子目：
1. 针灸传真二卷
2. 绘图针灸传真内经刺法一卷
3. 绘图针灸传真名医刺法二卷
4. 绘图针灸传真考正穴法二卷
1923 年山西代县亨利石印局石印本 1

0414 **（绘图）针灸传真内经刺法** 1923
赵熙（辑庵）等合编
1923 年山西代县亨利石印局石印本 1

0415 （绘图）针灸传真名医刺法 1923
赵熙（辑庵）等合编
1923 年山西代县亨利石印局石印本 1

0416 中国简明针灸治疗学 1930
又名绘图针灸简易
温主卿撰
1931 年上海万有书局石印本 1

0417 中国针灸科学 1933
周伯勤（无咎）撰
1934 年上海中医书局铅印本 6

0418 针灸实验集 1933
承淡安编
1933 年中国针灸学研究铅印本 6

0419 针灸指南二卷 1935
余纯（一清道人）编
上海明善书局铅印本 2

0420 针灸篇二卷 [1936]
（朝鲜）许浚撰 蔡陆仙编
清刻本 51

0421 实用针灸学指要 1937
罗兆琚撰
1933 年抄本 38

0422 中国针灸学讲义 1938
承淡安撰
1941 无锡中国针灸学研究社铅印本 6

0423 内外针灸秘传 [1949]
任辛岩撰
抄本 2

0424 内外针灸图解 [1949]
任辛岩撰
抄本 2

0425 针灸选要 [1941]
许少华著
抄本 6

0426 针灸集成五卷 [1949]
俞可及撰
抄本 2

5.2 经络孔穴

0427 黄帝明堂经十三卷（存一卷） [619]
又名黄帝内经明堂
（唐）杨上善撰注
（1）清抄本 7
（2）据日本影抄卷子本抄 1

0428 铜人腧穴针灸图经三卷 1026
（宋）王惟一（惟德）编
（1）明山西平阳府刻本（与西方子明堂灸经合装）6
（2）明徐三友校宗文堂刻本（扉页题振贤堂）2
（3）明刻本 21
（4）清康熙三年甲辰（1664）刻本 6
（5）刻本 100
（6）抄本（存一卷）21
（7）1924 年上海世界书局石印本 6
（8）1980 年扬州广陵古籍出版社据贵州刘氏本复制 1

0429 新刊补注铜人腧穴针灸图经五卷 [1234]
（宋）王惟一（惟德）原撰（金）闭邪聩叟补注
清宣统元年已酉（1909）贵池刘氏玉海堂据元刊本影印本 1 5 21 22 51

0430 十四经发挥三卷 1368
（元）滑寿（伯仁、樱宁生）撰
日本宽文五年乙巳（1665）山本长兵卫刻本 1

0431 奇经八脉考 1577
（明）李时珍（东璧、濒湖）撰
（1）清刻本 22 100
（2）1912 年鸿宝斋石印本 66
（3）中医古籍出版社据台湾商务版文渊阁四库全书本复刻 1

0432 经络考 1585
（明）张三锡（叔承、嗣全）撰
明崇祯十二年已卯（1639）张维翰补刻医学六要本 1

0433 经络图说 1630
（明）张明编绘
1993 年中医古籍出版社据明崇祯庚午刻本复制 1

0434 黄帝秘传经脉发挥七卷 1668
（日）飨庭东庵（立伯）撰
1987 年中医古籍出版社据日本活字本复制本 1

0435 经络歌诀 [1689]
（清）汪昂（讱庵）撰
清光绪十六年庚寅（1890）刘荣刻本（与药证
忌宜等合订）71

0436 腧穴折衷二卷 1764
（日）安井元越撰

1937年上海医界春秋社影印古本医学丛刊 1 2

0437 **考定经穴** 1764
(清) 吴超士撰
稿本 (徐洄溪跋) 6

0438 **凌门传授铜人指穴** [1795]
著者佚名
1985年中医古籍出版社据中国中医研究版藏清乾隆精抄本复制本 6

0439 **经穴纂要** 1806
(日) 小阪元佑 (营升) 撰
日本文化七年庚午 (1810) 东都青云堂 2

0440 **脉经图考四卷** 1838
(清) 陈惠畴 (寿田) 撰
(1) 清光绪四年戊寅 (1878) 贵川黎馆刻本 6
(2) 坊刻本 32
(3) 1928年上海民和书局影印本 2 5 36

0441 **针法穴道记** 1911
(清) 王崇一编
1936年上海中医书局影印本 1

0442 **经穴辑要** 1911
又名疡医心方
著者佚名
抄本 2

0443 **脏腑经络辑要** 1911
著者佚名
抄本 2

0444 **铜人腧穴分寸图** [1911]
著者佚名
清抄本 (有批注) 5

0445 **诊筋篇补正** 1913
附十二篇
病表一卷
廖平撰
1926年成都存左书局刻本 71

0446 **(绘图) 针灸传真考正穴法** 1923
赵熙 (辑庵) 等编
1923年山西代县亨利石印局石印本 1

0447 **针灸经穴图考八卷** 1924
黄维翰 (竹斋) 编
1935年西安真兴印字馆铅印本 6

0448 **经脉俞穴考二卷** [1927]
张寿颐 (山雷) 撰
民国间兰溪中医学校油印本 1

0449 **经脉腧穴新考证二卷** 1927
张寿颐 (山雷) 撰
民国张氏丛刊石印本 1

0450 **明堂孔穴针灸治要二卷** 1932
孙鼎宜撰
民国间中华书局仿宋石印本 1

0451 **针灸十四经穴位参订** [1949]
王野枫编订
民国间上海千倾堂书局铅印本 5

0452 **经穴度量标准歌** [1949]
著者佚名
抄本 38

5.3 针灸方法、临床

0453 **备急灸法** 1226
又名备急灸方
(宋) 闻人耆年撰
(1) 清光绪十五年庚寅 (1890) 据十瓣同心兰室藏宋版影印本 1 2 5 6 21 60
(2) 清宣统二年庚戌 (1910) 上海六艺书局石印本 66
(3) 民国上海观文社据十瓣同心兰室版石印本 2

0454 **西方子明堂灸经八卷** [1368]
原题西方子撰
(1) 明正德十年乙亥 (1515) 山西平阳府刻本 22
(2) 清光绪十年甲申 (1884) 钱塘丁氏据山西平阳府刻本校刊 2
(3) 刻本 32
(4) 中医古籍出版社据台湾商务版文渊阁四库全书本复制 1

0455 **灸法心传** 1883
(清) 徐宝谦 (亚陶) 编
清光绪十年甲申 (1884) 潮州兰乐善堂刻羊城合成斋藏板 2

0456 **灸法集验** 1909
(清) 姚襄撰
清宣统元年己酉 (1909) 杭州中合印书公司石印本 1 2 6

0457 **秘传经验灸法** [1911]
不著撰人
据绍兴某庵堂藏本抄录 2

0458 **端座流易极病穴之拔书** [1911]
不著撰人
据日本桧会市良共刊本抄录 1

0459 **温灸学讲义** 1928
张世镳（俊义）编
1930～1935 年宁波东方针灸学社铅印本 5

0460 **灸点图解** [1949]
著者佚名
抄本（题日本香川舆子）抄 1

0461 **太乙神针** 1727
又名雷火针、太乙针方、太乙神针方、太乙神
针古方、经验太乙神针方
（清）范毓𮭶（培兰）编
（1）清同治九年庚午（1869）陈照默重刻本 2
（2）清同治十三年甲戌（1874）淮北厘局刻本 5
（3）清同治间林氏刻本（与克复金陵动德记等合订）71
（4）清光绪四年戊寅（1878）南阳氏据慧空经房刻本 1
（5）清光绪七年辛巳（1881）仁和王晏海刻本 21
（6）清光绪二十八年壬寅（1902）浙湖玄妙观刻本 6
（7）抄本 22

0462 **太乙神针** 1873
（清）松亭居士传汪川如 陈士松增订
清同治十二年癸酉（1873）潮郡翰墨堂刻本 2

0463 **针灸诠述** 1915
黄灿（子持、持平）撰
1915 年铅印本 71

0464 **（增图编纂）针灸医案** 1929
（清）姚寅生撰
1980 年杭州古旧书店据麟凤山人藏版复制本 1 6

0465 **中国简明针灸治疗学二集** 1930
温主卿撰
1931、1938 年上海万有书局石印本 2 6

0466 **历代针灸医案选按**二卷 [1949]
孔蔼如撰
抄本 2

0467 **针灸医案**三卷 [1949]
不著撰人
抄本 2

5.4 推拿按摩

0468 **小儿推拿秘旨**二卷 [1604]
又名小儿推拿方脉活婴秘旨全书、小儿推拿活婴全书、小儿推拿方脉全书、新刊太乙秘传急救小儿推拿法
（明）龚廷贤（子才、云林、悟真子）撰
姚国桢补辑 胡连璧校
（1）清经国堂刻本 1
（2）清文锦堂刻本 2
（3）清湖南宝翰楼刻本 21

0469 **秘传推拿妙诀**一卷补遗一卷 1612
又名秘传男女小儿科推拿秘诀
（明）周于蕃（岳夫）编注 钱汝明参订
1987 年中医古籍出版社据清抄本复制本 1

0470 **小儿按摩术**四卷 1612
（明）周于蕃（岳夫）撰
1922 年上海华孚书局石印本 2

0471 **推拿广意**三卷 1676
又名幼科推拿广意、小儿推拿广意、推拿保幼录
（清）熊应雄（运英）编 陈世凯（紫山）重编
（1）清乾隆间刻本 6
（2）清光绪三年丁丑（1877）经纶元记刻本 21
（3）清光绪十四年戊子（1888）刻本 1 6 22
（4）清光绪十四年戊子（1888）湖北清江刻本 1
（5）清金阊书业堂刻本 32 70
（6）清金阊映雪草堂藏板 21
（7）清江阴源德堂刻本 2
（8）清澹雅堂藏板 6
（9）清苏州绿荫堂刻本 100
（10）清刻本 51
（11）1926 年上海太成书局石印本 2
（12）民国间上海进步书局石印本 38
（13）抄本 2

0472 **幼科推拿秘书**五卷 [1691]
又名推拿秘书
（清）骆如龙（潜庵）撰 骆民新（际清）抄订
（1）清乾隆四十九年甲辰（1784）刻本 6
（2）清抄本（有康熙二十年序）21

0473 **秘传推拿捷法** 1699
(清) 余飞鳞撰
抄本 2

0474 **保赤推拿法** 1885
又名推拿精要保赤必备
(清) 夏云集 (祥宇、英白) 撰
清光绪十一年乙酉 (1885) 金陵育婴堂刻本 2 5

0475 **厘正按摩要术**四卷 1888
(清) 张振鋆 (醴泉、筱衫、惕厉子) 编
张质 (幼樵) 韩广宏 (毅庵) 校
(1) 清光绪十八年壬辰 (1892) 沪古香阁刻本 1 70 100
(2) 清光绪十九年癸巳 (1893) 四川资州刻本 1

0476 **推拿要诀** [1911]
著者佚名
抄本 2

0477 **推拿秘要** [1911]
著者佚名
抄本 2

0478 **十二按摩图法** [1911]
附节气图一图遵生八笺图一卷
著者佚名
彩绘本 6

0479 **保婴要术** [1911]
著者佚名
抄本 2

0480 **推拿手法要诀** [1911]
著者佚名
抄本 2

0481 **推拿抉微**四卷 1928
涂学修 (蔚生) 编
1928、1930 年上海千顷堂书局石印本 1 2 5

0482 **推拿捷径** 1930
马玉书撰
1930 年铅印本 6

0483 **保赤推拿秘术** 1934
彭慎 (蕴公) 编
1934 年上海百新书店铅印本 2

5.5 外治法

0484 **理瀹骈文** 1864
又名外治医说
(清) 吴师机 (尚先、安业) 撰
(1) 清同治四年乙丑 (1865) 刻本 21
(2) 清同治间刻本 6
(3) 清光绪七年辛巳 (1881) 广州爱育堂刻本 5
(4) 清刻本 2

0485 **理瀹骈文摘要** [1864]
又名理瀹骈文二十一膏良方、理瀹外治方要
(清) 吴师机 (尚先、安业) 撰 苏州官医局编
(1) 清光绪元年乙亥 (1875) 江苏书局刻本 1
(2) 清光绪三年丁丑 (1877) 吴县潘敏德堂刻本 1 50 60 70
(3) 清刻本 (附应验诸方、清张涵中、彭祖葴编) 60

0486 **外治寿世方初编**四卷 1877
又名万病外治方
(清) 邹存淦 (俪笙) 编
清光绪三年丁丑 (1877) 杭州勤艺堂刻本 2 6

0487 **浮溪外治方选**三卷 1918
陆锦燧 (晋笙) 编
1918 年石印本 60

6 本草

6.1 本草经、注释

0488 **神农本草经**三卷 1799
原题（魏）吴普等撰（清）孙星衍（渊如）孙冯翼（凤卿）辑
（1）清嘉庆四年已未（1799）阳湖孙氏刻问经堂丛书本 6 22
（2）清光绪十七年辛卯（1799）池阳周学海校刊周氏医学丛书本 6 7
（3）清刻本 100
（4）石印本 32 45
（5）1930 年中华书局铅印四部备要本 1
（6）1942 年中国古医学会铅印本 6

0489 **神农本草经**四卷 1844
原题（魏）吴普等述（清）顾观光（尚之、漱泉、武陵山人）辑
清光绪九年癸未（1883）独山莫祥芝刻武陵山人遗书本 6 37 71

0490 **神农本草经**三卷 1854
附序录一卷考异一卷
又名本草经
（日）森立之（立夫、枳园）辑
日本嘉永七年甲寅（1854）温知药室刻本福山森藏板 6 60

0491 **本草经疏**三十卷 1625
又名神农本草经疏
（明）缪希雍（仲淳、慕台）撰 李枝参订
（1）明天启五年乙丑（1625）刻本毛氏绿君亭藏板 1 5 6 22
（2）清光绪十七年辛卯（1891）池阳周学海校刻周氏医学丛书本 1 7 21 48
（3）1980 年江苏广陵古籍刻印据清光绪十七年周氏刻本复制本 6 21

0492 **本草崇原**三卷 1663
（清）张志聪（隐庵）撰（清）高世栻（士宗）编订
（1）清乾隆三十二年丁亥（1767）王琦校刻医林指月丛书本 51 60
（2）清刻本 51

0493 **本草经解要**四卷 1724
附余一卷
又名本草经解
原题（清）叶桂（天士、香岩、南阳先生）集注 姚球（颐真）撰
（1）清雍正二年甲辰（1724）刻本嵇古山房藏板 6
（2）清乾隆四十六年辛卯（1781）卫生堂刻本 21
（3）清光绪十四年戊子（1888）潘霨刻本 1

0494 **神农本草经百种录** 1736
（清）徐大椿（灵胎、洄溪老人）撰
（1）清乾隆元年丙辰（1736）刻本 37
（2）清乾隆刻本（与难经经释合订）32
（3）清同治十三年甲戌（1874）湖北崇文书局刻本 51
（4）中医古籍出版社据台湾商务版文渊阁四库全书本复制本 1

0495 **神农本草经读**四卷 1803
又名神农本经便读
（清）陈念祖（修园）撰
（1）清光绪十八年壬辰（1892）上海图书集成印书局铅印本 28 37
（2）清渔古山房刻本 6
（3）清敦厚堂刻本 1

0496 **本草经疏辑要**八卷 1809
附朱氏痘疹秘要一卷经验效方一卷
（清）吴世铠（怀祖）编
（1）清嘉庆十四年已巳（1809）书带草堂刻本 6 21
（2）清抄本 1

0497 **本经疏证**十二卷 1837
本经续疏六卷
本经序疏要八卷
（清）邹澍（润安、闰庵）撰
（1）清道光二十九年已酉（1849）刻本 1 51 60
（2）清道光间常州长年医局校刊本 7 32 51 70（仅存疏证）36 47
（3）清道光间刻本（存续疏、疏要）22
（4）清咸丰八年戊午（1858）常郡韩文焕刻本 2

（5）清同治十二年癸酉（1873）友经堂刻本 7 32 51
（6）清光绪间常州长年医局刻本 1 47（存疏证）36（存疏证）50
（7）清常郡晋升山房校刻本 2
（8）民国间上海千倾堂石印本 2 5 32 36 50

0498 **本草三家合注**六卷 [1850]
又名神农本草经合注
附神农本草经百种录
（清）郭汝骢（小陶）编
（1）清道光间聚经阁刻本 50
（2）清光绪二十九年癸卯（1903）中文书屋刻本 21
（3）清光绪三十四年戊申（1908）上海理文轩书庄石印本 6
（4）清光绪间上海鸿文书局石印本 50、51
（5）清宣统元年已酉（1909）益元书屋藏版 21、70
（6）清宣统元年已酉（1909）汉文书屋刻本 6
（7）清刻本两仪堂藏板 6、26、37、51
（8）1914 年富华图书馆石印本 32
（9）1923 年上海进步书局石印本 1
（10）民国间上海鸿宝斋石印本 1
（11）民国间上海陶记书局石印本 1
（12）民国间上海鸿文书局石印本 51
（13）民国间上海飞鸿阁书林石印本 50

0499 **注解神农本草经**六卷卷首一卷 [1875]
（清）汪宏（广庵）编注
清光绪十四年戊子（1888）会贤堂刻本 2

0500 **本草时义** 1897
（清）陈葆善（粟庵）撰
1931 年上海中医书局铅印湫漻斋医学丛书本 1

0501 **神农本草经校注**三卷 1900
（清）莫枚士（文泉、苕川迂叟）校注
清光绪二十六年庚子（1900）归安月河莫氏家
刻本 6

0502 **本草崇原集说**三卷 1909
又名本草崇原集解
附本草经附录集说
（清）张志聪（隐庵） 高世栻（士宗）原撰 仲学辂（昂庭）集说
（1）清宣统二年庚戌（1910）钱塘仲氏刻本 1 5 6 21 31 51 100
（2）1927 年上海锦文堂石印本 1

0503 **神农本草经注**四卷 1920
高峻松注
1920 年铅印本 5

0504 **本经集义**六卷 1932
吴保神辑注 陸顺元校
1934 年千顷堂书局石印本 1 2 5

6.2 综合本草

0505 **药录** [220]
（魏）李当之撰
清顺治三年丙戌（1646）李氏宛委山堂刻说郛本 71

0506 **本草经集注**七卷 [500]
（梁）陶弘景（通明、华阳居士、华阳真人、贞白先生）撰
民国间罗振玉据吉石盒影印敦煌卷子残本（题开元写本本草集注序录残卷）6 71

0507 **新修本草**二十卷 659
又名唐卷子本新修本草、唐本草
（唐）苏敬等撰
（1）清光绪十五年已丑（1889）德清傅云龙据日本仁和寺本影刻 6
（2）1936 年日本大阪本草图书刊行会据仁和寺本影印（仅存五卷）5 51
（3）1981 年上海古籍出版社据后书钞阁藏日本森氏旧藏钞本影印本 1 6 40 51

0508 **经史证类大观本草**三十一卷 1108
又名大观经史证类备急本草、经史证类大全本草
（宋）唐慎微（审元）原撰 艾晟（叔来）校补
（1）明万历五年丁丑（1577）宜郡王大献尚义堂刻本 22
（2）清光绪三十年甲辰（1904）武昌柯逢时影宋校刊本 5 6
（3）日本安永四年乙未（1775）江都医官望草玄刻本 71
（4）中医古籍出版社据台湾商务出版社文渊阁四库全书本复制 1

0509 **本草衍义**二十卷 1116
（宋）寇宗爽撰
（1）清光绪三年丁丑（1877）归安陆心源十万卷楼刻本 2 6 11 40 50 51 70 71
（2）清宣统二年庚戌（1910）武昌医馆柯逢

时刻本2 5
(3) 1930年上海中医医书局影音清光绪十万卷楼刻本2 6 30 46

0510 **新编证类图注本草**四十二卷序例五卷 [1116]
又名类编图经集注衍义本草、图经衍义本草
(宋) 唐慎微 (审元) 原撰 寇宗爽编 许洪、刘明之校正
1924年上海涵芬楼据明正统道藏本影印本6

0511 **(绍兴校定) 经史证类备急本草**三十一卷 1159
又名绍兴校定本草、绍兴本草
(宋) 唐慎微 (审元) 原撰 王继先等校定
1933年日本东京春阳堂影印日本旧抄宋绍兴本5

0512 **(增广) 和济局方指南总论**三卷 1206
又名 (增广) 太平惠民和剂局方用药总论
(宋) 陈师文等撰
清嘉庆十年乙丑 (1805) 虞山张海鹏照旷阁刻学津讨原本21

0513 **重修政和经史证类备用本草**三十卷 1249
又名重修政和本草
(宋) 唐慎微 (审元) 原撰 曹孝忠校 (元) 张存惠 (魏卿) 校补
(1) 明成化四年戊子 (1468) 山东原杰等据平水许宅本刻本6 22
(2) 明嘉靖二年癸未 (1523) 山东陈风梧据成化四年本刻本6
(3) 明嘉靖三十一年壬子 (1552) 山东周珫刻本 (卷二十三~二十七配万历本) 6 22
(4) 明刻本 (残存一、二十三卷) 6 7
(5) 清宣统三年辛亥 (1911) 刻本2
(6) 1919、1929、1936年上海商务印书馆据蒙古定宗四年影印金泰和晦明轩四部丛刊本2 6 21

0514 **汤液本草**三卷 1298
(元) 王好古 (进之、海藏) 撰
(1) 元至元六年乙亥 (1335) 刻本6
(2) 明刻本22 100
(3) 清乾隆四十七年壬寅 (1782) 江阴朱文震校刊古今医统正脉全书本1
(4) 清光绪七年辛巳 (1881) 广州云林阁校刻医学十书丛书本7
(5) 石印本50
(6) 中医古籍出版社据台湾商务版文渊阁四库全书本复刻本1

0515 **本草发挥**四卷 1368
(元) 徐彦纯 (用诚) 撰
(1) 明天启娶锦堂刻本6
(2) 明刻本 (残) 22
(3) 刻本2 36

0516 **滇南本草**三卷 [1436]
又名滇南草本、滇南本草图注
原题 (明) 兰茂 (延秀、止庵、和光道人) 撰
(1) 清光绪十三年丁亥 (1887) 昆明刻本务本堂藏板7 51
(2) 1914年云南图书馆刻云南丛书本1 6 51
(3) 1937年上海世界书局石印本6

0517 **本草集要**八卷 1492
又名王氏本草集要
(明) 王纶 (汝言、节斋) 编
明抄本 (残本) 22

0518 **神农本经会通**十卷 [1500]
(明) 腾弘 (可斋) 撰
1993年中医古籍出版社据明万历四十五年刻本复制本1

0519 **(御制) 本草品汇精要**四十二卷 1505
本草品汇精要续编十卷
(明) 刘文泰撰 (清) 王道纯等续撰
1936年~1937年上海商务印书馆铅印本1 6 51 (仅存精要) 6 32 70

0520 **本草品汇精要校勘记** [1505]
不著撰人
1957年上海商务印书馆铅印本6

0521 **本草蒙筌**十二卷总论一卷 1565
又名摄要便览本草蒙筌
(明) 陈嘉谟 (廷采、月朋子) 撰
(1) 明崇祯元年戊辰 (1628) 金陵刘孔敦万卷楼刻本2
(2) 1962年成都中医学院据明崇祯元年金陵万卷楼刻本复刻本1

0522 **本草纲目**五十二卷卷首一卷 1578
附图二卷
(明) 李时珍 (东璧、濒湖) 撰 李建中 李建元校正 李建元 李建木绘图
(1) 明万历三十一年癸卯 (1603) 夏良心张鼎思江西刻本6 22
(2) 明万历三十四年丙午 (1606) 晋江杨道会湖北刻本 (附濒湖脉学、脉诀考证、奇经八脉考) 22

(3) 明刻本 22
(4) 清顺治十二年乙未(1655)吴氏太和堂刻本(附濒湖脉学、脉诀考证、奇经八脉考万方针经)1 6 31
(5) 清顺治十四年丁酉(1657)张朝璘刻本(附万方针经)22
(6) 清顺治十五年戊戌(1658)刻本 21
(7) 清顺治间刻本 65
(8) 清康熙二十三年甲子(1684)金阊绿荫堂刻本 6
(9) 清康熙芥子园刻本 38 100
(10) 清雍正十三年乙卯(1735)刻本 7
(11) 清乾隆四十九年甲辰(1784)书业堂刻本(附濒湖脉学、本草万方针线、奇经八脉考)5 20 21 28
(12) 清道光六年丙戌务本堂(附濒湖脉学、脉诀考证、奇经八脉考、本草万方针线)刻本 1
(13) 清道光三十年庚戌(1850)翰菀阁校刻本六有堂藏板 6
(14) 清同治十一年壬申(1872)芥子园刻本(附濒湖脉学、脉诀考证、奇经八脉考、本草万方针线)1
(15) 清光绪元年乙亥(1875)、三十年甲辰(1904)、宣统元年已酉(1909)上海经香阁石印本(附濒湖脉学、脉诀考证、奇经八脉考、本草万方针线)6
(16) 清光绪十一年乙酉(1885)合肥张氏味古斋校刻本(附濒湖脉学、脉诀考证、奇经八脉考、万方针线、本草纲目拾遗)2 5 6 51 60 70 71
(17) 清光绪二十年甲午(1894)上海图书集成印书局铅印本 1 5 22 37 38
(18) 清光绪二十年甲午(1894)三十三年丁未(1907)上海图书集成印书局铅印本(题增广本草纲目)5 6 22 32 37
(19) 清光绪三十年甲辰(1904)上海同文书局石印本(附本草纲目拾遗)7 (仅存纲目三十八卷、拾遗十卷)66
(20) 清光绪三十年甲辰(1904)上海经香阁石印本 6
(21) 清衣德堂刻本 1
(22) 清松威堂刻本 37
(23) 清三让睦记刻本(仅存三十五卷)39
(24) 清苏郡张鹤翥校订本 1
(25) 清刻本 21 22 26 32 60 65 66 100
(26) 民国间上海鸿宝斋书局石印本 7 20 22 50
(27) 清光绪间刻本 60 66
(28) 民国间上海商务印书馆石印本 1 6
(29) 民国间上海锦章书局石印本 26 50 (附本草纲目拾遗、题赵学敏等补、七十六卷本)6 22
(30) 民国间上海锦章书局铅印本(题增广本草纲目)20 37
(31) 石印本 60 92
(32) 中医古籍出版社据台湾商务版文渊阁四库全书复刻本 1
(33) 1993 年上海科技出版社据青浦何时希家藏金陵初刻本复刻本 1

0523 **本草纂要**(残存九卷) [1584]
又名本草纂要至宝
(明)方谷撰
抄本 1

0524 **草木便** [1587]
(明)张懋辰 编
明刻本 6

0525 **(新刻)太乙仙制本草药性大全**八卷 1599
(明)王文洁(冰鉴、抚东无为子)
2001 年中医古籍出版社据明万历陈孙安积善堂刻本复制本 1

0526 **(新刊官版)本草真诠**二卷 1602
(明)杨崇魁编
1993 年中医古籍出版社据明万历怡庆堂刻本复制本 1

0527 **本草选**六卷 1609
又名本草发明切要
(明)张三锡(叔承、嗣全)撰
(1) 明崇祯元年甲申(1644)聚锦堂刻本 6
(2) 明刻本 1

0528 **本草原始**十二卷 1612
又名本草原始合雷公炮制、增图本草原始、新增图考本草原始
(明)李中立(正宇)撰
(1) 明万历间刻本 6
(2) 清光绪间善成堂刻本 6
(3) 清经余堂藏板 66
(4) 清翠筠山房刻本 70
(5) 清四美堂刻本 5
(6) 清刻本 100
(7) 民国间上海大成书局石印本 2 5

0529 **本草汇言**二十卷 1619
又名绘图本草纲目汇言
（明）倪朱谟（纯宇）编
（1）清康熙三十三年甲戌（1694）刻本 6
（2）清康熙有文堂据补刻增订本重印（残）51

0530 **雷公炮制药性赋解** 1622
辑者佚名
子目：
1. 珍珠囊指掌补遗药性赋四卷 原题（金）李杲编
2. 雷公炮制药性解六卷（明）李中梓编 钱允治补
（1）明刻本 21
（2）清初杏园刻本 100
（3）清光绪五年已卯（1879）上洋紫文阁刻本 21
（4）清光绪十三年丁亥（1887）善成堂刻本 1
（5）清光绪二十年甲午（1894）上海文瑞楼石印本 32
（6）清光绪三十一年乙巳（1905）校经山房刻本 71
（7）清刻本浙绍奎照楼藏板（存药性赋）21
（8）清刻本 51 60
（9）姑苏绿润堂刻本 37
（10）1914 年上海扫叶山房石印本 37
（11）1926 年上海会文堂铅印本 5
（12）1934、1935、1936 年上海商务印书馆铅印本 6 26 41

0531 **（镌补）雷公炮制药性解**六卷 1622
又名雷公药性解
（明）李中梓（士林、念莪、尽凡居士）编
钱允治校订
（1）清光绪三十二年丙午（1906）苏州扫叶山房刻本 1
（2）清光绪间紫文阁刻本 1 21
（3）清光绪间刻本 60 65
（4）清扫叶山房刻本 100
（5）清文盛堂刻本 6
（6）清群玉山房刻本 2 37 100
（7）清经纶堂刻本 6
（8）清校经山房刻本 71
（9）清刻本 22 28 51 60 100
（10）1914 年上海锦章书局石印本 66
（11）1928 年上海会文堂石印本 6
（12）1934 年上海商务印书馆铅印本 1
（13）民国间石印本 60
（14）民国间上海共和书局石印本 1
（15）上海广益书局铅印本 26

0532 **分部本草妙用**十卷 1630
（明）顾逢伯（君升、友七散人）撰
明崇祯刻本 22（残）

0533 **本草图解** 1637
原题（明）李中梓（士林、念莪、尽凡居士）编
1928、1932 年上海中华新教育社铅印本 2

0534 **药症忌宜** 1641
（清）陈彻（三山、雪潭）辑
（1）清同治十一年壬申（1872）古刚刘氏藏修书屋刻述古丛钞本 6
（2）清光绪十六年新会刘唤荣刻本（与经络歌诀合订）71

0535 **药品化义**十三卷 ［1644］
又名辨药指南
（明）贾所学（九如）撰 李延昰（辰山、期叔）补订
（1）清刻本 32
（2）1925 年上海中华新教育社铅印本 2
（3）抄本 5

0536 **本草乘雅半偈**十一卷 1647
（明）卢之颐（繇生、晋公、子繇）撰
（1）清初卢氏月枢阁刻本 1
（2）抄本（清周大辅鸽峰草堂抄）6
（3）抄本 2
（4）中医古籍出版社据台湾商务版文渊阁四库全书复刻本 1

0537 **本草述**三十二卷卷首一卷 1664
（清）刘若金（云密、蠡园逸叟）撰
（1）清嘉庆十五年庚午（1810）武进薛氏还读山房校刻本 6 7 21 70 71
（2）清光绪二年丙子（1876）姑苏采青阁重印还读山房藏板本 1 2 5 51
（3）1932 年上海万有书局石印本 5 6
（4）1980 年江苏广陵古籍刻印社据清光绪间周氏校刊本复制 1

0538 **本草汇**十八卷 1666
附补遗一卷
（清）郭佩兰（章宜）撰
清康熙五年丙午（1666）吴门郭氏梅花坞刻本 书业堂藏板（附本草汇图、本草汇源流、

本草汇图藏腑络穴）5

0539 **本草择要纲目二卷** ［1679］
（清）蒋居祉（介繁）撰
清康熙十八年己未（1679）刻本 1

0540 **握灵本草十卷序例一卷补遗一卷** 1682
又名东皋握灵本草
（清）王翃（翰臣、东皋）编
清康熙二十二年癸亥（1683）刻本 1 21

0541 **（增订）本草备要**四卷 1694
（清）汪昂（讱庵）撰
（1）清康熙三十三年甲戌（1694）刻本 2 6（延禧堂藏板）30
（2）清康熙间刻本 2 21
（3）清乾隆四十六年辛丑（1781）博古堂刻本 6
（4）清乾隆四十九年甲辰（1784）书业堂刻本 65
（5）清乾隆五十八年癸丑（1793）文苑堂刻本 6 100
（6）清道光二十五年乙丑（1845）瓶衣书屋刻本 5 6 71
（7）清道光间抄本（杨斋晖抄）7
（8）清同治三年甲子（1864）刻本 1 6
（9）清光绪七年辛巳（1881）苏州慎绿堂校刻本 39
（10）清光绪七年辛巳（1881）扫叶山房刻本 6 21
（11）清光绪十四年戊子（1888）湖北秉突堂刻本（与医方集解合刻）41
（12）清光绪二十二年丙申（1896）上海图书集成印书局铅印本 6
（13）清光绪三十年甲辰（1904）晋升山房刻本（不分卷）6
（14）清光绪三十三年丁未（1907）上海同文书局石印本 1
（15）清宏道堂刻本 39
（16）清大文堂刻本 6
（17）清善诚堂刻本 26
（18）清敦仁堂刻本 100
（19）清刻本 6 21 36 100
（20）清石印本 100
（21）1914 年上海共和书局石印本 37 38
（22）1933、1934 年上海商务印书馆铅印本 26 51
（23）1931、1941 年上海锦章图书局石印本 1、5
（24）1940 年上海广益书局铅印本 37
（25）1948 年上海中央书店铅印本 6
（26）民国间铅印本 6 32

0542 **本经逢原**四卷 1695
（清）张璐（路玉、石顽老人）撰
（1）清康熙三十四年乙亥（1695）长洲张氏隽永堂刻本 6 38
（2）清嘉庆六年辛酉（1801）金阊书业堂刻本 100
（3）日本文化元年甲子（1804）思德堂刻本 51
（4）日本文化元年甲子（1804）东都书肆复刻思德堂本亦西斋藏板 1
（5）清光绪二十年甲午（1894）上海图书集成印书局铅印本 2
（6）清金阊书业堂刻本 21
（7）清思德堂刻本 6 37 50
（8）清刻本 1 22 100
（9）清石印本 50
（10）1933 年上海广益书局石印本 1

0543 **本草品汇精要**四十二卷 1700
本草品汇精要续集十卷
附脉诀四言举要、本草品汇精要校勘记
（明）刘文泰等撰（清）王道纯等续编
1936、1937 年上海商务印书馆铅印本 1 5 7 51

0544 **长沙药解**四卷 1753
（清）黄元御（坤载、研农、玉楸子）撰
（1）清咸丰十年庚申（1860）长沙徐树铭燮和精舍刻本 6
（2）清同治五年丙寅（1866）瀹城东华观刻本 5
（3）清光绪二十年甲午（1894）上海图书集成印书局铅印本 26

0545 **玉楸药解**八卷 1754
（清）黄元御（坤载、研农、玉楸子）撰
（1）清咸丰十年庚申（1860）长沙徐树铭燮和精舍刻本 1 2 6
（2）清光绪二十年甲午（1894）上海图书集成印书局铅印本 26
（3）清宣统元年已酉（1905）上海江左书林石印本 22

0546 **本草从新**六卷 1757
附药性总义
（清）吴仪洛（遵程）编
（1）清乾隆二十二年丁丑（1757）序刻本硖

川利济堂藏板 2 6
(2) 清乾隆二十二年丁丑（1757）刻本 6 37
(3) 清乾隆五十三年戊申（1788）刻本 65
(4) 清嘉庆十一年丙寅（1806）书业堂刻本 21
(5) 清嘉庆十一年刻本 6
(6) 清道光二十六年丙午（1846）瓶花书屋校刻本 5 6 70 71
(7) 清同治四年乙丑（1865）文富堂刻本 51
(8) 清同治九年庚午（1870）重印瓶花书屋刻本 6 22 26
(9) 清光绪元年乙亥（1875）刻本 37
(10) 清光绪六年庚辰（1880）刻本扫叶山房藏板 6 51
(11) 清光绪七年辛巳（1881）恒德堂刻本 1 2 21 51 60（有多处手写批注）1
(12) 清光绪二十年甲午（1894）学库山房刻本 38
(13) 清光绪二十二年丙申（1896）上海图书集成印书局石印本 51
(14) 清光绪三十一年乙巳（1905）章福记书局石印本 50
(15) 清光绪三十四年戊申（1908）上海理文本子书庄石印本 6
(16) 清光绪间刻本 60
(17) 清恒德堂刻本 100
(18) 清三让堂刻本 1
(19) 清大文堂刻本 6
(20) 清刻本 21
(21) 1913 年上海广益书局石印本 38
(22) 1913 年上海校经山房石印本 50
(23) 1914～1917 年上海铸记炼石书局石印本 41
(24) 1920 年江阴宝文堂刻本 21
(25) 1922 年上海启新书局石印本 1 32
(26) 民国间上海蒋春记书庄石印本 6 26 38
(27) 民国间上海姚文海书局石印本 38
(28) 石印本 1 38 47 66 100

0547 **药性本草**四卷 [1757]
原题（清）吴仪洛编
抄本 6

0548 **得配本草**十卷 1761
（清）严洁（西亭）等撰
清嘉庆九年甲子（1804）小眉山馆刻本 2

0549 **本草纲目拾遗**十卷卷首一卷 1765
（清）赵学敏（恕轩）编
(1) 清嘉庆三十年乙酉（1765）初刻本 39
(2) 清同治十年辛未（1871）钱塘张应昌吉心堂刻本 1 2 6 21 38 66
(3) 清光绪十一年乙酉（1885）合肥张绍棠味古斋校刻本 2
(4) 清宣统元年乙酉（1909）鸿宝斋石印本 2
(5) 民国间上海锦章图书局石印本 6
(6) 民国间石印本 50 66
(7) 抄本 6 21 51 60

0550 **本草求真**九卷 1769
附脉理求真三卷
（清）黄宫绣（锦芳）撰
(1) 清乾隆三十八年癸巳（1773）翰文堂刻巾箱本 51
(2) 清光绪三十四年戊申（1908）纬文阁石印本 71
(3) 清文奎堂刻本 5
(4) 清刻本学源堂藏板 1 65
(5) 清抄本 38
(6) 1930 年上海锦章书局石印本 6
(7) 民国间上海大成书局石印本 50
(8) 石印本 6

0551 **要药分剂**十卷 1773
（清）沈金鳌（芊绿、汲门、尊生老人）撰
(1) 清同治十三年甲戌（1874）湖北崇文书局刻本 7 30
(2) 民国间石印本 1

0552 **法古录** 1780
（清）鲁永斌（宪德）撰
1980 年上海古籍书店据清乾隆四十五年刻本复制 1 6

0553 **本草精华**十六卷卷首一卷 [1823]
（清）周纪常（卓人）编
抄本 6

0554 **本草正义**二卷 1828
（清）张德裕（锯标）编
清道光八年戊子（1828）刻本 21

0555 **本草述钩元**三十二卷 1833
（清）刘若金（云密、蠡园逸叟）原撰 杨时泰（贞颐、穆如）编
(1) 清道光二十二年壬寅（1842）毗陵涵堂刻本 1 5 6 7 22 60
(2) 1921 年上海进化书局石印本 1 6 22 50

70

0556 **药治通义**十二卷 1836
(日) 丹波元坚 (亦柔、茝庭) 撰
(1) 存诚药室丛书另本 2
(2) 1935 年上海千顷堂铅印本 6

0557 **本草分经** 1840
又名本草分经审治
(清) 姚澜 (涴云、维摩和尚) 编
(1) 清光绪十四年戊子 (1888) 刻本 38
(2) 1923 年铅印本 2

0558 **本草再新**十二卷 1841
(清) 叶桂 (小峰) 撰 王源补注
1919 年上海群学书社石印本 1

0559 **本草害利**二卷 1862
(清) 凌奂 (晓五、维正、折肱老人) 撰
上海古籍书店晒印本 6

0560 **本草汇纂**三卷 1863
(清) 屠道和 (燮臣) 撰
清光绪二十九年癸卯 (1903) 思贤书局重刻本 5

0561 **药性论** [1863]
(清) 黄承谷撰 赵元益笔述
清同治二年癸亥 (1863) 羊城广文堂刻本半园藏板 21

0562 **见心斋药录** 1881
(清) 见心斋主人撰
清光绪七年辛巳 (1881) 刻本 2

0563 **本草问答** [1884]
(清) 唐宗海 (容川) 撰
(1) 清光绪十九年癸巳 (1893) 善成裕记刻本 2
(2) 清光绪三十二年丙午 (1906) 善成堂刻本 2
(3) 清光绪三十四年戊申 (1908) 上海千倾堂石印本 5 38 50 100
(4) 民国上海千顷堂书局石印中西汇通医书五种本 5

0564 **本草撮要**十卷 1886
(清) 陈其瑞 (蕙亭) 编
清光绪二十八年壬寅 (1902) 资生堂刻本 6 71

0565 **本草简明图说**四卷 1887
(清) 高砚五 (承炳) 撰
清光绪十八年壬辰 (1892) 上海古香阁石印本 22

0566 **本草思辨录**四卷卷首一卷 1904
(清) 周岩 (伯度) 撰
清光绪三十年甲辰 (1904) 山阴周氏微尚室刻本 1 2 7 60 65

0567 **药性赋**六卷 [1907]
(金) 李中梓原撰 不著者编
清光绪间石印本 47 60

0568 **本草补遗** [1911]
张相臣撰
1947 年抄本 (魏长春校) 2

0569 **药性八略** [1911]
著者佚名
抄本 2

0570 **本草微要** [1911]
不著撰人
抄本 (题宝善堂诵) 38

0571 **药性** [1911]
不著撰人
抄本 6 32

0572 **分类本草摘要** [1911]
著者佚名
抄本 2

0573 **本草注可** [1911]
(清) 陈立观撰
清抄本 6

0574 **本草桴应** [1911]
(清) 陈立观撰
清抄本 6

0575 **佐治药言** [1911]
(清) 汪辉祖撰
清刻本 66

0576 **药物学集说** 1915
曹炳章 (赤电) 等撰
1918 年绍兴医药学报社铅印本 6

0577 **药物研究录续编** 1916
裘庆元 (吉生) 编
民国间绍兴医药学报社铅印本 1

0578 **草药新纂**二卷 1917
张若霞 (拯滋) 编
(1) 1917 年小金山房铅印本 2
(2) 1918 年绍兴大元堂药局校印本 6

0579 **药物学讲义** 1920
朱诚斋 邢通华编
民国石印本 1

0580 **药物学讲义** 1920
王治华编
民国石印本 1

0581 **用药禁忌书**二卷 1920
附病症辨异校勘记、外候答问校勘记
陆循一（锦遂）编
1926 年绍兴医药学报社铅印本 1

0582 **张氏藏府药式补正**三卷 1921
原题（金）张元素（洁古）撰（清）赵术堂（观澜、双湖）注（民国）张寿颐（山雷）补正
（1）1921 年张氏体仁堂铅印本 1
（2）民国间兰溪中医学校油印本 6

0583 **实验药物学**九卷 1924
何廉臣（炳元、印岩）撰
1924 年浙江中医专门学校铅印本 6

0584 **新中药** 1929
黄劳逸编
1930 年上海医学书局铅印本 6

0585 **中药浅说** 1930
丁福保（仲祐、畴隐居士）撰
1930 年上海商务印书馆铅印本 6

0586 **本草正义**七卷 1932
张寿颐（山雷）撰
（1）1932 年嘉定张氏铅印本 6
（2）民国间兰溪中医学校铅印本 1

0587 **药物学讲义** [1933]
恽铁樵（树珏）撰
民国间新群印刷所铅印本 1

0588 **新本草** [1933]
吴县医钟社编
1933 年铅印本 32

0589 **中国药物学集成** 1934
蒋玉伯（成瑞）编
1935 年国药研究社铅印本 6

0590 **现代本草生药学** 1934
赵桔黄 徐伯鋆编
1934 年上海中华药学会铅印本 6

0591 **药物学纲要** [1934]
张寿颐（山雷）撰
民国间兰溪中医学校油印本 1

0592 **药物学正编**二卷**续编**二卷**补编**二卷 [1934]
章次公（成之）编
1949 年上海国医印书馆铅印本 1

0593 **唐新修本草之解说** 1936
（日）中尾万三撰
日昭和十一年丙子（1936）便利孟刻本 51

0594 **中药新说讲义** 1937
附中药新说译解
赵体乾撰
民国北京中药讲习所铅印本 1

0595 **家庭新本草** [1937]
丁福保编
民国间上海文明书局铅印本 32

0596 **国药新声** [1937]
丁福保编
民国间上海国药新声社铅印本 2

0597 **药活初集** [1937]
曹炳章（赤电）撰
稿本 2

0598 **养性庐药话** [1937]
曹炳章（赤电）撰
稿本 2

0599 **药品编验录** [1937]
曹炳章（赤电）撰
稿本 2

0600 **国药诠证**四卷 1939
王剑宾撰
（1）1939 年王剑滨诊所铅印本 2
（2）1939 年上海万叶书店铅印本 1 51

0601 **本草用法研究** 1941
周志林编
1941 年上海中华书局铅印本 6

0602 **药学通论讲义** [1941]
叶耀南撰
民国间石印本 1

0603 **药剂学讲义** [1941]
兰溪中医专门学校编
民间该校铅印本 1 6

0604 **中国医学法门药学举要** [1949]
魏长春撰
抄本 2

0605 **初等药性便读本草编** [1949]
潜叟撰
稿本 2

0606 **心身药** [1949]
不著撰人
刻本 51

0607 **方药与辨舌** [1949]
不著撰人
抄本 2

0608 **处方药物学** [1949]
不著撰人
抄本 7

6.3 歌括、便读

0609 **医方药性赋**八卷卷首一卷卷末一卷 [1515]
原题（宋）崔嘉彦（子虚）撰（明）李言闻（子郁）删补（清）王汝谦（镜堂）编
清光绪十四年戊子（1888）鸿雪山房刻本（附医方捷径）1

0610 **珍珠囊指掌补遗药性赋**四卷 1622
又名药性赋珍珠囊、雷公药性赋、雷公炮制药性赋
原题（金）李杲（明之、东垣）撰
（1）明刻本 21
（2）清光绪五年已卯(1879)上洋文阁刻本 21
（3）清光绪十三年丁亥（1887）三十二年丙午（1906）苏州扫叶山房刻本 1
（4）清浙绍奎照楼藏版 21
（5）清宁波群玉山房刻本 100
（6）清善成堂刻本（六卷本）1
（7）清刻本 60 100 （六卷本）1
（8）1926 年上海会文堂新江书局铅印本 6
（9）抄本 2

0611 **（太医院增补）青囊药性赋直解**三卷 [1627]
（明）罗必炜编
（1）清大鳌堂藏板（存二卷）66
（2）清三昧堂刻本 1

0612 **药镜**四卷 1641
（明）蒋仪（仪用）撰
明崇祯十四年辛巳（1641）著者刻本 70

0613 **本草诗笺**十卷 1737
又名惠民局本草诗笺
（清）朱钥（东樵）撰
（1）清乾隆二十七年壬午（1762）群玉山房刻本 1 70
（2）清道光二年壬午（1822）群玉山房重刻本 1
（3）清道光九年已丑（1829）明教堂刻本 5
（4）清光绪二十五年已亥（1899）上海千倾堂书局刻本 2 50
（5）民国间上海千倾堂书局石印本 1 5

0614 **淑景堂考订注解寒热温平药性赋**七卷 1764
又名思问集
（清）李文锦（襄浥）撰
清乾隆三十年乙酉（1765）三多斋刻本淑景堂藏板 2

0615 **脉药联珠药性考** 1795
（清）龙柏（佩芳、青霏子）撰
抄本 5

0616 **神农本草经赞**三卷 1850
附月令七十二侯赞
（魏）吴普等述（清）叶志铣（廷芳、东卿）撰
清道光三十年庚戌（1850）粤东抚署刻汉阳叶氏丛刻本 6

0617 **药性蒙求** 1856
（清）张仁锡（希白）编
抄本 32 38

0618 **本草经** 1875
附歌括三卷
（清）汪宏（广庵）撰
清光绪十四年戊子（1888）刻本 2

0619 **药要便蒙新编**二卷 1881
又名药性新赋
（清）谈鸿鋆（问渠）编
清光绪十八年壬辰（1892）京都龙光斋刻本 6 100

0620 **本草便读**二卷 1887
又名本草新读本
（清）张秉成（兆嘉）编
（1）清光绪二十二年丙申（1896）毗陵张氏刻本 1 2 50
（2）民国间上海千倾堂石印本（四卷本）1 5 22 47 50

0621 **何氏药性赋** 1894
（清）何鸿芳（长治、补之、横柳病鸿）撰
抄本（据九千卷楼秘医籍）6

0622 **药性选要**四卷 1909
（清）王鸿骥（翔鹤）编
清宣统二年庚戌（1910）成都闲存斋刻本 2

0623 **本草诗三百首** [1911]
原题蘋香居士撰
（清）江成增补
清抄本 6

0624 **中药临症应用** 1949
百川辑
抄本 6

6.4 食疗、救荒本草

0625 **食疗本草** [704]
又名敦煌石室古本草
（唐）孟洗撰 张鼎增补

1931年铅印本6

0626 **食医心鉴** ［853］
（唐）昝殷撰
1924年北京东方学会铅印本6

0627 **饮膳正要**三卷 1331
（元）忽思慧撰
（1）1934年涵芬楼据明景泰刻本影印四部丛刊续编本1 2 6 21 65
（2）1934年上海商务印书馆铅印国学学丛书本1

0628 **饮食须知**八卷 ［1367］
原题（元）贾铭（文鼎、华山老人）撰
1920年上海涵芬楼据清道光六年晁氏学海类编本影印本6

0629 **食物本草**二卷 ［1520］
（明）薛己（新甫、立斋）编
1985年中医古籍出版社据明天启间刻清修订彩印本复制1 6

0630 **食品集**二卷 1537
附录二卷
（明）吴禄编
1981年北京中国书店据明嘉靖三十五年赵台天刻本影印本6

0631 **上医本草**四卷 ［1620］
（明）赵南星（梦白）编
（1）明泰昌元年庚申（1620）赵悦学刻本1 6
（2）据明刻本复制本1

0632 **食物本草会纂**八卷 1691
附日用家抄一卷脉诀秘传一卷
（清）沈李龙（云将）编
（1）清乾隆四十八年癸卯（1783）刻本金阊绿荫堂藏板2 22(十二卷,附图二卷)51
（2）清道光元年辛巳（1821）萧山裕文堂刻本5
（3）清刻本22

0633 **脉药联珠食物考** 1795
（清）龙柏（佩芳、青霏子）撰
清嘉庆二十一年丙子（1816）醒愚阁刻本1

0634 **调疾饮食辨**六卷 1813
附诸方针线
又名：饮食辨录
（清）章穆（杏云）撰
清道光三年癸未（1823）经国堂刻本2 50

0635 **药食反忌摘录** ［1911］
不著撰人
巾箱本21

0636 **食物治病新书** 1932
张若霞（拯滋）撰
1932年万有书局石印本2

0637 **救荒活民书**二卷拾遗一卷 1265
（宋）董煨（南隐、季兴）撰
长思书屋丛书本5

0638 **救荒本草**二卷 1406
附录一卷
（明）朱棣撰
1959年北京中华书局影印明嘉靖刻本6

0639 **随息居饮食谱** 1861
（清）王士雄（孟英、谦斋、随息居士）撰
（1）清同治二年癸亥（1863）上洋吉乐斋刻本1 6
（2）清光绪十八年壬辰（1892）上海醉六堂刻潜斋医书五种本6 70
（3）清光绪二十二年丙申（1896）上海图书集成公司铅印本32
（4）清光绪二十七年辛丑（1901）刻本6
（5）1935年千倾堂石印本1
（6）民国间上海文瑞楼石印本31
（7）石印本47 50

6.5 单味药、炮制、谱录、杂著

0640 **龙骨辨** 1760
（日）源通魏撰
日本宝历十年庚辰（1760）刻本2

0641 **人参考** 1778
（清）唐秉钧（衡铨）撰
（1）清乾隆四十三年戊戌（1778）嘉定唐氏竹瑛山庄刻本6
（2）1916年绍兴医药报社铅印本5

0642 **人参谱**四卷 1795
（清）陆烜（子章）编
清道光吴江沈氏世楷堂刻昭代丛书本6

0643 **参谱** 1808
（清）黄叔灿（牧村）编
清嘉庆十三年戊辰（1808）刻本21

0644 **羚羊角辨** 1929
张锡纯（寿甫）撰
1930年上海国医书局铅印本6

0645 **党参新研究** 1929
赵莀臣撰
1929年上海著者铅印本2

0646 **真珠谱** 1946
曹炳章（赤电）撰
稿本 2

0647 **修事指南** ［1704］
又名制药指南、国医制药学
（清）张叡（仲岩）撰
1926、1927 年杭州抱经堂影印本 1 6

0648 **增补药性雷公炮制**八卷 1714
（清）张光斗增补
抄本 2

0649 **石药尔雅**二卷 806
（唐）梅彪编
清道光十七年丁酉（1837）武林竹简斋重印别下斋丛书本 6

0650 **二如亭群芳谱**三十卷卷首一卷 ［1619］
（明）王象晋（荩臣、康宁）撰 陈继儒（仲醇）等校
（1）明刻本 2
（2）清刻本书业古讲堂藏板 6

0651 **（佩文斋）广群芳谱**一百卷 1708
（清）汪灏等撰
清康熙四十七年戊子（1708）刻本 6 50

0652 **古今图书集成草木典**三百二十卷 1723
（清）蒋廷锡等（扬孙、西谷）等编
1934 年中华书局影印本 2

0653 **草木疏校**二卷 1779
（清）赵佑撰
清乾隆四十四年已亥（1779）刻本 1 2

0654 **植物名实图考**三十八卷 1848
植物名实图考长编三十二卷
（清）吴其睿（瀹斋、雩娄农）撰
（1）清道光二十八年戊申（1846）蒙自陸应谷刻本光绪六年修补印本山西濬文书局藏板 6
（2）1992 年文物出版社据山西睿文书局藏本复制本 1

0655 **药材别名** ［1897］
著者佚名
清光绪二十三年丁酉（1897）抄本 2

0656 **群芳备药录** ［1900］
（清）朱锦崇辑
抄本 6

0657 **（增订）伪药条辨**四卷 1901
（清）郑奋扬（肖岩）撰（民国）曹炳章（赤电）集注
（1）1927、1928 年绍兴和济药局铅印本 1 2 6
（2）民国间影印本 2

0658 **莲房治谱** ［1911］
（清）陈立观撰
稿本 6

0659 **家园药用植物谈** ［1918］
小隐著
1918 年稿本 2

0660 **药草与毒草** 1919
（日）條日平三郎撰
张若霞评述
1920 年小壶山房丛书铅印本 2

0661 **药用植物图考**六卷 1920
王橘声撰
1930 年金华金震东石印局石印本 1

0662 **雷公炮炙论**三卷 ［1932］
附一卷
（刘宋）雷敩撰（民国）张骥（先识）辑
1932 年成都义生堂刻本 2

0663 **滇南本草图谱** 1940
（明）兰茂（廷秀、止庵、和光道人、洞天风月子、玄壶子）原撰（民国）经利彬重编
1945 年昆明国立中医药研究所、云南药物改进所石印本 6

0664 **药性效用详解** ［1949］
竹佩和撰
稿本 2

0665 **药汇** ［1949］
不著撰人
抄本 2

0666 **药用博物志** ［1949］
不著撰人
稿本 2

0667 **植物志异** ［1949］
曹炳章撰
稿本 2

0668 **植物奇异志** ［1949］
曹炳章撰 蒋瑞藻辑
抄本 2

0669 **辨药须知** ［1949］
不著撰人
抄本 2

0670 **中外药名对照表** ［1949］
万钧纂
1926 年上海医学书局铅印本 21

7 方书

7.1 清代以前方书

0671 **肘后备急方**八卷 [315]
又名广肘后方、补阙肘后百一方、肘后救卒方、葛仙翁肘后备急方
(晋) 葛洪 (稚川、抱朴子) 撰 (梁) 陶弘景 (通明、华阳居士、华阳真人、贞白先生) 补阙 (金) 杨用道增广
(1) 清乾隆三十年乙酉 (1765) 刻本 37
(2) 清光绪十一年乙酉 (1885) 湖州王文光斋刻本 21 100
(3) 清光绪二十二年丙申 (1896) 上海图书集成印书局铅印本 1
(4) 民国间上海千倾堂书局石印本 1
(5) 中医古籍出版社据台湾商务版文渊阁四库全书本复制 1

0672 **风眩方** [501]
(南齐) 徐嗣伯 (叔绍) 撰
清刻本 5

0673 **备急千金要方**三十卷 651
又名孙真人备急千金要方
(唐) 孙思邈撰 (宋) 林亿校
(1) 明正德十六年辛巳 (1521) 刘氏独慎斋景元刻本 6
(2) 明嘉靖二十三年甲辰 (1544) 小丘山房乔世定刻本 6 22
(3) 明刻本 (存十～十五卷) 47 (九十三卷存六十八卷) 7
(4) 明刻本清顺治六年修补本 32
(5) 日本嘉永二年已酉 (1849) 江户医学据北宋本影印本 5 22
(6) 清嘉庆五年庚申 (1800) 扫叶山房刻本 47
(7) 清同治七年戊辰 (1868) 王培桢校刻本 6
(8) 清光绪四年戊寅 (1878) 苏州徐敏甫重印日本江户医学影宋本 7 21 70
(9) 清光绪四年戊寅 (1878) 苏州崇德书业公所重印日本江户医学影宋本 1 26
(10) 清光绪四年戊寅 (1878) 上海长洲麟瑞堂重印日本江户医学影宋本 2
(11) 清刻本 36
(12) 1915 年上海江左书林石印本 5 50 60
(13) 1930 年上海中原书局石印本 1 5
(14) 中医古籍出版社据台湾商务版文渊阁四库全书本复制 1

0674 **千金翼方**三十卷 [682]
(唐) 孙思邈撰
(1) 明万历三十三年乙巳 (1605) 王肯堂校刊本 6
(2) 清乾隆二十八年癸未 (1763) 金匮华希闳刻本保文堂藏板 21
(3) 清嘉庆间孙氏刻本 (与嘉谷堂集合订) 71
(4) 清同治七年戊申 (1868) 姑苏扫叶山房刻本 1 22
(5) 清光绪四年戊寅 (1878) 上海独山莫氏据日本影元大德梅溪书院本影印 1 2 5 6 21 70
(6) 清光绪三十四年戊申 (1908) 上海文敬斋书庄石印本 7 21 51
(7) 清刻本 71
(8) 1916 年上海鸿宝斋石印本 51
(9) 1926 年上海中原书局石印本 6

0675 **备急千金要方**三十卷 [682]
备急千金翼方三十卷
(唐) 孙思邈撰
清光绪四年戊寅 (1878) 长洲黄学熙据日本嘉永二年江户医学影刻本重印本 6

0676 **奇效海上方** [682]
原题 (唐) 孙思逊撰
1914 年成都正古堂刻本 1

0677 **孙真人海上方** [682]
又名海上方、海上仙方、龙宫秘藏海上方
原题 (唐) 孙思邈撰
(1) 清道光二年壬午 (1822) 肖山陆氏刻本 5
(2) 清刻本 6
(3) 1926 年杭州益善书局石印本 6
(4) 民国间上海宏大善书局石印本 6
(5) 1939 年抄本 7

(6) 1989年中医古籍出版社据清人抄明万历间虎林文会堂初刻本复制 1

0678 **外台秘要**四十卷 752
(唐) 王焘撰
(1) 明崇祯十三年庚辰 (1640) 新安程衍道经余居刻本歙西槐堂经余居藏板 6 70
(2) 清同治十三年甲戌广东翰墨园刻本 1 2 6 21 22 60
(3) 清光绪二十四年戊戌 (1898) 上海图书集成公司铅印本 2 5 21 32 36 37 70
(4) 清刻本 60
(5) 1912年上海纬文阁书局石印本 21 65
(6) 民国间影印本 7
(7) 中医古籍出版社据台湾商务版文渊阁四库全书本复制 1

0679 **(王氏) 博济方**五卷 1047
(宋) 王衮编
中医古籍出版社据台湾商务版文渊阁四库全书本复制 1

0680 **苏沈内翰良方**十卷 1075
又名苏沈良方、内翰良方
(宋) 苏轼 (子瞻、东坡) 沈括 (存中) 等编
(1) 清乾隆四十一年丙申 (1776) 武真殿刻活字本 (八卷本) 65 71
(2) 清乾隆五十八年癸巳 (1793) 鲍氏刻知不足斋丛书本 2 40 71
(3) 清乾隆五十九年甲寅 (1794) 於然室刻本修敬堂藏板 2
(4) 清嘉庆间吴氏刻艺海珠尘丛书本 71
(5) 清光绪十九年癸巳 (1893) 刻本 5
(6) 清光绪二十三年丁酉 (1897) 武强贺氏刻本 71
(7) 清光绪二十五年已亥 (1899) 广州广雅书局刻本 71
(8) 清刻本 100
(9) 抄本 (据吴郡程永培刻本) 32
(10) 中医古籍出版社据台湾商务版文渊阁四库全书本复制 1

0681 **史载之方**二卷 1085
(宋) 史堪 (载之) 撰
清光绪二年丙子 (1876) 吴兴陆氏十万卷楼刻本 2 7 21 32 71

0682 **旅舍备要方** 1093
(宋) 董汲 (及之) 撰
(1) 清咸丰四年甲寅 (1854) 新昌庄氏过客轩刻长思书室丛书本 21 71
(2) 清同治间新建吴氏刻半亩园丛书本 2 71
(3) 中医古籍出版社据台湾商务版文渊阁四库全书本复制 1

0683 **圣济总录**二百卷 [1117]
又名政和圣济总录、大德重校圣济总录
(宋) 徽宗赵佶撰
(1) 元大德四年庚子 (1300) 江浙等处行中书省刻本 70
(2) 清乾隆五十年已酉 (1789) 震泽汪氏燕元堂校刻本 6 21
(3) 1919年上海文瑞楼石印本 1 2 36 50

0684 **千金宝要**六卷 1124
(唐) 孙思邈原撰 (宋) 郭思 (得之) 编
(1) 清嘉庆十二年丁卯 (1807) 平津馆孙氏刻本 1 5 60 100
(2) 清光绪十一年乙酉 (1885) 吴县朱氏槐庐刻本 6 71

0685 **济世全生指迷方**四卷 [1125]
又名全生指迷方
(宋) 王贶 (子亨) 撰
(1) 清咸丰四年甲寅 (1854) 新昌庄氏过客轩刻长思书室丛书本 71
(2) 清同治间吴氏皖城刻半亩园丛书本 2 71
(3) 清刻本 22
(4) 1922年上海千顷堂书局石印本藏板 50
(5) 1930年上海中医书局石印本 1
(6) 中医古籍出版社据台湾商务版文渊阁四库全书本复制 1

0686 **类证普济本事方**十卷 1132
又名本事方
(宋) 许叔微 (知可) 撰
(1) 清乾隆四十二年丁酉 (1777) 云间王陈梁校刻本 2 11 21 32
(2) 清刻本 (存1~4卷) 100
(3) 日本刻本 5 6
(4) 1941年据花师旧藏抄本印 (附补遗十卷) 21
(5) 树滋堂手录本 (附补遗十卷) 21
(6) 中医古籍出版社据台湾商务版文渊阁四库全书本复制 1

0687 **本事方**十卷 [1132]
续本事方十卷
(宋) 许叔微 (知可) 撰

(1) 抄本 1
(2) 1989 年南京中医学院据日本刻本复制本 1

0688 **本事方续集**十卷 [1132]
又名类证普济本事方后集
(宋) 许叔微 (知可) 撰
曹炳章抄本 2

0689 **鸡峰普济方**三十卷 1133
(宋) 张锐 (子刚) 撰
(1) 清道光八年戊子 (1828) 汪士钟复南宋刻本艺芸书舍藏板 1 21 32 71 (缺二、三、六、八卷) 6
(2) 中国古籍出版社据清道光八年戊子汪士钟刻本复制本 20

0690 **太平惠民和剂局方**十卷 1151
附太平惠民和剂局方揔总论三卷增广图经本草药性总论一卷
又名和剂局方
(宋) 陈师文等校正
(1) 清嘉庆十年乙丑 (1805) 虞山张氏照旷阁刻学津讨原丛书本 (第一~二卷为抄本) 2
(2) 清渤海高承勋刻续知不足斋丛书本 22 71
(3) 1925 年校经山房石印本 1 5
(4) 中医古籍出版社据台湾商务版文渊阁四库全书本复制 1

0691 **洪氏集验方**五卷 1170
(宋) 洪遵 (景严) 撰
(1) 清嘉庆二十四年已卯 (1819) 吴门黄氏士礼居刻本 2 32 50 51 70
(2) 清光绪二十五年已亥 (1899) 上海千倾堂书局石印本 41
(3) 上海千倾堂书局据清嘉庆二十四年黄氏士礼居刻本影印本 1 5
(4) 1922 年上海博古斋影印黄氏士社居刻本 71
(5) 民国间常熟翟氏铁琴铜剑楼影印宋乾道本 71
(6) 民国间上海进步书局石印本 2
(7) 珂罗版藏本 6

0692 **续附经验奇方** 1172
(宋) 李日普编
明刻本 22

0693 **三因极一病证方论**十八卷 1174
又名三因极一病源论粹、三因方
(宋) 陈言 (无择) 撰
(1) 日本元禄六年癸酉 (1693) 越后屋治兵工刻本 1 (残)
(2) 清道光二十三年癸卯 (1843) 青莲华馆刻本 2 6 70
(3) 日本刻本 5
(4) 1920、1927、1930、1934 年上海文瑞楼石印本 21 32 36 50
(5) 1920 年上海鸿章书局石印本 1
(6) 中医古籍出版社据台湾商务版文渊阁四库全书本复制 1

0694 **杨氏家藏方**二十卷 1177
(宋) 杨倓撰
1987 年中医古籍出版社据日本传抄南南淳熙年间刻本复制 1

0695 **传信适用方**四卷 1180
(宋) 吴彦夔 (拙庵) 撰
(1) 清光绪四年戊寅 (1878) 当归草堂刻本 37 50 100
(2) 中医古籍出版社据台湾商务版文渊阁四库全书本复制 1

0696 **易简方** 1191
(宋) 王硕 (德肤) 撰
(1) 日本宽延元年戊辰 (1748) 生白堂刻本 51
(2) 清光绪二十四年戊戌 (1898) 孙怡让刻本 6 51
(3) 1987 年南京中医学院据日本文化十四年欢宣堂藏板本复制 1

0697 **魏氏家藏方**十卷 1227
(宋) 魏岘撰
1987 年中医古籍出版社据日人抄南宋普门院精校本复制 1

0698 **严氏济生方**十卷 1253
(宋) 严用和 (子礼) 撰
(1) 日本享保十九年甲寅 (1734) 平安植村玉枝轩刻本 7
(2) 清光绪四年戊寅 (1878) 当归草堂刻本 32 37 50
(3) 中医古籍出版社据台湾商务版文渊阁四库全书本复制 1

0699 **类编朱氏集验医方**十五卷 1265
(宋) 朱佐 (君辅) 编
1935 年上海商务印书馆据宛委别藏本影印 40 71

0700 **医方大成论** 1321

又名类编南北经验医方大成、南北经验大成
（元）孙允贤原编者按
日本刻本 1

0701 **瑞竹堂经验方**十五卷 1323
（元）沙图穆苏撰
（1）清光绪四年戊寅（1878）丁氏当归草堂刻本 37 50
（2）中医古籍出版社据台湾商务版文渊阁四库全书本复制 1

0702 **如宜方**二卷 1323
（元）艾元英撰
影抄明万历三十八年庚戌（1610）黄廉斋刊本（有奚暇斋读本记图章）21

0703 **世医得效方**二十卷 1337
（元）危亦林（达斋）编
中医古籍出版社据台湾商务版文渊阁四库全书本复制 1

0704 **袖珍方**四卷 1390
又名袖珍方大全、魁本袖珍方大全
（明）李恒（伯常）编
（1）明正德二年丁卯（1507）杨氏清江书堂刻本 6
（2）明嘉靖十八年已亥（1539）熊氏种德堂刻本 6

0705 **普济方**四百二十六卷 1390
（明）朱棣编
中医古籍出版社据台湾商务版文渊阁四库全书本复制 1

0706 **证治要诀类方**四卷 1405
（明）戴思恭（原礼）编
（1）清文奎堂刻本 2 100
（2）清二酉堂刻本（附活法补要）1

0707 **卫生易简方**十二卷 1423
附录一卷
（明）胡濙（源洁、洁庵）编
（1）明刻本 22
（2）抄本 5 6
（3）1916 年绍兴医药学报社刻本（与周氏集验方合刊）6

0708 **慈济方** 1439
（明）释景隆编
1988 年山东中医学院据清宣统二年吴氏刻本复制本 1

0709 **（新编）名方类证医书大全**二十四卷 1446
又名医书大全、名方类证
（明）熊均（宗立、道轩、勿听子）编
1985 年中医研究院图书馆据明成化三年熊氏种德堂刻本复制本 6

0710 **奇效良方**六十九卷 ［1449］
又名太医院经验奇效良方大全
（明）董宿原编 方贤续纂 杨文翰校正
（1）明正德六年辛未（1511）刘氏日新堂刻本（卷九～十三配清抄本）6
（2）明刻本 21

0711 **医方选要**十卷 1495
（明）周文采编
（1）明嘉靖二十四年乙巳（1545）费寀刻本 2
（2）明刻本 6
（3）1985 年中医研究院据明嘉靖二十四年刻本复制本 1

0712 **保生余录**五卷 ［1505］
不著撰人
明刻本 22（残）

0713 **新刻扶寿精方**二卷 1534
（明）吴旻（近山）编
1986 年中医古籍出版社据明万历十五年刻本复制本 2 6

0714 **摄生众妙方**十一卷 1550
（明）张时彻（惟静、芝园主人）编
（1）明嘉靖二十九年庚戌（1550）著者自刻本（附急救良方）22
（2）明隆庆三年己巳（1569）衡王府增补刻本（附急救良方）6
（3）1934 年四明约园刻四明丛书本 2
（4）1980 年江苏广陵古籍刻印社据 1934 年四明丛书本复制本 1 21

0715 **医便**二卷 1569
（明）王三才（君赏）等编
（1）刻本（张爰孔重订）2
（2）上海古籍书店据明万历四十二年甲寅（1614）洪有助张汝懋等刻本复刻本 1

0716 **医方考**六卷 1584
（明）吴崑（山甫、鹤皋山人、参黄子）撰
（1）明万历十二年甲申（1584）崇善堂刻本 22
（2）明万历十四年丙戌（1586）亮明斋刻本 5
（3）明万历间琅環刻本（脉语）2
（4）民国间上海大东书局石印本 58
（5）1080 年天津新华书店据日本元禄十年秋田屋平左卫门刻本复制 1 6

0717 **武林陈氏家传仙方** 1588
佛法灵寿丹方
（明）陈楚良（益元道人）编
1987年中医古籍出版社据明万历十六年刻本复刻本1

0718 **轩辕黄帝治病秘法** 1592
应急良方
著者佚名
1989年中医古籍出版社据清人抄自明万历间虎林文会堂初刻本复制本1

0719 **众妙仙方**四卷 1595
（明）冯时可（元成、敏卿）编
1987年中医古籍出版社据明万历刻本复制本6

0720 **方纪** 1600
（明）许兆祯（培元）编
抄本2

0721 **类方准绳**八卷 1602
又名杂病证治类方
（明）王肯堂（宇泰、损庵、念西居士）撰
（1）明万历三十年壬寅（1602）九思堂刻本2
（2）清敬修堂刻本6
（3）清刻本6 21

0722 **类集试验良方**二卷 1605
试验万应良方
（明）潘云杰编
刻本（存卷二）21

0723 **奚囊便方**十卷 1625
（明）陈朝谐辑
明天启五年乙丑（1625）刻本（存一～八卷）6

0724 **普门医品**四十八卷补遗四卷 1628
（明）王化贞（肖乾）编（清）朗廷模（贞若）补编
清康熙三十三年甲戌（1694）娱晖堂刻本2

0725 **祖剂** 1640
（明）施沛（沛然、笠泽居士）编
1981年上海中医学院据明刻本复制本1 6

0726 **怪症奇方** 1643
（明）李楼编
1989年中医古籍出版社据清人抄自明万历间虎林文会堂初刻本复刻本1

0727 **（保安堂）三补简便验方**四卷 1644
（明）王象晋（荩臣、康宁）撰
1988年山东中医学院据明末刻本复制本1

0728 **经验集方** 1644
著者佚名
明刻本22

0729 **方以类聚**五十卷 1644
（明）张勇撰
1986年甘肃中医学院据康熙间刻本复制6

0730 **本草万方针线**八卷 1655
（清）蔡烈先（茧斋）撰
（1）清康熙五十八年已亥（1719）武林山寿堂刻本6
（2）清乾隆四十九年甲辰（1784）金阊书业堂刻本6 22
（3）清道光十五年乙未（1835）务本堂刻本60
（4）清芥子园刻本6
（5）清刻本22
（6）上海锦章书局刻本6

0731 **菉竹堂集验方**六卷 ［1656］
（清）罗浮山人编
民国间上海点石斋石印本6

0732 **喻选古方试验**四卷 ［1658］
（清）喻昌（嘉言、西昌老人）编
清道光十八年戊戌（1838）汉上梅春华刻本1

0733 **古今名医方论**四卷 1675
又名名医方论
（清）罗美（澹生、东逸）编
（1）清康熙十四年乙卯（1675）古怀堂刻本1 5
（2）清康熙间嘉禾存雅堂藏板21
（3）清康熙间刻本100
（4）清宣统三年辛亥（1911）宁波汲绠斋石印本6
（5）清书业堂刻本21

0734 **圣济总录纂要**二十六卷 1681
（清）程林（云来、静观居士）编
（1）清乾隆五年庚申（1740）养素堂刻本1
（2）清乾隆五年庚申（1740）吴郡张松孟刊本21
（3）清刻本32
（4）1937年石印本46
（5）中医古籍出版社据台湾商务版文渊阁四库全书本复制1

0735 **医方集解**三卷 1682
（清）汪昂（讱庵）撰
（1）清道光二十五年乙巳（1845）瓶花书屋刻本5 6

（2）清光绪五年己卯（1879）扫叶山房刻本 26 100
（3）清光绪十三年丁亥（1887）扫叶山房刻本 6 21 32 51
（4）清光绪十六年庚寅（1890）上洋江左书林仿原版校刻本 21
（5）清光绪十七年辛卯（1891）上海校经山房刻本 21
（6）清光绪二十六年庚子（1900）武陵章氏刻本 1
（7）清光绪间刻本 32 38 60
（8）清宣统元年己酉（1909）上海鸿文书局石印本（二十一卷本）1
（9）清文会楼刻本（存二～三卷）26
（10）清大成斋刻本 6 21
（11）清西仪堂刻本 1
（12）清富文堂刻本 6
（13）清会文堂刻本 66
（14）清三槐堂刻本 22
（15）清正业堂刻本 6 100
（16）珍艺书局巾箱本 32
（17）清刻本 22 38 60（六卷本）36 100（存五～六卷）66
（18）1912 年上海同文书局石印本（二十三卷本）20 37
（19）1914 年上海共和书局石印本（二十三卷本）1 38 41 66
（20）抄本 1

0736 **易简方论** 1683
（清）程履新（德基）编
清道光二十四年甲辰（1844）求我斋刻本文会堂藏板 21

0737 **普门医品四十八卷** ［1694］
医品补遗四卷
（明）王化贞（肖乾）编（清）郎适（廷模、贞若）补遗
清康熙三十三年甲戌（1694）郎廷模刻本娱晖堂藏板 2

0738 **李氏医鉴十卷** 1696
（清）李文来（昌期）编 王世宠参订
清康熙三十五年丙子（1696）李氏贻安堂刻本 6

0739 **千金方衍义三十卷** 1698
（唐）孙思邈原撰（清）张璐（路玉、石顽老人）衍义
（1）清嘉庆六年辛酉（1801）扫叶山房刻本 1 32 6 71
（2）清光绪五年己卯（1879）步月山房刻本 2 5 51
（3）清光绪三十四年戊申（1908）上海久敬斋石印本 50
（4）清扫叶山房刻本 1 2 6 32 47 70
（5）1930 年上海中原书局石印本 1

0740 **自在壶天五卷** 1711
不著撰人
天津古籍出版社据清康熙五十年新交孙经朔抄本复制本 1 6

0741 **绛雪园古方选注** 1731
附得宜本草
又名古方选注、十三科选注
（清）王子接（晋三）注
（1）清雍正九年辛亥（1731）刻本 22 39 100
（2）清乾隆二年丁巳（1737）刻本介景楼藏板 1 2
（3）清刻本绿荫堂藏板 7
（4）清扫叶山房刻本 1 5 21 22 32 50 51 60 70
（5）清刻本 1 22
（6）民国间上海千顷堂书局石印本 1 31 50
（7）上海进化书局石印本 2
（8）中医古籍出版社据台湾商务版文渊阁四库全书本复制 1

0742 **思济堂方书** 1732
（清）贾邦秀撰
1993 年中医古籍出版社据清雍正十年刻本复制本 1

0743 **本草类方十卷** 1735
（清）年希尧（允慕、偶斋主人）编
（1）清雍正槐荫草堂刻本 2
（2）清刻本 1（残）

0744 **卫生编三卷** 1737
（清）石文熼（右容）编
1987 年中医古籍出版社据清乾隆二年刻本复刻本 1 21 50

0745 **删补名医方论四卷** 1742
（清）吴谦（六吉）等撰
（1）清刻医宗金鉴零本 1
（2）民国间上海大成书局石印本 30
（3）民国间上海千倾堂书局石印本 31

0746 **本事方释义十卷** 1746
（宋）许叔微（知可）原撰（清）叶桂（天

士、香岩、南阳先生）释义
（1）清嘉庆十九年甲戌（1814）姑苏扫叶山房刻本 1 2 6 7 21 37 51 71
（2）清眉寿堂刻本 22

0747 **成方切用**二十六卷 1761
（清）吴仪洛（遵程）编
（1）清乾隆二十六年辛巳（1761）吴氏利济堂刻本（十二卷，卷首一卷，卷末一卷）2 37 38 70
（2）清道光二十七年丁未（1847）瓶花书屋刻本 2 5 71
（3）清刻本（存九卷）100

0748 **（增订）本草** 1785
附方二卷
著者佚名
清刻本 22

0749 **集古良方**十二卷 1790
（清）江进编
1991 年中医古籍出版社据清乾隆五十五年刻本复制本 1 21

0750 **脉药联珠古方考** 1795
（清）龙柏（佩芳、青霏子）撰
民国间上洋江左书林石印本 1

0751 **本草纲目万方类编**三十二卷 1800
又名古今名医万方类编
（清）曹绳彦（鞠庵）编
（1）清光绪三十年甲辰（1904）南洋中西医学会社刻本 21
（2）1919、1924 年上海大东书局石印本 2 60
（3）1926、1936 年上海大东书局铅印本（题古今名医验方类编）1 2

0752 **景岳新方砭**四卷 1802
（清）陈念祖（修园）撰
（1）清光绪三年丁丑（1877）上海自耕斋刻本 2 21 37
（2）清光绪九年癸未（1883）仁和葛氏刻本 71
（3）清光绪三十三年丁未（1907）石印本 50

0753 **古方汇精**五卷 1804
（清）爱虚老人编
清嘉庆九年甲子（1804）京江尊仁堂刻本 1

0754 **成方辑要**四卷 1829
（清）邵澍（子雨）编
清道光九年己丑（1829）修竹庐刻本 21

0755 **临证经验方** 1846
（清）张大爔（仲华）编
（1）清光绪八年（1882）刻本 21
（2）1991 年中医古籍出版社据清道光二十七年刻本复制本 1 21

0756 **唐千金类方**二十四卷 ［1854］
（清）黄思荣（干南）编 黄悌君校
1934 年上海千倾堂书局石印本 1 2

0757 **辨症良方**四卷 1858
（清）蒋杏桥（锡荣）编
（1）清咸丰十年庚申（1860）刻本 51
（2）清光绪十七年辛卯（1891）晓风杨柳馆刻本 1

0758 **医方论**四卷 1865
（清）费伯雄（晋卿、砚云子）撰
（1）清同治四年乙丑（1865）刻本 37
（2）清同治五年丙寅（1866）耕心堂刻本 1 7
（3）清光绪三年丁丑（1877）刻本 1 21 32 51 60 66 100
（4）清光绪十四年戊子（1888）上海扫叶山房刻本 70
（5）清光绪间刻本 60
（6）石印本 50

0759 **不谢方** 1866
又名世补斋不谢方
（清）陆懋修（九芝、勉旃、林屋山人）撰
1922 年香光庄严室校刻本 6

0760 **洄溪秘方** 1879
（清）徐大椿（灵胎、洄溪老人）撰 余懋（啸松）编
（1）清光绪五年已卯（1879）刻本 2
（2）清光绪二十九年癸卯（1903）石印本（附推拿述略、牛痘要法）37

0761 **不知医必要**四卷 1880
（清）梁廉夫（子材）撰
（1）清光绪二十六庚子（1900）武陵章氏刻本 1 37
（2）1915 年江山奇气楼铅印本 2 6 58

0762 **经方例释**三卷 1884
附录一卷
（清）莫枚士（文泉、苕川迂叟）撰
清光绪十年甲申（1884）作者自刻本 71

0763 **医方丛话**八卷 1886
附一卷
（清）徐士銮（沅青、苑卿）编

清光绪十五年己丑（1889）徐氏婕园刻本
2 51 71 100

0764 **揣摩有得集** 1888
（清）张朝震（东川）撰
1936年上海中医书局铅印本 2

0765 **经验方**二卷 1889
（清）沈善兼（达三、吉斋）编
（1）清光绪二十二年丙申（1896）柞溪沈氏择古斋刻本 2
（2）1919年武林许氏铅印本 6

0766 **评注史载之方**二卷 ［1891］
（宋）史堪（载之）撰（清）周学海注
（1）清光绪二年丙子（1876）刻本 7 48
（2）1936年据建德周氏家刻本石印本 1

0767 **饲鹤亭集方** 1892
（清）凌奂（晓五、维正、折肱老人）撰
（1）清光绪二十六年庚子（1900）刻本（与医学薪传合刻）2
（2）1928年上海中西医药书局铅印本 21

0768 **医方汇编**四卷 1895
（清）刘廷桢（铭之）撰
清宣统二年庚戌（1910）上海刻本 21

0769 **医方钞** 1899
不著撰人
诸永裕抄于清光绪十六年庚寅（1899）1

0770 **三朝名医方论** 1900
编者佚名
子目：
1. 内经拾遗方论（宋）骆龙吉撰
2. 黄帝素问宣明论方（金）刘完素撰
3. 名医方论（清）罗美编
（1）清光绪二十六年庚子（1900）上海千倾堂书局石印本 1 2 5
（2）清宣统三年辛亥（1911）宁波汲绠斋石印本 1 21
（3）1921年上海千倾堂书局石印本 1 21 50

0771 **新方八阵砭** 1907
不著撰人
清光绪三十三年丁未（1907）巴蜀善成堂刻本 50

0772 **古方通今** 1909
丁福保（仲祐、畴隐居士）编
1914年上海医学书局铅印本 6

0773 **方书** 1910
著者佚名
抄本 21

0774 **中西医方会通** 1910
丁福保（仲祐、畴隐居士）编
1916年上海医学书局铅印本 6

0775 **御医秘方** 1911
不著撰人
抄本 32

7.2 近代方书

0777 **奇效海上良方** 1914
原题（唐）孙思邈撰 不著编者
1914年成都正骨堂刻本 1

0777 **医方概要** 1915
李畴人编
1935年吴县医醒社铅印本 1

0778 **（增注）古方新解**八卷 1920
（清）徐大椿（灵胎、洄溪老人）原撰（民国）陆士谔（守先）编
1923年上海世界书局石印本 2 6 22

0779 **方剂学**二卷 1925
杨则民编
民国间石印本 1

0780 **香岩径**二卷 1926
陸锦燧（晋笙） 陆成一（培初）等编
1926年苏州陆氏铅印本 5

0781 **经方类聚**二卷 ［1927］
著者佚名
抄本 2

0782 **古方撷粹** 1937
曹炳章（赤电）编
稿本 2

0783 **处方学讲义** 1938
马汤楹编
民国间铅印本 1

0784 **医方杂抄** ［1949］
著者佚名
抄本 1

0785 **医方** ［1949］
著者佚名
抄本 5

0786 **医方集锦** ［1949］
著者佚名
抄本 1

0787 **要方备考** ［1949］
著者佚名

抄本 2

0788 **药方备要** ［1949］
著者佚名
抄本（平甫录）51

7.3 方书、歌括、便读

0789 **汤头歌诀** 1694
（清）汪昂（讱庵）撰
（1）清康熙三十三年甲戌（1694）刻本（附经络歌诀）51
（2）清同治八年己巳（1869）醉六堂刻本（附经络歌诀）1
（3）清光绪二十二年丙申（1896）刻本瀚海楼藏板 21
（4）清光绪二十三年丁酉（1897）鸿润书林刻本 6
（5）清光绪三十四年戊申（1908）上海日新书局石印本 1
（6）清刻本 21 38
（7）1912 年上海同文书局石印本 37 38
（8）1914 年上海共和书局石印本 38 41 66
（9）1922 年上海锦章书局石印本 21
（10）1936 年上海大众书局铅印本 6
（11）民国间上海大成书局石印本 26
（12）民国间上海文益书局石印本 26
（13）石印本 28（附经络歌诀）6

0790 **（新编）医方汤头歌诀** ［1694］
（清）汪昂（讱庵）原撰 钱荣国（缙南）改增
（1）清康熙三十三年甲戌（1694）刻本 38
（2）清雍正二年甲辰（1724）刻本 65
（3）清刻本 22 39
（4）抄本（徐庆金抄）6

0791 **时方歌括**二卷 1801
（清）陈念祖（修园）撰
（1）清嘉庆六年辛酉（1801）刻本 21
（2）清刻本 28

0792 **景岳新方歌** 1805
（清）吴辰灿（鹤山） 高秉钧（锦庭） 姚志仁（体元）同撰
（1）清嘉庆十四年己巳（1809）尽心斋刻本 6 70 100
（2）清光绪三十二年丙午（1906）上海文瑞楼石印本 21

0793 **歌方集论**四卷 1874
附人参谱一卷
（清）祝源（春渠）撰
（1）清同治间刻本 32
（2）清光绪十七年辛卯（1891）棱香馆刻本 6 21

0794 **退思集类方歌注** 1897
（清）王泰林（旭高、退思居士）编
1919 年石印本 50

0795 **成方便读** 1904
（清）张秉成（兆嘉）撰
1933 年上海千倾堂书局石印本 1 5 22

0796 **古今名方摘要歌** 1911
（清）许栽撰
抄本（清）陈德滋抄 6

0797 **衷中参西录医方歌括** 1931
李启沅撰
1931 年浙东精舍铅印本 1

0798 **名医验方歌括**四卷 ［1949］
著者佚名
抄本 2

0799 **汤头编要** ［1949］
著者佚名
抄本 66

7.4 单方、验方

0800 **张卿子经验方** 1657
（清）张遂辰（卿子、相期、西农老人）编
清粤东富文斋刻本 5

0801 **经验良方** 1662
著者佚名
抄本 6

0802 **急救须知**三卷 1676
（清）朱本中（泰来、凝阳子）撰
清康熙十五年丙辰（1676）刻本 32

0803 **惠直堂经验方**四卷 1695
（清）陶承熹（东亭）编
清雍正十三年已卯（1735）东壁堂刻本 2

0804 **经验良方**二卷 1707
（清）刘起堂（羽仪）撰
清刻本 21

0805 **集验良方**六卷 1710
（清）梁文科（瀛侯、偶斋主人）编 年希尧辑
（1）清乾隆十四年己巳（1749）黄晓峰刻本 2
（2）清咸丰元年辛亥（1851）刻本 21

0806 **良朋汇集经验神方**五卷 1711
附急救仙方
（清）孙伟（望林）编
（1）清光绪九年癸未（1883）上海校经山房刻本 5
（2）清善城堂刻本（附补遗一卷）2 100
（3）1911 年上海江东书局石印本（四卷）2

0807 **舟车经验良方**二卷 1711
（清）谢汉（文祯）编
抄本 21

0808 **绛囊撮要** 1741
（清）云川道人编
（1）清乾隆九年甲子（1744）刻本 2
（2）清道光十五年乙未（1835）惜心书屋木活字本 5
（3）清集善堂刻本 2

0809 **应验便捷良方**二卷 1746
（清）黄朝遴撰
清嘉庆七年壬戌（1802）金陵溧水天章氏刻本 2

0810 **仙拈集**四卷 1754
又名李氏经验广集良方、经验广集
（清）李文炳（焕章）撰
清乾隆四十三年戊戌（1778）李氏家刻本椿荫堂藏板 6

0811 **串雅内编**四卷 1759
（清）赵学敏（恕轩、依吉）编
（1）清咸丰九年己未（1859）杭州罗文显刻本 60
（2）清光绪十四年戊子（1888）榆园刻本 2 5 6 22 37 60 100
（3）1914 年、1926 年上海扫叶山房石印本 2 6

0812 **串雅外编**四卷 1759
（清）赵学敏（恕轩）编
抄本（费宾抄）6

0813 **串雅内编**四卷 1759
串雅外编四卷
（清）赵学敏（恕轩）编
（1）1914、1920、1926 年上海扫叶山房石印本 1 6 21 50 51
（2）1915、1926 年上海广益书局石印本 1

0814 **串雅补**五卷 [1759]
（清）鲁照（三桥）补编
1919 年上海扫叶山房石印本（存二卷）51

0815 **同寿录**四卷卷末一卷 1762
附补遗、河车说
（清）曹氏撰
（1）清乾隆二十七年壬午（1762）刻本志仁堂藏板 7
（2）清嘉庆二十一年丙子（1816）志仁堂刻本 6 21
（3）清道光二十八年戊申（1848）京都琉璃厂篆云斋刻本本衙藏板 5
（4）刻本 1

0816 **资生集** 1763
（清）董潢（成章）编
清抄本（附急用诸方，金长康纂本存）21

0817 **种福堂公选良方**三卷 1766
附温热论、续补叶氏医案一卷
（清）叶桂（天士、香岩、南阳先生）撰
（1）清乾隆四十年乙未（1775）华南田岫云校刊巾箱本 21
（2）清乾隆刻本（附古吴名医精论）60
（3）清道光三年癸未（1823）五柳居藏版（2 卷）2
（4）清刻本 22
（5）1928 年上海文锦堂石印本 51
（6）抄本 6

0818 **医方简能录**十一卷 1773
（清）施诚（我真）编
清乾隆三十八年癸巳（1773）春和堂刻本 2

0819 **文堂集验方**四卷 1775
（清）何京（惠川）编
清道光间刻本 22

0820 **叶天士秘方大全** 1775
原题（清）叶桂（天士、香岩、南阳先生）撰
1935 年上海中央书店铅印本 21

0821 **叶天士经验方** 1775
原题（清）叶桂（天士、香岩、南阳先生）撰
清刻本 21

0822 **种福堂续选**四卷 1775
（清）叶桂撰
石印本 60

0823 **万应奇效秘方** 1775
又名叶天士万应奇效秘方一千五百种
原题（清）叶桂（天士、香岩、南阳先生）撰 李愚（古直）编
1937 年长沙民治书局铅印本 6

0824 **奇效丹方** 1782
（清）姚海园编
清乾隆四十七年壬寅（1782）节爱堂刻本 5

0825 **不药良方**二卷续集十卷 1783
（清）珐桂（桂舟）编
清乾隆五十一年丙午（1786）刻本 21

0826 **回生集**二卷 1789
续回生集二卷
（清）陈杰（乐天叟）编
（1）清乾隆五十四年已酉（1789）刻本 22
（2）清嘉庆十六年辛未（1811）琉璃厂近文斋刻本 5
（3）清同治五年丙寅（1866）聚文斋刻本 2
（4）清慈溪三华堂刻本（正编二卷、附录一卷）22
（5）清刻本 22

0827 **汇集经验方** 1791
（清）五世同堂老人编
清刻本 60

0828 **济世养生集** 1791
便宜经验集
（清）毛世洪（达可、枫山）编
（1）清乾隆五十八年癸丑（1793）刻本（附续刻经验集）1
（2）清嘉庆十五年庚午（1810）汉口博文印书馆刻本（附续刻经验集）21
（3）清同治八年己巳（1869）萧山丁氏刻本（附赠订经验集）6
（4）清光绪十九年癸巳（1893）居敬斋刻本（原题养生经验良方八卷）38 60

0829 **养生经验合集**二卷 1791
又名济世养生经验集、经验良方汇编、便宜经验良方
（清）毛世洪（达可、枫山）编 王松泉等增订
子目：
1. 济世养生集
2. 便宜经验集
3. 养生经验补遗
4. 续刻经验集
5. 续刊经验集痞疹选要
（1）清嘉庆十五年庚午（1810）刻梦桂楼藏板 21
（2）清光绪二年丙子（1876）百善堂刻本 1

0830 **便易经验良方** 1791
（清）毛世洪（达可、枫山）编
汪瑜（天潜）重订
1928 年上海宏大善书局石印本 66

0831 **三信编**三卷 1791
（清）毛世洪（达可、枫山）编
清道光八年戊子（1828）书带草堂刻本 2

0832 **汇刻经验方** 1791
又名汇刻经验良方
（清）毛世洪（达可、枫山）编
子目：
1. 便宜经验集
2. 敬信录经验方
3. 续刊经验集
4. 济世养生集
5. 几希录附方
6. 经验良方
7. 新集良方
8. 汇刊经验方
9. 摘录叶天士经验方
10. 张卿子经验方
11. 良方拣要
12. 养生至论
1992 年北京科技出版社据清海宁蒋氏别下斋刻本复制本 1

0833 **经验良方汇编** 1791
（清）毛世洪（达可、枫山）编
清光绪三十三年丁未（1907）常熟瞿氏刻本 6

0834 **济世经验汇编** 1791
（清）毛世洪（达可、枫山）编
清光绪三年丁丑（1877）刻本 5 6

0835 **经验良方** 1791
（清）毛世洪（达可、枫山）编
清嘉庆二十一年丙子（1816）海宁学澜堂刻本 2

0836 **养生合集良方** 1791
（清）毛世洪（达可、枫山）编
（1）清道光二十八年戊申（1848）德润堂藏板（附经验百方）2
（2）清光绪十四年戊子（1888）刻本（附眼科神应方）2
（3）清刻本 60

0837 **几希录** 1791
附集古方
（清）瑞五堂主人编
（1）清道光元年辛巳（1821）瑞五堂刻本（附良方合壁）2
（2）清光绪七年辛巳（1881）文汇斋刻本（附集古方）1
（3）清光绪十四年戊子（1888）绍城许大房广记刻本（附集古方）37

（4）清刻本（附集古方）60

0838 **怪疾奇方** ［1791］
附候宁极药谱
（清）汪汲（海阳竹林人、古愚）编
（1）清光绪十年甲申（1884）众宝室刻本 1 2 6 51
（2）清刻本 21
（3）1929 年上海中医书局铅印本 6
（4）1987 年中医古籍出版社据清嘉庆六年辛酉（1801）古愚山房刻本复制本 1

0839 **解毒编** 1792
（清）汪汲（海阳竹林人、古愚）编
（1）清乾隆五十九年甲寅（1794）古愚山房刻本 2 6 21 65
（2）清石印本 60
（3）1987 年中医古籍出版社据清乾隆五十九年本复制本 1

0840 **普济应验良方**八卷 1799
（清）德轩氏编
（1）清嘉庆五年庚申（1800）容山三鳣堂刻本金阊徐荫堂藏板 21
（2）清咸丰七年丁巳（1857）三味堂书坊浙宁主人刻本 2 21 26
（3）清同治三年甲子（1864）刻本 6
（4）清宣统三年辛亥（1911）刻本 6
（5）清刻本 47 51 60 100

0841 **平易方**四卷 1804
附补遗经验良方、福幼篇
（清）叶香侣编
（1）清嘉庆九年甲子（1804）武林刻本大有堂藏板 2 100
（2）清刻本 6

0842 **信验方** 1804
附续信验方
（清）卢荫长（怡亭）编
清道光间刻本 21

0843 **应验简便良方**二卷 1816
（清）孙克任（萃臣）编
（1）清同治八年己巳（1869）梅花阁刻本 5
（2）清永康退补斋刻本 1 6 37
（3）清刻本 60

0844 **神效集**二卷 1817
著者佚名
（1）清道光三十年庚戌（1850）刻本（题：清 张鸿飞辑）7
（2）1993 年中医古籍出版社据清嘉庆二十二年刻本复制本 1

0845 **良方汇订** 1817
（清）邱僖（浩川）等编
刻本 2

0846 **（新编）救急奇方** ［1817］
（清）徐文弼（鸣峰、荩山）编
抄本 51

0847 **醉经楼经验良方** 1818
（清）钱树堂编
（1）清嘉庆二十三年戊寅（1818）作者序刻本 2
（2）清光绪十二年丙戌(1886)居寅抄本 38

0848 **急救经验良方** ［1820］
又名救急经验良方
（清）竹梅居士编 陈念祖（修园）评
1922 年上海宏大善书局石印本 1

0849 **罗军门简易方** 1823
（清）德丰（怀庭）撰
清道光三年癸未（1823）刻本三益堂藏板 2

0850 **集验简易良方**四卷 1827
附草药图经一卷、外科良方一卷
（清）德丰（怀庭）编
（1）清道光七年丁亥（1827）刻本两仪堂藏板 21
（2）清道光间聚盛堂刻本 100
（3）清三益堂刻本 2
（4）清石印本 60
（5）民国间上海进化书局石印本 50

0851 **汪广期医方** ［1828］
原题（清）汪广期编
抄本 2

0852 **医方择要**二卷 1829
医方择要续集二卷
（清）文祥（绮园）等编
（1）清道光十六年丙申（1836）六艺斋刻本（附续集二卷）（题清李衔、汪廷楷等同辑）21
（2）清道光二十九年己酉（1849）三监堂刻本（题：清 汪廷楷等辑）51

0853 **经验秘方** ［1830］
著者佚名
清刻本 100

0854 **经验良方**二卷 1833
又名周桂山经验良方
（清）周桂山原编 梁思淇（次留）增辑
（1）清光绪十三年丁亥（1887）上海扫叶山

房刻本 2
(2) 上海大中国书局石印本 1

0855 **急效良方** 1836
(清) 罗思举 (天鹏) 撰
清道光十六年丙申 (1836) 刻本 2

0856 **一枝轩经验方** [1837]
(清) 何其伟 (庆曾、韦人、书田) 编
清刻本 60

0857 **四科简效方**四卷 1838
(清) 王士雄 (孟英、潜斋、随息居士) 编
(1) 清光绪十一年乙酉 (1855) 越州徐氏刻铸学斋丛书本 1 2 6 21 32 38
(2) 1917 年石印本 50
(3) 抄本 6

0858 **良方集腋**二卷 1841
续附一卷
(清) 谢元庆 (蕙庭) 编 王庆霄校订
(1) 清道光二十二年壬寅 (1842) 留耕堂刻本 5
(2) 清咸丰五年己卯 (1855) 刻本 100
(3) 清同治二年癸亥 (1863) 留科堂刻本 6
(4) 清光绪五年己卯 (1879) 浙西梧桐乡刻本 2 70 100

0859 **集验良方拔萃**二卷续补一卷 1841
又名拔萃良方
(清) 恬素氏编
(1) 清道光二十一年辛丑 (1841) 刻本 2
(2) 清咸丰九年已未 (1859) 寄沤氏刻本 6 37
(3) 清同治五年丙寅 (1866) 刻本 6
(4) 民国间上海宏大善书局石印本 22

0860 **验过良方** 1841
(清) 程辑五编
抄本 2

0861 **良方集腋合璧** [1842]
(清) 谢元庆 (蕙庭) 王庆霄 (蘅香) 编
清咸丰五年乙卯 (1855) 1 2 6

0862 **良方集要** 1843
又名六科良方
(清) 周鹤群编
(1) 清道光年间刻本 2
(2) 清宣统元年戊申 (1909) 石印本 21
(3) 抄本 2

0863 **神效秘方** 1844
著者佚名
清道光二十四年甲辰 (1844) 刻本 7

0864 **卫生鸿宝**六卷 1844
(清) 祝补斋 (西溪外史) 编
(1) 清道光二十四年甲辰 (1844) 刻本 2
(2) 清咸丰七年丁巳 (1857) 刻本上海宝贤堂藏板 1 21
(3) 1911 年上海江东书局石印本 50

0865 **经验良方** 1844
(清) 钱畯 (青棆) 编 俞晓园补 陈本淦续增
清刻本 7

0866 **葆元录** 1844
附经验良方
(清) 萧然居士编
(1) 清同治十一年壬申 (1872) 萧山怡之堂刻本 1
(2) 清刻本 1

0867 **玉历汇录良方** 1845
又名良方汇录、经验方汇抄、玉历钞传汇录
(清) 汪氏 俞大文 (荔峰) 编
子目:
1. 经验百方
2. 良方续录
清同治七年戊辰 (1868) 仁和金肖农刻本 2

0868 **济世良方合编**六卷 1845
附补遗四卷
(清) 周其芬原编 莹轩氏增辑
1987 年中医古籍出版社据清同治四年刻本复刻本 1

0869 **经验良方**二卷 1845
(清) 周其芬编
(1) 清同治七年戊辰 (1868) 慎余书屋刻本 60
(2) 清光绪十三年丁亥 (1887) 上海扫叶山房刻本 2、21
(3) 1917 年上海炼石书斋石印本 1
(4) 1929 年上海宏大善书局石印本 1
(5) 民国间上海锦章书局石印本 1
(6) 民国间上海大中国印书局石印本 37

0870 **验方新编**十六卷 1846
(清) 鲍向璈 (云韶) 编
(1) 清道光二十六年丙午 (1846) 刻本 7 51
(2) 清道光二十九年已酉 (1849) 广州海山仙馆刻本 22
(3) 清同治三年甲子 (1864) 文贵堂刻本 21 38

（4）清同治三年甲子（1864）上海醉六堂藏板（残存一册）66
（5）清同治三年甲子（1864）浙江军需局藏板（附妇婴至宝六卷）21
（6）清同治三年甲子（1864）刻本 21 26 60（缺第八册）7（续编二卷）38
（7）清光绪元年乙亥（1875）信立德堂刻本 6
（8）清光绪三年丁丑（1877）越群刻本 21 47（缺第十卷）66
（9）清光绪四年戊寅（1878）刻本 21（存九、十二、十七卷）66
（10）清光绪十六年庚寅（1890）刻本 26
（11）清光绪二十七年辛丑（1901）同文俊记石印本（附续集 5 卷）6
（12）清光绪三十年甲辰（1904）上海洽江书局石印本（存 1～8、10～15 卷）71
（13）清刻本（存八册）39
（14）民国间上海锦章书局铅印本（附痧症全书三卷）1
（15）广益书局石印本（残存第一卷）5 6 66
（16）石印本 28 60

0871 **验方新编**二十四卷 1846
（清）鲍向璈（云韶）编
（1）清同治八年己巳（1869）刻本 100
（2）清光绪四年戊寅（1878）抚浙使者刻本杭州东壁斋藏板 6 11 38 66 100
（3）清光绪四年戊寅（1878）上海珍艺书局铅印本 2
（4）清光绪十六年庚寅（1890）浙江绍兴徐墨润堂刻本 100
（5）清光绪十九年癸巳（1893）鸿宝斋石印本 2
（6）清光绪二十六年庚子（1909）上海观澜阁石印本 1
（7）清光绪间石印巾箱本 32
（8）1930 年上海锦章书局石印本 1

0872 **（缩本增册）验方新编**十八卷 ［1846］
（清）鲍相璈（云韶）编
（1）清光绪十八年辛卯（1891）日本横滨中华会馆铅印本 1
（2）1935 年上海宏大善书局铅印本 1

0873 **验方新编**八卷卷首一卷 ［1846］
（清）鲍向璈（云韶）编
清咸丰六年丙辰（1856）海山仙馆藏板（附痧症全书三卷、咽喉秘集二卷）21

0874 **（增广）验方新编**十八卷 ［1846］
又名（增辑）验方新编、中国名医验方集成
（清）鲍相淑（云韶）编 张绍棠（又棠）增辑
（1）清同治三年甲子（1864）刻本浙江官需局藏板（附妇婴至宝）21
（2）清光绪元年乙亥（1875）信立德堂刻本 6
（3）清光绪十八年壬辰（1892）铅印本 6
（4）清光绪二十二年丙申（1896）刻本 2
（5）清光绪二十三年丁酉（1897）上海广百宋斋石印本 6 37 38
（6）清光绪二十六年庚子（1900）上海观澜阁石印本 6
（7）清光绪三十年甲辰（1904）洽记书局石印本 22 38
（8）清宣统三年辛亥（1911）炼石斋石印本 5 22 38
（9）1911 年上海鸿宝斋书局石印本 6 22 37（存 1～8，16～18 卷）66
（10）1914 年上海章福记书局石印本 38 41
（11）1918 年上海鸿宝斋书局石印本 6
（12）1937 年上海广益书局石印本（仅存第一卷）66

0875 **（增订）验方新编**八卷 ［1846］
附续方一卷
又名（精校）验方新编
（清）鲍相璈（云韶）编 张绍棠（又堂）增辑
1933 年上海商务印书馆铅印本（附痧症全书三卷，咽喉初集二卷）21

0876 **（梅氏）验方新编**七卷 ［1846］
（清）梅启照（小岩）编
1934 年上海吴承记印书局铅印本 1 2 6 22 38

0877 **续验方**六卷 ［1846］
（清）鲍相璈（云韶）编 吴彝山（安圃）编
清同治七年戊辰（1868）刻本 37

0878 **验方续编**二卷 ［1846］
（清）海山仙馆编
清同治九年庚午（1870）刻醇雅堂藏板 21

0879 **赛金丹**二卷 1847
（清）徐半峰（蕴真子、纯一）编
（1）清光绪二年丙子（1876）铝邑刻本 21
（2）清刻本 6

0880 **救迷良方** 1850
附一枝轩经验方

(清)何其伟(庆曾、韦人、书田)编
清道光三十年庚戌(1850)刻本 37

0881 **增补神效集**二卷 1850
著者佚名(清)张鹏飞增辑
清道光三十年庚戌(1850)刻本 7

0882 **仙方合集**二卷 1850
(清)贾山亭撰
1989 年中医古籍出版社据清道光三十年蜀北竹桥斋刻本复制本 1

0883 **医方易简新编**六卷 1851
又名家用良方、易简新编
(清)龚自璋(月川)、黄统(伯垂)合编
(1)清咸丰元年辛亥(1851)刻本 6
(2)清咸丰七年丁巳(1857)湘潭谦和堂刻本 2
(3)清光绪十五年已丑(1889)浙慈述读轩刻本 2
(4)1914 年三槐堂石印本 51

0884 **(增订)医方易简**十卷 1851
又名内外十三科验方五千种、经验良方大全
(清)龚自璋(月川)编 黄统(伯垂)校补 吴辉模(焕庭)增订
(1)清光绪九年癸未(1883)杨州宗德成刻字铺刻本 5
(2)1921 年上海文明书局石印本 1 2 51 60

0885 **经验良方大全**十卷 1852
(清)黄伯垂撰 王士雄续编
(1)清光绪二十年甲午(1894)上海进步书局石印本 50 51
(2)民国间石印本 60

0886 **验方传信**三卷 1853
著者佚名
清咸丰三年癸丑(1853)2

0887 **何氏经验良方** 1856
(清)何绍京编
清光绪二十七年辛丑(1901)刻本 2

0888 **万应灵方**七卷 [1859]
(清)费悟编
清光绪十七年癸巳(1891)刻本 60

0889 **经验良方** 1860
附福幼篇
著者佚名
清咸丰十年庚申(1860)据道光六年藏板刻 21

0890 **易简方便医书**六卷 1861
(清)周茂五(青亭)编
(1)清咸丰十一年辛酉(1861)名阳周日新堂刻本 38
(2)清光绪二十九年癸卯(1903)文海书局石印本 2 38
(3)石印本(存五卷)21

0891 **经验方选** 1862
(清)朱锡绶撰 忻承恩校
清同治元年壬戌(1862)刻本 7

0892 **百试百验神效奇方**二卷 1864
(清)徐荣编
清刻本 2

0893 **(费氏)怪疾奇方** [1864]
(清)费伯雄(晋卿、砚云子)编
(1)清光绪十年甲申(1884)众宝室刻本 1 2 51
(2)1929 年上海中医书局铅印本 6

0894 **医方易简续编**二卷 1864
(清)叶照林编
清同治三年甲子(1864)香山积善堂刻本 37

0895 **厚德堂集验方萃编**四卷卷首一卷 1865
(清)奇克唐阿(慎修)编
1991 年中医古籍出版社据清光绪七年刻本复制 1 21

0896 **救世良方类编** 1865
著者佚名
清同治四年乙丑(1865)文德斋藏板 21

0897 **简验医方** 1866
(清)文梁编
清同治五年丙寅(1866)刻本 2

0898 **玉历金方合编**四卷 1866
(清)兰玉居士编
(1)清同治五年丙寅(1866)葛氏刻本 37
(2)清同治十年辛未(1871)刻本 2

0899 **急救应验良方** 1867
(清)费山寿(友堂)编
(1)清同治十一年壬申(1872)刻本 6
(2)清光绪元年乙亥(1875)刻本 6 60
(3)清光绪六年庚辰(1880)醴陵刻本 2 6
(4)清光绪十二年丙戌(1886)刻本 6
(5)清光绪十九年癸巳(1893)刻本 6
(6)清刻本 2

0900 **普济良方**八卷 1867
(清)祝宝环(韵梅)辑
(1)清光绪间刻本 60
(2)一得斋善书坊石印本 50

0901 **玉历传抄** [1867]

附刊良方
蔡也抄录
抄本 47

0902 **慈恩玉历良方汇录** 1868
(清) 俞大文 (荔峰) 编
清同治七年戊辰 (1868) 刻本 2

0903 **随缘便录** 1869
著者佚名
清光绪元年乙亥 (1875) 广信立德刻本 2

0904 **几希录良方合璧** 1869
(清) 张维善编
清同治八年已巳 (1869) 姑苏得见斋刻本 2 21

0905 **集验神效方汇刻** 1869
又名妙法良方
(清) 童光荣编
清同治十三年甲戌 (1874) 山阴童荣寿棠刻本 2 60

0906 **一效集** 1870
(清) 司马湘 (晴江) 编
清光绪九年癸未 (1883) 石印本 6

0907 **丹桂良方**二卷 1871
(清) 黄翼生 (星岐) 编
清同治十年辛未 (1871) 刻本 6

0908 **千金不易简便良方** 1871
原题华祖仙师遗稿 (清) 了因子编
清同治十年辛未 (1871) 刻本 6

0909 **经验选秘**六卷 1871
(清) 胡增彬 (谦伯) 编
(1) 清同治十年辛未 (1871) 胡氏翰文斋刻本 2 21
(2) 清同治十年辛未 (1891) 童聚贤堂刻本 38
(3) 清光绪刻本 60 92

0910 **随山宇方抄** 1875
(清) 汪日桢 (刚本、谢城) 编
(1) 清光绪元年乙亥 (1875) 汪氏刻本 71
(2) 清光绪八年壬午 (1882) 绍兴交越堂刻本 2 21 60 71
(3) 民国初年绍兴袁氏刻本 1

0911 **白嶽盦经验良方** 1875
(清) 余懋 (啸松) 编
清光绪元年乙亥 (1875) 新安著者刻本 2

0912 **(集选) 奇效简便良方**四卷 1880
(清) 丁尧臣 (又香) 编
清光绪十年辛巳 (1881) 著者自刻本南盛彩刻字铺藏板 2 70

0913 **新选验方** [1880]
(清) 王燕昌 (汉皋) 撰
清刻本 21

0914 **验方汇集**八卷**续集**四卷 1881
(清) 戴绪安 (筱轩) 选注
1994 年中医古籍出版社据清光绪二十一年刻本复制本 1

0915 **验方萃编** 1881
著者佚名
中医古籍出版社据清光绪七年刻本复制 20

0916 **(新刊) 经验良方** 1881
(清) 飞觞居士编
清光绪二十二年丙申 (1896) 刻本 2

0917 **良方**一卷 1882
编者佚名
子目:
1. 救五绝良方
2. 救解鸦片毒方
3. 回生第一仙方
4. 妇人调经门
5. 种子刍言
6. 保产诸方
清光绪八年壬午 (1882) 刻本 100

0918 **良方辑要** 1883
附外科医镜
著者佚名
(1) 清光绪九年癸巳 (1883) 刻本 2
(2) 清光绪二十一年乙未 (1895) 刻本 2

0919 **内外验方**二卷 1883
(清) 赵濂 (竹泉) 撰
1991 年中医古籍出版社据清光绪间抄本复制本 1、20

0920 **(增订) 验方别录** 1884
(清) 郑奋扬 (肖岩) 编 徐友成 (友丞) 增订
1919 年宁波中华卫生会所铅印本 1

0921 **良方合璧** 1884
著者佚名
清光绪刻本 60

0922 **华氏医方汇编**六卷 1885
(清) 华狱 (芳伯) 编
清光绪十一年乙酉(1885)上海务本堂藏板 2

0923 **青囊全集秘旨**二卷 1886
(清) 黄廷爵 (虎臣) 编
清光绪十二年丙戌 (1886) 金陵一得斋刻本

100

0924 **经验方论** 1886
（清）俞成甫编
浙江宁波富祥印刷所刻本 2

0925 **万选良方** 1887
（清）余懋（啸松）编
清光绪十三年丁亥（1887）刻本 38

0926 **集验良方补旧采新** 1887
（清）李醉墨撰
1947 年刻本 2

0927 **经验秘方** 1888
（清）杨舒和（馥蕉）潘耀墀（云泽）编
清光绪二十年甲午（1894）杭州聚文楼刻本 37 38

0928 **寿世良方**四卷卷首一卷 1888
（清）陈劢（子相）编
清光绪十四年戊子（1888）四明积善堂刻本 21

0929 **淑老轩经验方** 1890
（清）黄毓恩（泽臣）编
清光绪十六年庚寅（1890）四川杲署刻本 6

0930 **（新编）济世良方** 1891
（清）陈步梯撰
清光绪十七年辛卯（1891）台湾刻本 6

0931 **寿世新编**三卷 1892
（清）万潜斋（方内散人）编
清光绪十八年壬辰（1892）道合山房刻本 2 5

0932 **疑难急症简方**四卷 1895
（清）罗越峰编
清光绪二十二年丙申（1896）刻本 6（存三～四卷）2

0933 **摘要良方** 1896
（清）修竹居士等编
清光绪二十二年丙申（1896）刻本 6

0934 **疗饥良方** 1896
又名救荒良方
著者佚名
1930 年上海宏大善书局石印本 2

0935 **经验各种秘方辑要** 1898
（清）王松堂（小楼主人）编
（1）清光绪二十四年戊戌（1898）上海著易堂书坊铅印本 1 21
（2）1916 年吴兴刘氏求恕斋石印本 1 6
（3）上海宏大印刷号石印本 6

0936 **（精校）经验奇方** 1898
（清）周锟撰
清光绪二十四年戊戌（1898）绍兴育新书局石印本 1

0937 **急救良方** 1901
著者佚名
清光绪二十七年辛丑（1901）绍兴俞文奎堂藏板 66

0938 **救世良方** 1902
（清）韦沨宽编
清光绪二十八年壬寅（1902）刻本 1

0939 **内外验方秘传** 1905
著者佚名
中医古籍出版社据清光绪年间抄本复制 20

0940 **周氏集验方正续编** 1905
（清）周憬（莘农）编
（1）清宣统二年庚戌（1910）上海宏大善书局石印本 6
（2）1921 年绍兴医药学报社刻本（题周氏集验方续编）2

0941 **周氏易简方集验方合刻** 1905
（清）周憬（莘农）编
子目：
1. 卫生简易方
2. 周氏集验方
（1）清宣统二年庚戌（1910）上海宏大善书局石印本 6
（2）1916 年绍兴医药学报社刻本 2 6

0942 **集验方撮要** 1905
（清）周憬（莘农）编
1918 年无锡周氏铅印本 6

0943 **暗室灯** 1906
附参考验方、新编选来秘方
（清）项尔康撰 孔心言重撰
清光绪三十二年丙午（1906）宁郡千岁坊文光斋刻本 21

0944 **古今良方汇编** 1908
（清）琴鹤主人编
清刻本 21

0945 **急治汇编**二卷 1909
附徐俞二先生手脚痧方论
（清）张和棻（性如、莘野）撰
1915 年张存存斋石印本 21

0946 **良方汇录** 1910
（清）石顽（更叟）编
清光绪间抄本 6

0947 **集验方** 1910

著者佚名
清宣统二年庚戌（1910）铅印本 7

0948 **秘授验过良方** ［1910］
著者佚名
抄本 6

0949 **勿药单方**四卷 ［1911］
（清）汪涛编
据清乾隆四十二年刻本抄本 1

0950 **军中医方备要** ［1911］
著者佚名
清刻本 6 60

0951 **不药良方** ［1911］
（清）何遂元辑
抄本 21

0952 **方书** ［1911］
（清）范铁生录
抄本 21

0953 **经验诸方**九卷 ［1911］
著者佚名
刻本 100

0954 **叶天士集秘方** ［1911］
神州医学社编
上海广文书局铅印本 37

0955 **经验药方** ［1911］
（清）汪氏编
丛桂堂刻本 6

0956 **经验良方** ［1911］
著者佚名
刻本 6

0957 **救急良方** ［1911］
著者佚名
浙江文元堂书坊刻本 6

0958 **范锐生抄本方书** ［1911］
（清）范锐生编
清抄本 21

0959 **醒世良方** ［1911］
臧孙溟撰
温州石印本 51

0960 **了丸先生经验良方** ［1911］
了丸先生撰
石印本 6

0961 **壶隐居良方集录** ［1911］
著者佚名
（1）清刻本 2
（2）抄本 2

0962 **青囊秘要方** ［1911］
著者佚名
抄本 2

0963 **附刊应验类编** ［1911］
警惺居士撰
刻本 2

0964 **医验良方汇录** ［1911］
王心原编
抄本 2

0965 **经验杂方** ［1911］
著者佚名
抄本 2

0966 **良方集要** ［1911］
著者佚名
抄本 2

0967 **应验神方** ［1911］
厚甫氏编
抄本 2

0968 **丁氏秘方** ［1911］
著者佚名
抄本 2

0969 **叶竹堂集验方**六卷 ［1911］
（清）姚罗浮集
民国间上海点石斋石印本 1 6

0970 **姚氏集验方** ［1911］
姚僧垣撰
抄本 2

0971 **王氏经验良方** ［1911］
王雪斋订录
抄本 6

0972 **印墅吴养正堂方抄** ［1911］
仲山氏辑
抄本 2

0973 **本草百病主治选** ［1911］
著者佚名
抄本 21

0974 **岐黄全编抄本秘方** ［1912］
不著撰人
抄本 2

0975 **黄氏三世良方集** 1915
黄维熊编
1915、1939 年上海会文堂石印本浙江醉经轩藏板 2

0976 **内症通用方** 1915
外症通用方
（清）陸汝衔（芥山）原编
1915 年成都钟文虎刻本（存外症通用方）1

0977 **丹方集异**四卷 1917
黄楚九编
1917年铅印本 21

0978 **浮溪单方选**二卷 1918
陆锦燧（晋笙）编
1918年上海久敬斋石印本 1 2

0979 **急救易知** 1918
中华书局编
1926、1930年上海中华书局铅印本 1 2

0980 **秘本丹方大全** 1919
广文书局编
（1）1919、1922年上海世界书局石印本 21 22
（2）1985年广东华瑞纸厂据民国间石印本复制 1

0981 **单方大全** 1919
广文书局编
（1）1919年世界书局石印本 60
（2）1925年上海文书局石印本 6

0982 **济世良方**八卷 1919
朱静一撰
1919年昭潭和化文社刻本 5

0983 **彭姓方抄** 1920
不著撰人
1920年龙绍氏抄 7

0984 **华佗神医秘传**二十二卷 1920
原题（汉）华佗（元化）撰 上海古书保存会编
（1）1919、1933年上海大陆图书公司铅印本 1、6
（2）1922年上海古书保存会铅印本 1

0985 **救急良方汇选** 1924
中华书局编选
1924年中华书局铅印本 1

0986 **吉人集验方** 1924
周吉人（济平）编
1924年无锡美文印刷公司铅印本 2

0987 **无医自治百病治疗丹方**四卷 1925
梁凤楼编
（1）1925年上海海左书局石印本 2
（2）1985年广东华瑞造纸厂据1925年上海海左书局石印本复制本 1

0988 **救急经验良方** 1926
著者佚名
1926年铅印本 1 32

0989 **黄溪明教方** 1926
陈无咎（淳白、茂弘、无垢居士）撰
1926年上海丹溪学社铅印本 1

0990 **仙方注释**二卷 1926
（清）程正通撰 程锦雯等注
1927年瞿县六一草堂铅印本 2 6

0991 **经验奇方** 1927
徐筱农编
1927年铅印本 21

0992 **心源海上效方** 1928
姚心源（滋常）撰
1929年长乐央砚斋铅印本 6 71

0993 **百病秘方** 1930
朱振声编
1930年上海幸福报馆铅印本 6

0994 **万病验方大全** 1930
又名万病良方大全
陆清洁编 陆士谔（守先）校
1930年上海中兴书局铅印本 5、6

0995 **简易良方** 1931
冯水（叔莹）选注
1931年江夏黄浚铅印本 6

0996 **经验良方** 1933
附六畜病经验方
张树筠撰
1933年天津摩登印务公司铅印本 1 21

0997 **百病丹方大全** 1935
又名民间百病验方
原题赵桔仙鉴定 储菊人订
1935中央书局石印本 50

0998 **华佗神医秘方** 1936
原题（汉）华佗（元化）撰
1943年上海国医研究社铅印本 6

0999 **带经堂寿世良方集** 1936
倪息庵编
1936年铅印本 21

1000 **简便验方续集** [1938]
著旬佚名
刻本 2

1001 **经验简便良方** [1938]
著者佚名
刻本 2

1002 **经验选方** [1938]
著者佚名
抄本 2

1003 **经验方药集** [1938]
著者佚名

抄本 2

1004 **经验随录方** [1939]
曹炳章（赤电）撰
稿本 2

1005 **临床经验处方** [1939]
张崇熙编
1947 年杭州宋廉经楼书店铅印本 6

1006 **单方新编全集** [1942]
刘本昌（笃生）编
1946 年湘潭培根堂铅印本 2

1007 **经验良方** [1949]
著者佚名
抄本 2

1008 **急救神方** [1949]
从善医堂主人编
刻本 2

1009 **验方汇编** [1949]
梅居士撰
抄本 2

1010 **验方杂录** [1949]
武林医和编
书带草堂抄本 2

1011 **各种秘方** [1938]
著者佚名
抄本 6

1012 **杂方** [1949]
著者佚名
抄本 7

1013 **药方** [1949]
著者佚名
抄本 7

1014 **杂症急救良方** [1949]
乐田志医士编
1914 年上海书局石印本 2

1015 **实验良方三卷** [1949]
著者佚名
抄本 2

1016 **经验良方汇钞** [1949]
著者佚名
抄本 7

1017 **家居录验方一卷** [1949]
著者佚名
抄本 2

1018 **时方录验** [1949]
著者佚名
抄本 2

1019 **草药配伍方集** [1949]
附杂治方
著者佚名
抄本 2

1020 **应验药方** [1949]
著者佚名
1985 年广东华瑞造纸厂据民国间刻本复制本 1

1021 **杂选良方** [1949]
著者佚名
抄本 2

1022 **药方秘录** [1949]
著者佚名
抄本 2

1023 **药方随录** [1949]
著者佚名
抄本 2

1024 **急救良方** [1949]
著者佚名
抄本潘志香抄 2

1025 **急救良方** [1949]
附新编良方
著者佚名
刻本 2

1026 **经验杂方** [1949]
著者佚名
抄本 2

1027 **简便验方续集二卷** [1949]
著者佚名
刻本 2

1028 **经验简便良方** [1949]
著者佚名
浙江书局刻本 2 6 100

1029 **经验方汇集** [1949]
著者佚名
抄本 2

1030 **良方散记** [1949]
著者佚名
抄本 2

1031 **藤萝馆验方钞二集** [1949]
萝禅抄录
民国间抄本 7

1032 **救急良方** [1949]
著者佚名
抄本 51

1033 **救急试验神效丹方** [1949]

著者佚名
铅印本 32
1034 **验方回春** [1949]
著者佚名
抄本 32
1035 **杂医方** [1949]
著者佚名
抄本 7
1036 **良方别录** [1949]
著者佚名
抄本 2
1037 **秘传杏林方钞** [1949]
著者佚名
抄本 2
1038 **西山杨凤阁秘诀** [1949]
著者佚名
抄本 7
1039 **奇方选萃** [1949]
著者佚名
抄本 7
1040 **应验神方** [1949]
著者佚名
抄本 2
1041 **应验丸散方** [1949]
著者佚名
抄本 2
1042 **名医良方** [1949]
著者佚名
抄本 2
1043 **程氏验方汇编**四卷 [1949]
著者佚名
思补轩抄本 2
1044 **奇验良方** [1949]
著者佚名
抄本 6
1045 **经验方选** [1949]
著者佚名
抄本 2
1046 **救毒良方** [1949]
著者佚名
抄本 2
1047 **验方杂录** [1949]
著者佚名
抄本 2
1048 **验方** [1949]
著者佚名
抄本 2
1049 **抄方** [1949]
著者佚名
抄本 2
1050 **杂方随录** [1949]
著者佚名
抄本 2
1051 **岐黄钱编抄本秘方** [1949]
泗源编
抄本 6
1052 **随便便录应验良方** [1949]
著者佚名
抄本 2
1053 **方剂** [1949]
著者佚名
抄本 1
1054 **各种病症中西医疗方** [1949]
著者佚名
抄本 29

7.5 成方药目

1055 **同仁堂药目** 1706
又名同仁堂虔修诸门应症丸散膏丹药目
（清）乐凤鸣编
（1）清光绪十五年乙丑（1889）同仁堂刻本
1 6 100
（2）1917 年刻本京都同仁堂藏板 51
（3）民国间石印本 28
1056 **张同泰丸散膏丹全录** 1802
（清）张同泰编
清嘉庆十八年癸酉（1813）刻本 38
1057 **敬修堂药说** 1804
附敬修堂二集
（清）钱澍田撰
清嘉庆九年甲子（1804）广东钱氏自刻本（附达生篇种痘方 21
1058 **秘制大黄清宁丸** 1808
又名秘授清宁丸方
清内府传
清光绪十一年乙酉（1881）吴县朱氏刻本孙星衍编平津馆丛书 71
1059 **叶种德散丸膏丹全录** 1808
又名 叶种德堂丹丸膏散露油目录
（清）叶种德堂主人撰
（1）清光绪十三年丁亥（1887）杭州种德堂

刻本 1 66
(2) 清光绪间刻本 92 (残) 47
(3) 1914 年石印本 38

1060 **胡庆余堂丸散膏丹全集** 1877
(清) 胡光墉 (雪岩) 编
(1) 清光绪三年丁丑 (1877) 杭州胡庆余堂刻本 1 2 5 21 22 38 51 92
(2) 清石印本 50

1061 **丸散膏丹方** [1877]
(清) 胡庆余堂主人编
抄本 2

1062 **蔡同德堂丸散膏丹全录** 1882
(清) 蔡鸿仪编
清光绪八年壬午 (1882) 蔡同德堂刻本 21

1063 **鹿芝馆陈家园药丸汇集** 1883
(清) 鹿之馆编
清光绪九年癸未 (1883) 刻本 32

1064 **验方类编** 1884
又名赵翰香居丸散膏丹全录
(清) 赵文通编
(1) 清光绪十五年己丑 (1889) 赵翰香居石印本 1 2 21
(2) 1923 年赵翰香居石印本 2 6 21

1065 **万承志堂丸散膏丹全集** 1885
(清) 万承志堂编
清光绪十一年乙酉 (1885) 杭州万承志堂刻本 2 22 26 100

1066 **京都广育堂医药局经验方** 1885
著者佚名
清光绪十一年乙酉(1885)京都广育堂刻本 6

1067 **雷桐君堂丸散全集** [1908]
著者佚名
清光绪石印本 22

1068 **至宝丸散集十卷** [1911]
著者佚名
1931 年铅印本 6

1069 **成药配方** [1911]
著者佚名
抄本 (残) 29

1070 **嵩阳药目** [1911]
(清) 冀口集注
清抄本 38

1071 **诸药别名目录** [1911]
附药性
著者佚名
抄本 21

1072 **药品类编** [1911]
著者佚名
抄本 21

1073 **丸丹方抄** [1911]
著者佚名
抄本 29

1074 **膏散丸丹方** [1911]
著者佚名
抄本 29

1075 **医药备忘录** [1911]
著者佚名
抄本 6

1076 **达仁堂药目** 1913
乐达仁编
1913 年京都达仁堂刻本 6 60

1077 **钱存济堂丸散膏丹全集** 1913
附续集
钱立缙编
1914 年钱存济堂刻本 38

1078 **叶种德堂丸散膏丹说明书** 1914
叶鸿年编
1915、1928 年叶种德堂铅印本 2 5 6 7 22 41 47

1079 **颐龄堂虔修诸门应症丸散膏丹总目** 1919
乐咏西编
1919 年京都颐龄堂刻本 100

1080 **试验神效丹方** 1920
从善堂医室编
民国间石印本 6

1081 **丸散膏丹自制法** 1921
陆士谔 (守先) 编
1925 年上海中华新教育社石印本 2 6

1082 **绍兴县同善局医方汇选** 1921
何廉臣 (炳元、印岩) 等撰
(1) 民国间刻本 2
(2) 1921 年张钟沅铅印本 60

1083 **蘡薁轩丸散真方汇录十八卷** 1929
张树筠 (相臣) 编
1933 年天津摩登印务公司铅印本 2 6

1084 **膏方大全** 1929
秦伯未 (之济、谦斋) 编
1929 年上海中医书局铅印本 6

1085 **丸散易知** 1930
秦伯未 (之济、谦斋) 编
1930 年上海中医书局铅印本 6

1086 **乐仁堂药目** 1930

又名乐仁堂虔修诸门应症丸散膏丹
乐仁堂主人编
1930年天津乐仁堂刻本38

1087 **考正丸散膏丹配制法** 1936
姚若琴（乐琴） 徐衡之编
1939年上海春江书局铅印本1

1088 **丸散膏丹方集** [1936]
曹炳章撰
抄本2

1089 **膏方浅识** 1939
陈存仁编
1939年远志精舍铅印本37

1090 **膏丸方选**二卷 [1949]
著者佚名
抄本2

1091 **丸散簿** [1949]
张俊玉撰
抄本47

1092 **膏丹丸散** [1949]
著者佚名
抄本7

1093 **丸药仿单** [1949]
黄崇德撰
抄本7

7.6 国外方书

1094 **医心方**三十卷 984
（日）丹波康赖撰
（1）日本安政六年己未（1859）医学馆影刻本51
（2）日本万延元年庚申（1860）刻本2

1095 **医方类聚**二六六卷 1445
（朝）金礼蒙等编
日本文久元年辛酉（1861）江户学训堂仿朝鲜原本铅印本（缺1～6，28～116，200，209卷）2

1096 **医方提要**二十卷 1683
又名删补方要
附约要弗畔录
（日）埜谦亨（利海）撰
日本贞亨三年丙寅(1686)洛阳中野宗龙卫门刻本5

1097 **医方纪元**三卷 1740
（日）甲贺通元撰
1987年中医古籍出版社据日本元文五年刻本复制本1

1098 **（新刊）温故秘录**七卷 1758
（日）野乔伯迁（纯治）撰
抄本2

1099 **吐方考** 1762
（日）藤原凤（独啸庵）撰
日本宝历十三年癸未（1763）刻本2

1100 **良方汇选**二卷 1789
（日）丹波元简（廉夫）编
1919年中华书局铅印本6

1101 **救急选方**二卷 1801
（日）丹波元简（廉夫）编
日本文化七年庚午（1810）江户青云堂刻本聿修堂藏板2 50 70

1102 **观聚方要补**十卷 1810
（日）丹波元简（廉夫）编
（1）日本安政二年巳卯（1819）聿修堂刻本2 5
（2）日本安政四年丁巳（1857）丹波元琰刻本聿修堂藏板1 31
（3）日本安政四年丁巳（1857）江阴宝文堂藏板5 31
（4）1931年上海千倾堂影印聿修堂刻本2 22

1103 **晋唐名医方选**十卷 1855
（日）喜多村直宽（士栗）撰
（1）日本安政二年乙卯（1855）学训堂活字本1
（2）1992年中医古籍出版社据日本安政二年活字本复制本1

1104 **临床应用汉方医学解说** 1925
又名日医应用汉方释义
（日）汤本求真撰 刘泗桥译
（1）1929年上海东洞学社铅印本6 22
（2）1936年上海中华书局铅印本（华实孚译）6

1105 **经验良方** [1949]
蔡松订录
黑桥浜高梅庭刻本2

1106 **古方选** [1949]
（日）小野常建撰
抄本2

1107 **集验方** [1949]
（美）嘉约翰编
抄本21

8 临证各科

8.0 临证综合

1108 **扁鹊心书**三卷卷首一卷 1146
附神方一卷
（宋）窦材撰
（1）清光绪七年辛巳（1881）上海汪氏刻本 6 38
（2）清刻本浙江巨洲三余堂藏板 2
（3）清刻本上洋江左书林藏板 21
（4）民国间上海千倾堂石印本 6 37

1109 **儒门事亲**十五卷 [1228]
（金）张从正（子和、戴人）撰
（1）明嘉靖二十年辛丑（1541）序刻本 1
（2）明万历二十九年辛丑（1601）新安吴勉学校步月楼刻古今医统正脉全书本映旭斋藏板 2 5 22
（3）清咸丰六年丙辰（1856）敦化堂刻本 6
（4）清光绪三十三年丁未（1907）京师医局刻古今医统正脉全书本 60
（5）清宣统二年庚戌（1910）石印本 1 2 7 21 37 71
（6）日本刻本 2
（7）中医古籍出版社据台湾商务版文渊阁四库全书本复制 1

1110 **医垒元戎**十二卷 1237
（元）王好古（进之、海藏）撰
（1）明嘉靖四十一年壬戌（1562）魏尚纯刻本 6
（2）明万历二十九年辛丑（1601）新安吴勉学校刻本 32
（3）清光绪七年辛巳（1881）刻医学十书零本 7
（4）清江阴朱文震校刻本 1
（5）清刻本 2 32 37 60
（6）中医古籍出版社据台湾商务版文渊阁四库全书本复制 1

1111 **兰室秘藏**三卷 1251
（金）李杲（明之、东垣）撰
（1）明嘉清八年已丑（1529）辽藩朱宠瀼梅南书屋刻本 6
（2）明刻本（仅存上卷）1 100
（3）清光绪七年辛巳（1881）广州云林阁刻本 1 7
（4）石印本 2 32 50
（5）中医古籍出版社据台湾商务版文渊阁四库全书本复制 1

1112 **卫生宝鉴**二十四卷 1283
附补遗
（元）罗天益（谦甫）撰
（1）明永乐十五年丁酉（1417）吴郡韩彝刻本 6
（2）清光绪二十二年丙申（1896）长沙刻惜阴轩丛书本 71
（3）文堂德刻本 5

1113 **活法机要** [1308]
（元）朱震亨（彦修、丹溪）撰
（1）清文奎堂刻本 2 39
（2）清刻本 51 60

1114 **金匮钩玄**三卷 1358
又名平治会萃
（元）朱震亨（彦修、丹溪）撰（明）戴思恭（原礼）辑
（1）清光绪十七年辛卯（1891）池阳周学海刻周氏医学丛书本 7 32 48
（2）清二酉堂刻本 100
（3）清文奎堂刻本 2 66
（4）清刻本 39 60 65
（5）1924 年胡氏梦选楼续金华丛书本 40 71
（6）中医古籍出版社据台湾商务版文渊阁四库全书本复制 1

1115 **医学引彀**一卷 1367
附录一卷附方一卷
（元）滑寿（伯仁、撄宁生）撰
明正统十一年丙寅（1446）休阳吴昫庵刻本 6

1116 **医经小学**五卷卷首一卷 1388
附医经小学问
（明）刘纯（宗厚）撰
（1）石印本 58
（2）1988 年中医古籍出版社据日本称意馆藏本复制 1 20

1117 **玉机维义**五十卷 1396
(明) 徐彦纯 (用诚) 撰 刘纯 (宗厚) 续增
(1) 明正统陕西布政司刻本 22
(2) 明嘉清九年庚寅 (1530) 黄焯刻本 22
(3) 日本宽文四年甲辰 (1664) 刻本杭州通德堂藏板 6
(4) 明刻本 22
(5) 清康熙紫来堂刻本 5
(6) 清康熙刻本 22
(7) 上海乐善堂刻本 2 5 100
(8) 中医古籍出版社据台湾商务版文渊阁四库全书本复制 1

1118 **证治要诀**十二卷 1405
证治要诀类方十二卷
(明) 戴思恭 (原礼) 撰
(1) 明正统八年癸亥刻本 (存一~二卷) 6
(2) 明末新安余时雨校刻本 22
(3) 清文奎堂重刻明余时雨校刊本 (三十卷本) 2 100
(4) 清二酉堂刻本 1 100
(5) 清刻本 (存要诀) 22 51
(6) 1925 年上海中华新教育社石印本 1 2 50 51

1119 **医门擎要** [1437]
(明) 兰茂 (廷秀、止庵、和光道人) 撰
1914 年云南图书馆刻云南丛书本 1

1120 **(新刊) 丹溪心法**五卷 1481
附录一卷
(元) 朱震亨 (彦修、丹溪) 撰 (明) 程充校补
(1) 明嘉靖三十三年甲寅 (1554) 养正书馆刻本 6
(2) 明刻本 22
(3) 清江阴朱文震校刻本 1
(4) 清刻本 22

1121 **丹溪先生医书纂要**二卷 [1484]
(明) 卢和 (廉夫) 撰
明嘉靖二十六年丁未 (1547) 卢尧亮校刻本 22

1122 **原病集** 1502
(明) 唐椿 (恕斋、尚龄) 撰
(1) 明崇祯六年癸酉 (1633) 嘉定唐敏学刻本 (存一~五卷) 2 6
(2) 1990 年中医古籍出版社据明崇明六年唐敏学刻本复制本 1

1123 **明医杂著**二卷 1502
(明) 王纶 (汝言、节斋) 撰
(1) 明弘治十五年壬戌 (1502) 著者自刻本 6
(2) 明嘉靖十一年壬子 (1552) 王朝补遗刻本 (存一卷) 22

1124 **明医杂著**六卷 [1502]
(明) 王纶 (汝言、节斋) 撰 薛己 (新甫、立斋) 注
(1) 明嘉靖三十年辛亥 (1551) 宋阳山刻本 7
(2) 明万历刻本 (存四卷) 22
(3) 清刻本 36 100
(4) 上海古籍出版社据明嘉靖刻本复制本 20

1125 **学正传**八卷 1515
(明) 虞传 (天民、恒德老人) 编
(1) 明嘉靖刻本 7
(2) 明万历六年戊寅 (1578) 边有猷刻本 6
(3) 日本元禄十三年庚辰 (1700) 吉野屋德兵卫据金陵书肆松亭吴江刻本重刻本 (残) 5
(4) 民国间上海会文堂石印本 1 2 5 50

1126 **苍生司命**八卷卷首一卷药性一卷 1515
(明) 虞传 (天民、花溪恒德老人) 编
1987 年中医古籍出版社据清还读斋刻本复制本 1

1127 **医学统旨**八卷 1534
(明) 叶文龄 (德征、石峰子) 编
明嘉靖十四年乙未 (1535) 刻本 (存一~五卷) 22

1128 **本草权度**三卷 [1535]
(明) 黄济之撰
(1) 明嘉靖十四年乙未 (1535) 谢氏刻本 (残存二~三卷) 22
(2) 日本刻本 (存二~三卷) 22

1129 **丹溪心法** 1536
附余二十四卷卷首一卷
(明) 方广 (约之、古庵) 编
(1) 明嘉靖间刻本 (存二~五、十一~十二、二十一~二十四卷) 7
(2) 明刻本 22
(3) 清乾隆十六年辛未 (1751) 大兴堂刻本 1
(4) 清光绪二十五年已亥 (1899) 古越徐氏石印本 5 51 100

(5) 清福建多文堂刻本 1
(6) 清文奎堂刻本 51
(7) 清二酉堂刻本 100
(8) 清江阴朱文震校刊古今医统正脉全书本 1
(9) 清步月楼刻本映旭斋藏板 2
(10) 清刻本 7
(11) 1912 年上海文瑞楼石印本 2
(12) 1920 年浙绍墨润堂石印本 51
(13) 1924 年上海海左书局石印本 1 38

1130 **世医通变要法**二卷 1539
(明) 叶廷器撰
1993 年中医古籍出版社据明嘉靖十八年刻本复制本 1

1131 **丹溪治法心要**八卷 1543
原题(元)朱震亨(彦修、丹溪)撰
(明) 高宾(叔宗)校
清宣统元年己酉(1909)武林肖氏铅印本 6 21 32

1132 **医方集宜**十卷 1554
(明) 丁凤(文瑞、竹溪)撰
(1) 抄本 1
(2) 1992 年中医古籍出版社据明学风楼刻本复制本 1

1133 **明医指掌图**前集五卷后集五卷 1556
附诊家枢要
(明) 皇甫中(云州)撰 王肯堂(宇泰、损庵、念西居士)补
(1) 明万历七年己卯(1579)书林刘氏安正堂刻本 6
(2) 明天启二年壬戌(1622)邵氏刻本 32
(3) 明金阊传万堂刻本 6
(4) 清嘉庆十六年辛未(1811)诗业堂刻本 100
(5) 清刻本(缺第六卷)66
(6) 1915 年上海炼石斋石印本 1 38
(7) 1922 年上海广益书局石印本 1 2

1134 **医学权舆** 1563
(明) 孙笙撰 洪楩(方泉)编
(1) 抄本 2
(2) 1989 年中医古籍出版社据清人抄自明万历间虎林文会堂刻本复制本 1

1135 **慎斋遗书**十卷 1573
(明) 周之干(慎斋)撰
(1) 清道光二十九年乙酉(1849)目耕堂刻本 2 50 71
(2) 清光绪十一年乙酉(1885)刻本 21
(3) 1919 年绍兴育新书局石印本 6

1136 **赤水玄珠**三十卷 1573
(明) 孙一奎(文垣、东宿、生生子)撰
广文书局石印本 60

1137 **周慎斋三书**三卷 [1573]
(明) 周之干(慎斋)撰
清康熙间刻本 2

1138 **察证辨治启迪集**八卷 1573
又名启迪集
(日) 曲直濑道三(正盛)撰
日本庆安二年己丑(1649)上林次郎右卫门刻本 6

1139 **(王宇泰先生补订)古今医鉴**十六卷 1576
(明) 龚信(瑞共)撰 龚廷贤(子才、云林、悟真子)编 王肯堂(宇泰、损庵、念雨居士)订补
明万历刻本 22

1140 **订补明医指掌**十卷 1579
附诊家枢要
(明) 皇甫中(云州)撰 王肯堂(宇泰、损庵、念雨居士)订补
(1) 明天启二年壬戌(1622)刻本 32
(2) 明金阊传万堂刻本 6
(3) 1915 年上海炼石斋书局石印本 1

1141 **医林绳墨大全**九卷 1584
(明) 方隅撰
(1) 清嘉庆二十年乙亥(1815)松江陈熙刻本(九卷本)6
(2) 清嘉庆间亦政堂刻本(九卷本)21

1142 **万病回春**八卷 1587
(明) 龚廷贤(子才、云林、悟真子)编
(1) 清康熙元年壬寅(1662)汪淇刻本 6
(2) 清阊门书林叶龙溪刻本 6
(3) 清善成堂刻本 1
(4) 清三让堂刻本 100
(5) 清经纶堂刻本 1 7
(6) 1917 年上海普通书局石印本 1
(7) 民国间上海扫叶山房石印本 70

1143 **云林神彀**四卷 1591
(明) 龚廷贤(子才、云林、悟真子)撰
(1) 明末本立堂校刊本 5
(2) 清同治六年丁卯(1867)刻本经济堂藏板 100
(3) 清宝翰楼刻本 2

(4) 1986年甘肃中医学院图书馆据明万历十九年积余堂刻本复制本 1 6

1144 **医学碎金**四卷 1592
(明) 周礼 (正伦、梅屋老人) 编
1989年中医古籍出版社据清人抄自明万历间虎林文会堂初刻本复制 1

1145 **医方捷径指南全书**四卷 1600
(明) 王宗显撰 钱允治校
清大髦堂刻本 (存下卷) 66

1146 **(鼎锲太医院颁行内外诸科方论) 百代医宗**十卷 1607
(明) 涂绅撰
(1) 明万历三十五年丁未 (1607) 李潮刻本 5
(2) 1993年中医古籍出版社据明万历三十五年本影印本 1

1147 **治法汇**八卷 1609
(明) 张三锡 (叔承、嗣泉) 撰 王肯堂 (宇泰、损庵、念西居士) 校
(1) 明崇祯间刻本 22
(2) 1990年中医古籍出版社据明万历十三年刻本复制本 1

1148 **医学粹言**十四卷 1612
(明) 罗周彦 (德甫、赤诚) 撰
明万历四十年壬子 (1612) 常郡何敬瑭刻本 6

1149 **先醒斋医学广笔记**三卷 1613
附一卷
又名还读斋医方汇编、先醒斋笔记、广笔记
(明) 缪希雍 (仲淳、慕台) 撰 丁元荐编
(1) 明崇祯十五年壬午 (1642) 虞山李枝刻本 1 5 6
(2) 清道光十一年辛卯 (1831) 武林涵古堂刻本 1 2
(3) 清刻本 100
(4) 1919年上海集古阁石印本 6 59
(5) 中医古籍出版社据台湾商务出版文渊阁四库全书本复制本 1

1150 **寿世保元**十卷 1615
(明) 龚廷贤 (子才、云林、悟真子) 撰
(1) 日本正保二年乙酉 (1645) 风月宗知据明周氏光霁堂本影刻本 6
(2) 清乾隆二十年乙亥 (1755) 广成福文堂刻本 51
(3) 清光绪十四年戊子 (1888) 扫叶山房刻本 2
(4) 清光绪三十四年戊申 (1908) 上海校经山房刻本 6
(5) 清宣统三年辛亥 (1911)、1913年上海广益书局石印本 2
(6) 清光绪间刻本 6
(7) 清经元堂校聚盛堂刻本 1
(8) 1919年广益书局石印本 2
(9) 1919年上海章福记书局石印本 6
(10) 民国间上海大成书局石印本 6

1151 **诸症辨疑**四卷 [1615]
(明) 吴球撰
1994年中医古籍出版社据明刻本复制 1

1152 **济阳纲目**一〇八卷 1626
(明) 武之望 (叔卿) 撰
江苏广陵古籍刻印社据清咸丰六年 (1856) 宏道书院本复制本 1

1153 **云林医圣普渡慈航**八卷 1628
(明) 龚廷贤 (子才、云林、悟真子) 撰
明崇祯金闾书林唐廷杨刻本 2

1154 **(新刻) 简明医彀**八卷 1629
(明) 孙志宏 (克容、台石) 编
(1) 明刻本 6
(2) 清乾隆十三年戊辰 (1748) 绣水胡树提刻本 2

1155 **窥垣秘术**二卷 [1632]
又名五法总论
(明) 陈长卿 (养晦) 编
清抄本 1

1156 **医法明鉴**五卷 1636
著者佚名
1987年中医古籍出版社据日宽永十三年 (1636) 村上平乐寺刻本复制本 1

1157 **丹台玉案**六卷 1637
(明) 孙文胤 (对薇、薇甫、左公) 撰
(1) 清顺治十七年庚子 (1660) 学余堂刻本 5 6
(2) 清刻本五风楼藏板 21 100

1158 **医宗摘要**四卷 1639
又名医宗撮精
(明) 薛己 (新甫、立斋) 撰 黄承昊 (履素、闇斋) 评注
清乾隆三十三年戊子 (1768) 刻本 21

1159 **医镜**四卷 1641
(明) 王肯堂 (宇泰、损庵、念西居士) 撰
张暎垣 (玄暎) 编 蒋仪 (仪用) 校
1986年甘肃中医学院图书馆据明崇祯十四年

刻本复制本1 6

1160 **医学指南**四卷 [1643]
(明)高铭撰
明刻本(存一~三卷)22

1161 **(新刻)医汇**十二卷 1644
(明)徐尔贞(惟正)编
明刻本6

1162 **医门初学万金一统要诀分类** [1644]
又名新增医方药性捷径合编、医方药性初学要诀
(明)太医院原本 罗必炜参订
子目:
1. 初学万金一统要诀十卷
2. 医方捷径四卷
3. 青囊药性赋五卷
4. 四言举要一卷
清光绪十四年戊子(1888)南京李光明庄刻本2

1163 **医林新论** [1653]
(清)陆丽京撰 吴重元校
抄本2

1164 **医门法律**六卷 1658
(清)喻昌(嘉言、西昌老人)撰
(1)清乾隆三十年乙西(1765)黎川陈守诚刻本集思堂藏板5 38
(2)清光绪二十年甲午(1894)上海图书集成印书局铅印本70
(3)清光绪三十一年乙巳(1905)经元书屋刻本50
(4)清光绪三十三年丁未(1907)简青斋书局石印本38 100
(5)清光绪宣统间扫叶山房石印本37
(6)清同文堂刻本100
(7)清末上海进步书局石印本2 47 60
(8)民国间上海锦章书局石印本1 2 21
(9)石印本50 60
(10)1917年南昌豫章编刻局豫章丛书本40 71
(11)中医古籍出版社据台湾商务出版文渊阁四库全书本1

1165 **医宗说约**六卷 1662
(清)蒋示吉(仲芳、自了汉)撰
(1)清光绪十四年戊子(1888)刻本上洋江左书林昌记藏板5
(2)清刻本100
(3)1915年上海萃英书局石印本6 38
(4)1928年千倾堂刻本2
(5)民国上海铸记书局石印本50

1166 **何氏济生论**八卷 1672
(清)何镇(培元)撰
清嘉庆二十一年丙子(1818)京江庄孝客静观堂刻本2

1167 **伤寒痘疹辨证** 1678
又名伤寒痘疹辨证合编
(清)陈尧道(素中)撰
子目:
1. 伤寒辨证
2. 痘科辨证
3. 疹科辨证
清咸丰二年壬子(1852)聚奎堂刻本2

1168 **医学集要**六卷 1682
(清)刘璞(石友)编
清抄本1

1169 **石室秘录**六卷 1687
(清)陈士铎(敬之、远公、大雅堂主人)撰
(1)清康熙二十六年丁卯(1687)序刻本21
(2)清康熙二十六年丁卯(1687)本澄堂刻本51
(3)日本享保十三年戊甲(1728)抄本6
(4)清康熙间三元堂刻本21 51 47
(5)清雍正八年庚戌(1730)马弘儒刻本广陵萱永堂藏板2 5
(6)清雍正八年庚戌(1730)马弘儒刻本绿荫堂印本萱永堂藏板22
(7)清嘉庆三年戊午(1798)崇文堂刻本21 70
(8)清江阴宝文堂书庄刻本2
(9)清文渊堂刻本100

1170 **辨证录**十四卷 1687
又名伤寒辨证录
附脉诀阐微
(清)陈士铎(敬之、远公、大雅堂主人)撰
(1)清乾隆十三年戊辰(1748)喻义堂刻本2
(2)清嘉庆二十三年戊寅(1818)郭淳章文诚堂刻本6
(3)清道光间刻本(十二卷本)2
(4)清光绪十年甲申(1884)重庆善成堂刻本(附胎产秘书二卷)1 2

(5) 民国间上海千倾堂书局石印本 1
(6) 1921 年上海大成书局石印本 2

1171 **辨证奇闻**十五卷 1687
(清) 陈士铎 (敬之、远公、大雅堂主人) 原撰 文守江 (南纪) 述
清同治六年丁卯 (1867) 经元堂刻本 21

1172 **辨证奇闻**十卷 [1687]
(清) 陈士铎 (敬之、远公、朱华子、大雅堂主人) 撰 钱松 (镜湖) 编
(1) 清光绪三十一年乙巳 (1905) 上海宝善斋书庄石印本 22
(2) 1913 年上海校经山房石印本 5 6
(3) 1913、1928 年上海千倾堂书局石印本 2
(4) 1921 年元昌印书馆石印本 2 21
(5) 1937 年上海广益书局石印本 21

1173 **辨证冰鉴**十二卷 [1687]
(清) 陈士铎 (敬之、远公、大雅堂主人) 撰
清宣统元年已酉 (1909) 北京龙文阁石印本 6

1174 **傅青主男科**二卷 [1690]
(清) 傅山 (青主、公它、朱衣道人) 撰
(1) 清光绪七年辛巳 (1881) 江都郑钟岳校刻本 51
(2) 清光绪九年癸巳 (1883) 扫叶山房刻本 1
(3) 清光绪三十一年乙巳 (1905) 扫叶山房刻本 1
(4) 1925 年上海锦章书局石印本 6

1175 **张氏医通**十六卷 1695
(清) 张璐 (路玉、石顽老人) 撰
(1) 清康熙四十八年己丑 (1709) 刻本 38
(2) 清嘉庆六年辛酉 (1801) 金阊书业堂刻本 51
(3) 清嘉庆九年甲子 (1804) 日本京都书肆翻刻思德堂本 6 100
(4) 日本文化元年甲子 (1804) 思德堂刻本 清光绪二十五年浙江书局刻本 1 5 6 7 50
(5) 清光绪二十年甲午 (1894) 上海图书集成公司铅印本 1
(6) 清光绪三十三年丁未 (1907) 上海书局石印本 37 41 70
(7) 清三元堂刻本 100
(8) 1916 年上海广益书局石印本 1 2 48

1176 **医林口谱六法秘书** 1698
(清) 周笙古编
清康熙三十七年戊寅 (1698) 抄本 2

1177 **医学真传** 1699
(清) 高世栻 (士宗) 撰
(1) 清乾隆三十二年丁亥 (1767) 刻医林指月丛书本 6
(2) 抄本 2

1178 **医林一致**五卷 1703
(清) 骆登高 (茱饮、恒园) 辑著 丁有曾 丁有光编定
清康熙四十二年癸未 (1703) 敬慎堂刻本 22

1179 **医学津梁**六卷 [1722]
又名医镜删补
(明) 王肯堂 (宇泰、损庵、念西居士) 撰 (清) 岳昌源删补
(1) 1919 年上海千倾堂书局石印本 5
(2) 1919 年上海学海图书馆石印本 2 6 50 59 70

1180 **医家心法** 1725
又名鼓峰心法
(清) 高斗魁 (旦中、鼓峰) 撰 胡珏评
(1) 清雍正三年乙巳 (1725) 胡珏序刻本 51
(2) 清乾隆三十一年丙戌 (1766) 刻本 1
(3) 清乾隆三十二年丁亥 (1767) 宝笏楼医林指明本 6 26

1181 **杨氏提纲医方纂要**四卷 1728
又名杨氏提纲全书
(清) 杨旦升 (旭东) 编
(1) 清道光十三年癸巳 (1833) 务本堂刻本 21
(2) 清刻本 51
(3) 抄本 21

1182 **医学心悟**五卷 1732
附外科十法一卷
(清) 程国彭 (钟龄、普明子) 撰
(1) 清乾隆五十六年辛亥 (1791) 大文堂刻本 51
(2) 清嘉庆二十四年已卯 (1819) 扫叶山房刻本 21 22 51 100
(3) 清光绪六年庚辰 (1880) 上海校经山房刻本 51
(4) 清光绪二十年甲午 (1894) 图书集成印书局铅印本 5 50 100
(5) 清光绪二十一年乙未 (1895) 二十八年

壬寅（1902）学库山房刻本2 50 51
（6）清光绪二十三年丁酉（1897）梦岐道人抄本21
（7）清光绪三十四年戊申（1908）渝城善成书庄刻本6
（8）清宣统三年辛亥（1911）上海会文堂石印本1
（9）清刻本1 21 100（存二、五卷）66
（10）1912年上海锦章书局石印本51
（11）上海铸记书局石印本2 80 100

1183 **医师秘笈**二卷 1736
又名医学秘籍
（清）李言恭（思可）撰
（1）清乾隆四十二年丁酉（1777）云南顺宁刻本51
（2）清光绪七年辛巳（1881）慈水杨采青校简香斋刻本6 21（存一卷）66
（3）1920年上海进化书局石印本6

1184 **医学纂要**六卷 1739
（清）刘渊（圣泉）编
清刻本21

1185 **临症指南**二卷 1745
（清）杨乘六（以斤、云峰）撰
清乾隆十年乙丑（1745）刻本本衙藏板1

1186 **医方一盘珠**十卷 1749
（清）洪金鼎（玉友）撰
（1）清同治九年庚午（1870）富春堂刻本66
（2）清文苑斋刻本2
（3）清宝华楼刻本5
（4）清经元堂刻本6
（5）清简文堂刻本6

1187 **医碥**七卷 1751
（清）何梦瑶（报之、西池）编
（1）清乾隆十六年辛未（1751）刻本2 6 70
（2）清同文堂刻本2
（3）1922年上海千顷堂书局石印本1 5 50 59 66

1188 **三科辑要**三卷 1751
附方三卷
（清）何梦瑶（报之、西池）编
清光绪二十一年乙未（1895）广州拾芥园刻本2

1189 **四圣悬枢**五卷 1753
（清）黄元御（坤载、研农、玉楸子）撰
（1）清咸丰十年庚申（1860）长沙徐氏燮和精舍刻本1
（2）清光绪二十年甲午（1894）上海图书集成印书局铅印本22
（3）清刻本48

1190 **杂症会心录**二卷 1754
（清）汪蕴谷（文绮）撰
清乾隆二十年乙亥（1755）率川自余堂刻本1

1191 **方症会要**四卷 1756
（清）吴迈撰
1980年中医古籍出版社据清乾隆二十一年丙子（1756）刻本复制本6

1192 **医林纂要探源**十卷 1758
（清）汪绂（双池）编
（1）清道光二十九年己酉（1849）刻本遗经堂藏板6
（2）清光绪二十三年丁酉（1897）江苏书局刻本2 5 70 100

1193 **弄丸心法全集**八卷 1759
（清）杨凤庭（西山、瑞虞）撰
清宣统三年辛亥（1911）成都张兴龙校刻本牟顺斋刻字铺藏板1 7

1194 **兰台轨范**八卷 1764
（清）徐大椿（灵胎、洄溪老人）编
（1）清乾隆二十九年甲申（1764）洄溪草堂刻本39
（2）清刻本1 22 37 66
（3）清石印本22 50
（4）中医古籍出版社据台湾商务版文渊阁四库全书本复制本1

1195 **鹌鹑会约** 1767
附敖氏金镜录验舌法
（清）翁振基（汉溪）撰 廖百龄辑
1980年上海古籍书店据清抄本复制1

1196 **杂病源流犀烛**三十卷卷首二卷 1773
（清）沈金鳌（芊绿、汲门、尊生老人）撰
（1）清乾隆四十九年甲辰（1784）无锡沈氏师俭堂刻本7
（2）清光绪二十一年乙未（1895）上海图书集成书局铅印本32
（3）清宣统元年已酉（1909）石印本1

1197 **卫生要诀** 1775
（清）高士钥撰
清嘉庆十七年壬申（1812）汉皋三隽堂刻本2

1198 **医法新编** 1775

（清）陈先生撰 梅山骑鹿道人编
抄本（附汤头新咏）21

1199 **医级**十卷卷首一卷卷末一卷 1775
又名医级宝鉴、医级必自集
（清）董西园（魏如）撰
（1）清乾隆四十三年丁酉（1777）李璿序文苑堂刻本 22
（2）清嘉庆二十五年庚辰（1820）道古堂刻本 2

1200 **古今医诗**五十三卷 1783
（清）张望（棕檀）撰
清刻本（缺卷一～五）2

1201 **寿世编**二卷 1785
（清）顾奉璋（左宜、三近居士）编
（1）清嘉庆十十五年庚辰（1820）乐只堂刻本 2
（2）清道光十七年丁酉（1837）贵州永安协署爱日堂刻本 5
（3）清道光二十四年甲辰（1844）文昌阁刻本 2
（4）清刻本 2

1202 **妇婴至宝**八卷 ［1796］
（清）徐忕忊（尚慧）编
子目：
1. 达生编四卷（清）亟斋居士编
2. 种痘法一卷（清）锡兰居士辑
3. 福幼编一卷（清）庄一夔撰
4. 遂生编痘科治法一卷（清）庄一夔撰
5. 推拿摘要辨证指南一卷（清）王兆鳌重校
（1）清嘉庆元处丙辰（1796）刻本 21
（2）清嘉庆十五年庚午（1810）友善堂刻本 6
（3）清道光十一年辛卯（1831）绍兴刻本 1
（4）清道光二十四年甲辰（1844）兰州浙江会馆刻本 6
（5）清同治五年丙寅（1866）杭州有容斋刻本 2
（6）清同治十二年癸酉（1873）刻本昆山周文墨斋藏板 6
（7）清同治间刻本 2
（8）清刻本 22

1203 **寿世编** 1797
辑者佚名
子目：
1. 福幼编（清）庄一夔撰
2. 救急篇（清）顾兰圃编
3. 保婴篇（清）毓兰居撰
4. 达生篇（清）亟斋居士撰
（1）清光绪十七年辛卯（1891）罗溪聚芳斋刻本 2
（2）清光绪二十三年丁酉（1897）上海著易堂书局铅印本 2

1204 **医宗宝镜**五卷 1798
（清）邓复量编
民国间上海文瑞楼石印本 71

1205 **济众新编**八卷 1799
（朝）康命吉（命微、君锡）撰
古代朝鲜内阁刻本 1 32 71

1206 **时方妙用**四卷 1803
（清）陈念祖（修园）撰
（1）清嘉庆八年癸亥（1803）刻本 21 37
（2）清光绪十八年壬辰（1892）图书集成印书局铅印本 66
（3）清光绪二十七年辛丑（1901）辛化三味书局刻本 47
（4）清刻本 21
（5）抄本 2

1207 **时方妙用**四卷 1803
时方歌括二卷
（清）陈念祖（修园）撰
清光绪三十三年丁未（1907）巴蜀善成堂刻本 50

1208 **医医偶录**二卷 1803
（清）陈念祖（修园）撰
（1）清同治十三年甲戌（1874）蜀川蓬莱友善堂刻本 21 37
（2）抄本 2

1209 **医学三字经**四卷 1803
（清）陈念祖（修园）撰
（1）清嘉庆九年甲子（1804）南雅堂刻本 1 21
（2）清同治四年乙丑（1865）文奎堂刻本 21
（3）清光绪十五年己丑（1889）刻本 6
（4）清光绪十八年壬辰（1892）上海图书集成公司铅印本 37 66
（5）清光绪二十七年新化三味书局刻本 6 47
（6）清光绪三十年甲辰（1904）上海顺城书局石印本 41
（7）清光绪三十三年丁未（1907）巴蜀善成

堂刻本 50

1210 **金匮启钥**三十七卷 1804
(明)黄朝坊(妙山)编
清刻本 1

1211 **医学实在易**八卷 1808
(清)陈念祖(修园)撰
(1)清道光间五云楼刻本 71
(2)清光绪十八年壬辰(1892)上海图书集成书局铅印本 41 66
(3)清光绪三十三年丁未(1907)巴蜀善成堂刻本 6 50
(4)清刻本 22 37
(5)民国间上海锦章书局石印本 30

1212 **医宗备要** 1814
(清)曾鼎(香田)撰
(1)清嘉庆十九年甲戌(1814)南城曾氏忠恕堂刻本 5
(2)清同治八年己巳(1869)湖北崇文书局刻本 2 5 6 51 60
(3)清同治八年己巳(1869)楚北书局刻本 37
(4)清同治八年己巳(1869)刻本 2 51 60
(5)清刻本 1

1213 **医略**四卷 1818
(清)钱一桂(东堂)撰
清嘉庆二十三年戊寅(1818)慎余堂刻本 5

1214 **杂证总括**二卷 1820
又名杂症歌诀附杂症中风歌括
(清)何其伟(庆曾、韦人、书田)撰
1981 年上海古籍书店据青浦何氏家藏抄本复制本 1

1215 **医学从众录**八卷 1820
(清)陈念祖(修园)撰
(1)清道光二十五年乙巳(1845)敦厚堂刻本 1
(2)清光绪十八年壬辰(1892)上海图书集成印书局铅印本 66
(3)清光绪三十三年丁未(1907)巴蜀善成堂校刻本 50
(4)清南雅堂刻本 1
(5)清刻本 47

1216 **证治针经**四卷 1823
(清)郭诚勋(云台)编
(1)清道光三年癸未(1823)刻本 1 70
(2)清道光八年戊子(1828)得且堂刻本 38

1217 **笔花医镜**四卷 1824
又名卫生便览
(清)江涵暾(笔花)撰
(1)清同治八年己巳(1869)琉璃厂富文斋刻本 1
(2)清同治十二年癸酉(1873)刻本 2
(3)清光绪九年癸未(1883)刻本 37
(4)清光绪十一年乙酉(1885)刻本 6 100
(5)清光绪十七年辛卯(1891)京都刻本龙光斋藏板 51
(6)清光绪三十年甲辰(1904)上海书局石印本 100
(7)清江西邹氏刻本 80
(8)清同善堂刻本 2
(9)清刻本 32 66
(10)1912 年上海会文堂石印本 6 80
(11)1914 年上海文益书庄石印本 1 51
(12)1918 年上海铸记书局石印本 38
(13)民国间上海大成书局石印本 60 100
(14)民国间上海文瑞楼石印本 6
(15)石印本 47

1218 **医纲提要**八卷 1830
(清)李宗源(一亭)辑
清光绪二十三年丁酉(1897)南京李光明书庄刻本 1 6

1219 **医学妙谛**三卷 [1837]
又名新医学妙谛
(清)何其伟(庆曾、韦人、书田)撰
清光绪十九年癸巳(1893)橘香书屋刻本 6

1220 **类证治裁**八卷 [1839]
附一卷
(清)林佩琴(羲桐)撰
(1)清咸丰元年辛亥(1851)丹阳文星刻本 1 50
(2)清同治十三年甲戌(1874)刻本 1 2
(3)清光绪二十三年丁酉(1897)两仪堂刻本 6
(4)1915 年上海千顷堂石印本 1 5 6 32 50

1221 **医略** 1840
(清)潘世思撰
清道光二十年庚子(1840)刻本 50

1222 **医学圭指**三卷 1842
(清)李青渊撰
清道光二十二年壬寅(1842)严馨德堂刻本 2 37

1223 **医学便览** 1853

（清）陆受诗（篆云）编
1989年中医古籍出版社据清人抄自明万历间虎林文会堂刻本复制本 1

1224 **医约**四卷 1863
附死候概要
（清）程鉴（黄田）撰
1930年巨县六一草堂铅印本 2

1225 **医宗会要**四卷 1864
（清）湛德芬（辛彝）编
清同治四年乙丑（1865）昌江魏谦吉堂刻本 6

1226 **一见知医**六卷 1868
（清）陈鄂（实夫、棣原）撰
清同治八年己巳（1869）尚德堂刻本 2

1227 **医学一见能** 1873
（清）唐宗海（容川）撰
清光绪十六年庚寅（1890）（附血证论）刻本 5

1228 **证治心得**十二卷 1876
又名证治集腋
（清）吴炳（云峰）撰 吴仁培（树人）校订
（1）1926年惜明书屋铅印本 2 7
（2）1926年加善吴氏铅印本 1 6
（3）1926年石印本 6
（4）抄本 6

1229 **医学金针**八卷 1877
原题（清）陈念祖（修园）撰 潘霨（伟如、韡园居士）增辑
（1）清光绪四年戊寅（1878）潘氏敏德堂刻本 2 21 50 70 100
（2）清光绪九年癸未（1883）江西书局刻本 6

1230 **医理大概约说** 1878
（清）刘沅（止唐）撰
清光绪三十二年丙午（1906）成都守经堂刻本 2

1231 **医门补要**三卷 1883
附一卷
（清）赵濂（竹泉）撰
上海中医书局据清光绪九年癸未（1883）刻本影印本 2、30

1232 **医方简义**六卷 1883
（清）王清源（馥原）撰
（1）清光绪九年癸未（1883）奎照楼藏板 1
（2）清光绪二十四年戊戌（1898）杭州同善堂刻本 1 2 7
（3）清刻本 7

1233 **活人慈航**十七卷卷首一卷 1883
附四诊脉诀一卷
（清）郑道谦辑 郑玉成纂、郑汝恭整理
子目：
1. 杂症集腋四卷
2. 外因贯穿二卷
3. 女科纲目一卷
4. 伤科审治一卷
5. 痘科集腋二卷
6. 眼科选方二卷
7. 外科要诀二卷
8. 祖方原本一卷
甘肃中医学院图书馆据清光绪刻本复制本 1

1234 **医家四要**四卷 1884
（清）程曦（锦雯）等撰
（1）清光绪十二年丙戌（1886）豫章邓灿堂刻本养鹤山房藏板 1 6 21 37 50 100
（3）民国上海千顷堂石印本 1 6 50

1235 **民间医治须知** 1890
（日）松本顺撰
日本明治二十三年庚寅（1890）爱生馆铅印本 6

1236 **简易医诀**四卷 1892
（清）周云章（松仙、松儒）撰
（1）清光绪十八年壬辰（1892）四明伴梅轩刻本 21 22 100
（2）清宣统元年己酉（1909）新都周祖佑刻本成都志古堂藏板 2 26

1237 **医悟**十二卷 1893
（清）马冠群（良伯）撰
清光绪十九年癸巳（1893）木活字本 1

1238 **医道还元**九卷 1894
附奇症新方
（清）吕真（纯阳）撰
1930年北京天华馆铅印本 1

1239 **医林猎要** 1897
（清）黄保康（霄鹏）撰
清宣统二年庚戌（1910）刻本 1 100

1240 **药言随笔**三卷 1899
（清）李日谦（葆初）撰
清光绪二十五年己亥（1899）岳棵序泽铅印本 5

1241 **医学程式**四卷 1901
（清）黄镐京（迁甫）撰

清光绪二十七年辛丑（1901）石印本 2

1242 **是乃仁术** 1904
不著撰人
清光绪三十年抄本 7

1243 **黄氏医绪十四卷** 1904
附救伤集成、解毒集成
（清）黄皖撰
清光绪三十三年丁未（1907）经铿家塾存几刻本 5

1244 **医学编四卷** 1906
（清）曾懿（伯渊）撰
清光绪三十三丁未（1907）长沙刻本 6 21

1245 **疑似辩证二卷** 1907
（清）韦佩宽撰
（1）清光绪三十三年丁未（1907）铅印本 6
（2）清宣统二年庚戌（1910）铅印本 1

1246 **中西医通汇函** 1907
（清）朱钧编
清光绪三十三年朱氏焕文书局石印本 71

1247 **新医宗必读** 1909
上海医学研究会编
清宣统元年乙酉（1909）医学研究会石印本 2

1248 **中外医通** 1910
（日）赤木勘三郎编 丁福保（仲佑、畴隐居士）译
1926 年上海医学书局铅印本 1

1249 **备用药物** 1911
附简明良方
著者佚名
（1）甬江宝康斋刻本 21
（2）刻本 71

1250 **医学准规** 1911
（清）马光灿（茗夫）撰
清宣统三年辛亥（1911）铅印本 1

1251 **惺卢秘籍四卷** ［1911］
（清）惺卢撰
抄本 7

1252 **医学杂抄** ［1911］
又名总方歌括
著者佚名
抄本 1 2

1253 **玉机辨症二集** ［1911］
不著撰人
抄本 1

1254 **朱氏利人集** 1918
朱觉省（莘岩）撰
1918、1927 年上海朱氏安社医室石印本 1

1255 **医学南针二集** 1920
陆士谔（守先）撰
（1）1920 年上海广文书局石印本 1 6
（2）1924、1930 年世界书局石印本 6 38 50 51
（3）民国间上海大东书局石印本 50

1256 **医学初步三卷** 1920
又名学医初步
1917 年上海大东书局石印本 6

1257 **医学速成法** 1923
又名中医医学速成法
谢璿编
1923 年上海会文堂新记书局石印本 5

1258 **医学门径语** 1924
陈邦贤（冶愚、红杏老人） 万钟（伯英）合撰
民国上海医学书局铅印本 92

1259 **医学说约** 1924
秋田散人撰
石印本 47

1260 **百病自疗法三卷** 1929
又名百病治疗全书、国医指南
李涵馥撰
1934 年上海南方书局铅印本 37

1261 **医药顾问十九卷** 1931
附药性纲目
马小琴（绛彰）撰
1931 年上海大众书局铅印本 5

1262 **医学心传四卷** 1932
华秉麾（承谟）撰
1932、1933 年无锡锡成印刷公司铅印本 1 6

1263 **医事蒙求** 1933
张寿颐（山雷）撰
1934 年嘉定张氏体仁堂铅印本 1

1264 **临证录** 1934
恽铁樵（树珏）撰 章次公（成立）等录
抄本 1

1265 **临症汇集** 1935
倪奎照编
1936 年嘉兴东南印务局铅印本 30 32

1266 **症治精编** 1936
裘庆元编
民国间绍兴医药学报社铅印本 1

1267 **证治汇编四卷** ［1937］

著者佚名
抄本 2

1268 **杂病要诀** ［1937］
著者佚名
抄本 2

1269 **病症辨治常识**三卷 1938
孔继华（亦峰）撰
1938 年宁海源来书局铅印本 2 28

1270 **症治精华** ［1942］
朱鹤皋撰
抄本 1

1271 **青囊琐记** ［1947］
著者佚名
张觉人抄本 7

1272 **医书杂抄** ［1949］
季念如编
抄本 7

1273 **医门径六编** ［1949］
陈桃俊编
稿本 51

1274 **临证元言** ［1949］
不著撰人
抄本 6

1275 **养性山房证治类编** ［1949］
不著撰人
陈仲卿抄录 2

1276 **医学捷径** ［1949］
著者佚名
抄本 2

1277 **窥垣秘术** ［1949］
陈志明撰
抄本 1

8.1 温病

8.11 四时温病

1278 **（重刻）伤暑全书**十卷 1623
（明）张鹤腾（凤逵）撰 彭期生编
1936 年上海大东书局铅印中国医学大成本 2

1279 **温症朗照** 1644
又名温热朗照、温症论、会讲温症经录
（清）喻昌（嘉言、西昌老人）撰
（1）清龙江书院刻本 2
（2）1984 年甘肃中医学院据抄本复制本 1

1280 **温热暑疫全书**四卷 1679
又名温病方论
（清）周扬俊（禹载）编
（1）清乾隆二十九年甲申（1764）刻本 2
（2）清道光二十年庚子（1840）宝善堂刻本 6
（3）清光绪十五年己丑（1889）扫叶山房刻本 1 2 50 70
（4）民国间上海千顷堂书局石印本 1 50

1281 **温热论笺正** ［1746］
（清）叶桂（天士、香岩、南阳先生）撰
陈光淞（根儒）笺正
1916 年上海扫叶山房石印本 6

1282 **湿热条辨一卷** ［1770］
（清）薛雪（生白、一瓢）撰
（1）石印本 60
（2）抄本 66

1283 **温病条辨**六卷卷首一卷 1798
（清）吴瑭（鞠通）撰
（1）清嘉庆十八年癸酉（1813）问心堂刻本 1 2 5 21 51 100
（2）清嘉庆十八年癸酉（1813）著易堂仿聚珍版石印本 21
（3）清道光十五年乙未（1835）叶氏澹吾楼刻本 2 6 22 26 66 100
（4）清咸丰十年庚申（1860）宏道堂刻本 1 47
（5）清同治元年壬戌（1862）刻本 7
（6）清同治八年己巳（1869）凝香阁刻本 7
（7）清同治九年庚午（1870）六安求我斋刻本 1 21
（8）清同治十年辛未（1871）古榆槐荫书屋刻本 21
（9）清光绪七年辛巳（1881）醉芸轩刻本 1
（10）清光绪十八年壬辰（1892）刻本 1
（11）清光绪十九年癸巳（1893）上海图书集成公司石印本 1 21 38 60 100
（12）清光绪十九年癸巳（1893）江右醉芸轩刻本 2 7
（13）清光绪二十一年乙未（1895）学库山房刻本 66
（14）清光绪二十五年己亥（1899）曲江书屋石印本 1
（15）清光绪二十五年己亥（1899）玉麟书屋石印本 37
（16）清光绪二十七年辛丑（1901）湖南思贤书局刻本 6

(17) 清光绪三十一年乙丑（1905）粤东冯继善刻本扫叶山房藏板 30 38 51 60
(18) 清光绪三十二年丙午（1906）上海千顷堂石印本 21
(19) 清宣统三年辛亥（1911）上海会文堂新记书局刻本文富堂藏板 21 60
(20) 清鹤皋叶氏刻本 21
(21) 清宁波群玉山房刻本 1 21 38 41 51
(22) 清上海文渊山房刻本 21
(23) 清刻本 1
(24) 清石印本 100
(25) 1917 年上海炼石书局石印本 1 38
(26) 1918 年上海鸿宝斋书局石印本 38 51
(27) 1921 年上海世界书局石印本 38
(28) 1923 年上海千倾堂石印本 21 50
(29) 1923 年神州医学社铅印本 66
(30) 民国上海鑫记书社石印本 1 6 51

1284 温症平衡 1789
原题吴瑭（鞠通）撰
清刻本 28

1285 温病证治述要 ［1798］
（清）吴瑭（鞠通）撰 李盛卿编
清光绪十八年壬辰（1892）刻本 1

1286 温热说 ［1802］
（清）金位撰文
清嘉庆七年壬戌（1802）抄本 6

1287 温热病指南集 1809
（清）陈平伯（祖恭）撰
(1) 清光绪二年丙子（1876）云间复园藏板 2 21
(2) 抄本 51

1288 类伤寒集补 1811
附高鼓峰四明心法
（清）张泰撰 计楠（寿乔、甘谷外史）参订
清刻本 1

1289 四时病机十四卷 1815
附温毒病论一卷、女科歌诀六卷
（清）邵登瀛（步青）编
(1) 清光绪五年已卯（1879）刻本 1
(2) 清光绪六年庚辰（1880）刻本 1 2
(3) 清光绪十六年庚寅（1890）刻本 51
(4) 清宣统元年己酉（1909）江南医学会石印本 1 2 50

1290 感证集腋二卷 1815
（清）茅钟盈（配京）编
(1) 清嘉庆二十年乙亥（1815）湖州抄本 30
(2) 1981 年上海古籍书店复制清道光十六年拜石山房刻本 1

1291 温热赘言 ［1824］
（清）寄瓢子撰
(1) 清道光十一年辛卯（1831）吴氏贮春仙馆刻本灵鹤山房藏板 1 2 21 22 37 51
(2) 清刻本 100

1292 温病大旨 1825
（清）章楠（虚谷）撰
抄本 2

1293 温热经纬五卷 1852
（清）王士雄（孟英、潜斋、随息居士）编
(1) 清咸丰二年壬子（1852）刻本 2 100
(2) 清同治二年癸亥（1863）刻本 1 21
(3) 清同治三年甲子（1864）刻本 21 60 71
(4) 清同治十三年甲戌（1874）湖北崇文书局刻本 1 22 37 38 66
(5) 清光绪三年丁丑（1877）湖北书局刻本 1 5 21 38 60 71
(6) 清光绪八年壬午（1882）四川新繁东湖刻本 7
(7) 清光绪十一年乙酉（1885）松韵阁刻本 6
(8) 清光绪二十二年丙申（1896）上海图书集成公司铅印本 5 21 32
(9) 清光绪二十九年癸巳（1903）月岩别墅刻本 6
(10) 清光绪三十年甲辰（1904）石印本 6 38
(11) 清光绪间刻本 1
(12) 清刻本 22
(13) 1913 年湖南文华印书局铅印本 5
(14) 1917 年上海文瑞楼石印本 50
(15) 1922、1935 年上海世界书局石印本 1 31 38
(16) 1928 年镇江商务图书馆刻本 51
(17) 上海千顷堂书局石印本 1 6

1294 吴王二温合刻 1852
又名温病条辨温热经纬合刻
（清）芰湄辑
子目：
1. 温病条辨六卷（清）吴瑭（鞠通）撰
2. 温热经纬五卷附达生篇二卷（清）王士

雄撰
清光绪二十八年壬寅（1902）文来书局石印本 21

1295 **温热类编**六卷绪论一卷 1866
（清）凌德（嘉六、蜇庵）撰
（1）1926 年杭州三三医书社铅印本 1 7 41 46
（2）抄本 2

1296 **治温提要** 1878
又名温病提要、温病提要序刻、治温提要速效合编
附温症瘢疹辨证良方告示
（清）曹华峰（文远）编
（1）清光绪十五年已丑（1889）文集堂刻本 100
（2）清光绪十七年辛卯（1891）荣昌刻本 2

1297 **时病论**八卷 1882
（清）雷丰（少逸）撰
（1）清光绪八年至壬午十年甲申（1882～1884）柯城雷慎修堂刻本养鹤山房藏板 1 2 21 30 51
（2）清光绪二十四年戊戌（1898）上海著易堂刻本 5 60
（3）清光绪三十年甲辰（1904）石印本 21 66 100
（4）1912 年上海锦章书局石印本 1 100
（5）1922 年上海日昇山房刻本 1 36 59
（6）1924、1936 年上海大东书局石印本 1
（7）1933 年上海天宝书局石印本 1 6
（8）民国上海文瑞楼石印本 1

1298 **时病分证表** 1882
（清）雷丰（少逸）撰 彭光卿编
1934 年上海中医书局铅印本 1

1299 **加批时病论**八卷 [1882]
（清）雷丰（少逸）撰 陈莲舫（秉均、乐余老人）批
民国间上海广益书局石印本 32 51

1300 **增订时病论**八卷 [1882]
（清）雷丰（少逸）撰 何筱廉增订
民国上海大东书局石印本 1 37 41 50

1301 **岭南三急症医方辩论** 1890
（清）蒋希曾（啸渔）撰
清光绪二十年甲午（1894）刻本瑞元堂藏板 6

1302 **温病指南**二卷 1891
（清）娄杰（受之）撰
清光绪二十九癸卯（1903）听虚馆刻本 5

1303 **春温痢症三字诀合璧**三卷 1895
（清）张汝珍（子培） 唐宗海（容川）撰
清光绪刻本 2

1304 **温病诊治辩论**八卷 1895
原题（清）涂山居士撰
清光绪二十一年乙未（1895）京都琉璃厂刻本 2

1305 **叶氏伏气解** 1898
（清）叶霖（子雨）撰
1919 年绍兴医药学报社铅印本 6

1306 **六气感证要义** 1898
（清）周岩（伯度）撰
（1）清光绪二十四年戊戌（1898）古越存济堂石印本 21 51
（2）抄本 6

1307 **温病二百三十七法汤头歌诀** 1899
（清）叶谦辑
清光绪二十五年已亥（1899）种瓠堂叶氏刻本 6

1308 **湿温证治** 1903
（清）刘澄鉴撰
清光绪二十九年癸卯（1903）刻本 2

1309 **温病条辨证方歌括** 1904
（清）钱文骥撰
清光绪三十年甲辰（1904）皖垣刻本 51

1310 **六淫疠气证治异同辨**二卷 [1905]
（清）吴士锜编
据清光绪三十一年刻本抄本 1

1311 **六因条辨旁证摘要** 1906
（清）陆廷珍（子贤）撰
1938 年抄本 2

1312 **温病条辨歌括** 1908
（清）万潜斋（方内散人）编 退园主人订
刻本 2

1313 **湿温时疫治疗法** 1913
何廉臣（炳元、印岩）等编撰
1913 年绍兴医学书报社铅印本 2 6

1314 **中西温热串解**八卷 1920
吴锡璜（瑞甫、黼堂）撰
民国间上海文瑞楼石印本 1 2 50

1315 **感证辑要**四卷 1921
严鸿志（痴孙）辑
（1）1921 年宁波汲绠书庄石印本 1 32 70
（2）民国间上海千顷堂石印本 50

1316 **温病明理**四卷 1928

恽铁樵（树珏）撰
1928、1936 年上海民友印刷公司铅印本 1 2 37

1317 **湿症金壶录** 1929
附杂症名方、褒春庐医案
谢抡元（榆孙）撰
1929 年止止居铅印本 71

1318 **温热学讲义** 1935
王普耀（香岩）编
民国间兰溪中医学校铅印本 1

1319 **温热便读** 1936
邹仲彝撰
1936 年铅印本 71

1320 **寒湿证治** 1937
著者佚名
抄本 2

1321 **温症全谟**六卷 ［1943］
附温病刍言
许瑶国辑
1987 年浙江中医学院据作者 1943 年稿本复制本 1

1322 **新伤寒证治庸言**四卷 1946
罗止园（文杰、亦才、未若）撰
1947 年北京庆记京城印书局铅印本 2

1323 **温病条辨歌括** 1946
又名温病新编歌括
刘本昌（笃生）编
1946 年湘潭刘氏培根堂刻本 2

1324 **湿暑杂稿** 1947
曹炳章（赤电）撰
1947 年稿本 2

1325 **暑病证治要略**二卷 ［1948］
曹炳章（赤电）撰
抄本 2

1326 **时症捷法** ［1949］
曹炳章（赤电）撰
抄本 2

1327 **评注温热经纬** ［1949］
著者佚名
抄本 2

1328 **温热辩证** ［1949］
著者佚名
抄本 2

1329 **温热证治**二卷 ［1949］
著者佚名
抄本 2

1330 **感证要略** ［1949］
著者佚名
李园公抄录 孙寿祺笔记 37

8.12 瘟疫

1331 **温疫论**二卷 1642
又名瘟疫论、温疫方论
（明）吴有性（又可）撰
（1）明崇祯刻本 1
（2）清康熙四十八年已丑（1709）刻本 2
（3）清雍正间刻本 2
（4）清雍正间抄本 5
（5）日本明和元年已丑（1769）文泉堂刻本 2
（6）清乾隆三十七年壬辰（1772）聚奎堂刻本 2
（7）清乾隆五十六年辛亥（1791）川北蓬溪羽人彭教谦醒医六书本刻本 1
（8）清嘉庆四年已未（1799）刻本 22
（9）清道光十二年壬辰（1832）刻本 30
（10）清咸丰二年壬子（1852）爱日堂刻本 2
（11）清光绪六年庚辰（1880）善成堂刻本 2 47 50 70
（12）清光绪二十二年丙申（1896）令德堂刻醒医六书本 2
（13）清光绪三十四年戊申（1908）崇实书局刻本 2
（14）清光绪三十四年戊申（1908）森记书局刻本 2
（15）清文华堂刻本 1
（16）清文渊堂刻本 100
（17）清五云楼刻本 51
（18）清绿明堂藏版 2
（19）清聚奎堂刻本 2
（20）清积秀堂刻本 2
（21）清经纶堂刻本 6
（22）清致和堂刻本 66
（23）清刻本 1 6 22 48 66
（24）天都黄晟校刊本 6
（25）1911 年上海江东书局石印本 1
（26）中医古籍出版社据台湾商务版文渊阁四库全书复制本 1

1332 **瘟疫论补注**二卷 1707
又名增补瘟疫论
（明）吴有性（又可）撰（清）郑重光（在

辛、素圃）补注
(1) 清同治三年甲子（1884）刻本樊川文成堂藏板 2
(2) 清光绪六年庚辰（1880）扫叶山房刻本 1 2 5 6 100
(3) 清光绪二十一年乙未（1895）杨州文富堂刻本 1 2
(4) 清光绪三十三年丁未（1907）校经山房石印本 1
(5) 清光绪三十三年丁未（1907）扫叶山房石印本 1
(6) 清刻本 2
(7) 1912 年上海江东书局石印本 1

1333 **瘟疫指南**四卷 [1722]
(清) 戴天章（麟郊）撰
上海萃英书庄石印本 1

1334 **广瘟疫论**四卷卷末一卷 [1722]
附佛崖验方
(清) 戴天章（麟郊）撰
(1) 清乾隆四十七年壬寅（1782）赐木堂刻本 51
(2) 清乾隆四十八年癸卯（1783）刻本 2
(3) 清道光十四年甲午（1834）刻本经伦堂藏板 38
(4) 清光绪三年丁丑（1877）大德堂刻本 1
(5) 清光绪二十三年丁酉（1897）三十二年丙午（1906）汉川刘氏果育轩铅印本 5
(6) 清宣统元年已酉（1909）刻本 60
(7) 清太启堂刻本 2
(8) 清戴氏存存书屋刻本 5
(9) 清刻本 60 100
(10) 清抄本 38
(11) 1914 年浙东书局铅印本 1
(12) 1917 年上海昌明书局石印本 6
(13) 民国间上海千顷堂石印本 1 2

1335 **瘟疫明辨**四卷 1750
附方一卷
(清) 戴天章（麟郊）撰 郑奠一编
(1) 清乾隆十七年壬申（1752）刻本 50
(2) 清乾隆四十三年戊戌（1778）南京李光明书庄刻本 21 100
(3) 清嘉庆二十二年丁丑（1817）晋祁书业堂刻本 1 2 5
(4) 清道光六年丙戌（1826）刻本梧州府署藏板 2
(5) 清咸丰元年辛亥（1851）刻本藜照楼藏板 1
(6) 清光绪三十三年丁未（1907）瑟斋铅印本 2 51
(7) 清上海江左书林刻本 50
(8) 清末南京李光明书庄刻本 21
(9) 抄本 32

1336 **疫疬溯源** 1761
(清) 王敬义（协中）编
清道光二十五年乙丑（1845）思宜堂刻本 6

1337 **温毒病论** 1765
(清) 邵登瀛（步青）辑
(1) 清嘉庆二十年乙亥（1815）刻本 2
(2) 清光绪六年庚辰（1880）吴门邵景尧刻本 60

1338 **瘟疫传症汇编**三十卷 1776
(清) 熊立品（圣臣、松园老人）编
子目：
1. 治疫全书六卷附辨孔琐言
2. 痢症纂要八卷
3. 痘麻绀珠六卷
清乾隆间刻本西昌熊氏家藏板 1 5 70 100

1339 **补注瘟疫论**四卷 1784
(明) 吴有性（又可）撰（清）洪天锡（吉人）补注
清咸丰四年甲寅（1854）晚萃堂刻本 2

1340 **伤寒瘟疫条辨**六卷 1784
又名寒温条辨
附温病坏症
(清) 杨璿（栗山、玉衡）撰
(1) 清乾隆四十九年甲辰（1784）溧水槐明轩刻本 51
(2) 清光绪九年癸未（1863）李国栋刻本黄岗邑柳溪藏板 1
(3) 清光绪十九年癸巳（1893）江右醉芸轩刻本 71
(4) 清光绪二十三年丁酉（1897）湖南书局刻本 5 6
(5) 1912 年上海江东书局石印本 5
(6) 1914 年上海广益书局石印本 22
(7) 1917 年上海普通书局石印本 1 50
(8) 1922 年上海锦章书局石印本 1
(9) 1928 年上海千顷堂书局石印本 2 50

1341 **温病方歌括** [1784]
著者佚名
抄本 2

1342 **疫痧一得**二卷 1785

（清）余霖（师愚）撰
清光绪五年乙卯（1879）刻本 1

1343 **松峰说疫**六卷 1789
（清）刘奎（松峰、文甫）撰
（1）清嘉庆四年已未（1799）刻本本衙藏板 5
（2）清道光二十六年丙午（1846）九皇宫藏板 50
（3）清解经书屋刻本 2 5 6 21
（4）清刻本 1 21

1344 **瘟疫论类编**五卷 1790
又名增补瘟疫论
（明）吴有性（又可）撰（清）刘奎（松峰、文甫）评
（1）清嘉庆四年已未（1799）刻本本衙藏板 2 5 6
（2）清道光二十七年庚子（1840）三泰堂刻本 2
（3）清咸丰十年庚申（1860）佛山近文堂藏板 2 100
（4）清同治元年壬戌（1862）集古堂刻本 2

1345 **瘟疫论类编松峰说疫合刻** ［1790］
（清）刘奎（松峰、文甫）撰
清咸丰十年庚申（1860）近文堂刻本（存类编）2

1346 **说疫全书**十五卷 ［1790］
又名疫痧二症合编
编者佚名
子目：
1. 瘟疫论类编五卷（明）吴有性原题（清）刘奎评
2. 松峰说疫六卷（清）刘奎撰
3. 痧胀玉衡四卷（清）郭志邃撰
（1）清道光二十六年丙午（1846）九皇宫刻本 21
（2）1923 年上海千顷堂石印本 21

1347 **瘟症羊毛论** 1795
（清）陆霖（万宁）撰
清嘉庆元年丙辰（1796）慈善堂刻本 5

1348 **慈航集**四卷 1799
又名三元普济方
（清）王勋（于圣）撰
（1）清嘉庆四年乙未（1799）敦行堂刻本 1
（2）清光绪十一年乙酉（1885）钱塘吴氏刻本 21
（3）清光绪十六年庚寅（1890）广百宋斋石印本 2

1349 **瘟疫条辨摘要** ［1811］
又名寒温条辨摘要
（清）陈良佐（愚山、三锡）晰义（清）杨璿（栗山、玉衡）条辨 吕田（心斋）集录
（1）清道光三年刻本 37
（2）清光绪六年庚辰（1880）浙江书局刻本 1
（3）清光绪十一年乙酉（1885）温州府署博古斋刻本 1 6 51
（4）清光绪十五年乙丑（1889）浙江书局刻本 1 2 6 51 60 70 80
（5）清光绪三十年甲辰（1904）澄斋刻本京都龙光斋穆氏藏板（附论温热治法）6
（6）清聚珍书楼刻本 1
（7）石印本 5 50
（8）抄本 5

1350 **伤寒瘟疫抉要**五卷 1817
（清）蔡贻绩（乃庵）编
清嘉庆二十二年丁丑（1817）翰墨园刻本 5

1351 **杂疫证治**二卷 1820
（清）刘一明编
抄本 2

1352 **温疫汇编**十六卷 1828
（明）吴有性（又可）撰（清）汪期莲（梅轩）编
清道光八年戊子（1828）汪培芝刻本 2 6

1353 **医门普度** 1832
（清）龚绍林评阅 杨大任 陈元同校
子目：
1. 温疫论二卷（明）吴有性撰
2. 痢疾论四卷（清）孔毓礼撰
（1）清道光十二年壬辰（1832）文英堂藏板 6 70
（2）清刻巾箱本 1
（3）石印本 50

1354 **温疫论辨义**四卷 1856
又名瘟疫论辨义全集
（明）吴有性（又可）撰（清）杨尧章（芝樵）辨义
清光绪九年癸未（1883）刻本 2

1355 **广温热论**四卷方一卷 ［1866］
（清）戴天章（麟郊）撰 陆懋修（九芝、勉旃、林屋山人）删订
（1）1911 年上海江东书局石印本 22
（2）民国上海千顷堂书局铅印本 1 2 6

1356 **温疫析疑**四卷 1878
(清) 唐戴庭 (毓厚) 撰
清光绪九年癸未 (1883) 意解山房刻本 21

1357 **温症瘢疹辩证** 1888
(清) 许汝楫 (济川) 撰
(1) 清光绪十四年戊子 (1888) 许氏家刻本本宅藏板 5 21
(2) 清光绪十八年壬辰 (1892) 北京翰文斋刻本 21

1358 **疫证治例** 1891
(清) 朱兰台 (增籍) 撰
1986 年中医古籍出版社据清光绪十八年易知堂刻本复制本 6

1359 **济众录** 1903
(清) 劳守慎 (朗心) 编
子目:
1. 恶核良方释疑
2. 蛊胀脚气经验良方
(1) 清光绪二十九癸卯 (1903) 刻本 6 100
(2) 清光绪三十二年丙午 (1906) 南海劳礼安堂刻本广州宏经阁藏板 2

1360 **疫证集说**四卷 1911
附补遗一卷
(清) 高愈明 (骏轩) 撰 余德勋 (伯陶) 编辑
清宣统三年辛亥 (1911) 素庵铅印本 1 2 5 6

1361 **防疫刍言** 1911
附救疫速效良法、针刺图说、扯痧刮痧图说、经验良方
(清) 曹廷杰 (彝卿) 撰
清宣统三年辛亥 (1911) 铅印本 2

1362 **(重订) 广瘟疫论**四卷 1912
(清) 戴天章 (麟郊) 撰 陆懋修删定 何廉臣 (炳元、印岩) 重订
(1) 1914 年绍兴浙东书局铅印本 1 2 6
(2) 民国间铅印本 1

1363 **秋瘟证治要略** 1918
曹炳章 (赤电) 撰 徐友成 (友丞) 校
1918 年绍兴和剂药局铅印本 2 6

1364 **急性险疫证治** 1920
徐相任 (尚志、相宸) 撰
1920 年徐寿华堂铅印本 2

1365 **时疫解惑论** 1920
刘复 (民叔) 撰
(1) 1920 年上海千顷堂书局石印本 50
(2) 1931 年中国古医学会石印本 1

1366 **疫痉家庭自疗集**二卷 1932
严云 (苍山) 撰
1932 年上海家庭医学顾问社国光印书局铅印本 28

1367 **中国急性传染病学**二卷 1933
时逸人编
1934 年山西中医改进研究会铅印本 1

1368 **流行性脑膜炎一夕谈** 1933
南振镛撰
1933 年温州美术印务馆铅印本 51

1369 **风温证治** [1949]
不著撰人
抄本 2

1370 **风温类症** [1949]
不著撰人
抄本 38

1371 **风温温热暑湿方论** [1949]
不著撰人
抄本 21

1372 **风温三字诀** [1949]
附灸法
不著撰人
抄本 7

8.13 疟痢、痧胀、霍乱、鼠疫

1373 **瘴疟指南**二卷 1609
(明) 郑全望 (灵渚) 撰
1935 年福州中医学社刻本 6

1374 **痎疟论疏**二卷 1657
(明) 卢之颐 (晋公、子繇、繇生) 撰
(1) 清光绪四年戊寅 (1878) 丁氏当归草堂刻本 6 37 50
(2) 中医古籍出版社据台湾商务版文渊阁四库全书本复制本 1

1375 **倪涵初疟痢三方** 1662
又名经验疟痢良方、痢症奇方
(清) 倪涵初 (宗贤) 撰
(1) 清光绪八年壬午 (1882) 刻本 6 37
(2) 1916 年陈显彝辑刊本 21

1376 **痧痢良方** [1662]
(清) 倪涵初 (宗贤) 撰
清光绪四年戊寅 (1878) 刻本八味楼藏板 6

1377 **痧胀玉衡**三卷卷末一卷 1675
又名痧胀玉衡书
(清) 郭志邃 (右陶) 撰

(1) 清康熙十四年乙卯（1675）书业堂刻本 2 5 70
(2) 清康熙十四年乙卯（1675）宁群瑛阁刻本 21
(3) 清康熙十七年戊午（1678）扬州有义堂刻本 6 21 51 66
(4) 清宁郡大酉山房刻本 2
(5) 清刻本 22

1378 **痧症全书**三卷 1686
又名痧书
（清）林森（药樵）传授 王凯（养吾）编
(1) 清道光五年乙酉（1825）刻本济南文华堂藏板 5
(2) 清道光六年丙戌（1826）杭州刻本 1 51
(3) 清光绪二年丙子（1876）刻本（附痧疫论）1
(4) 清光绪四年戊寅（1878）北京慈幼堂刻本 5 6
(5) 清光绪二十一年乙未（1895）学库山房刻本 21
(6) 清刻本 100
(7) 民国间上海千顷堂石印本 2

1379 **痢疾论**四卷 1751
又名痢症大全
（清）孔毓礼（以立）编
(1) 清刻本 100
(2) 1933、1936 年上海千顷堂石印本（附小儿急惊风证论、白喉论）1 2 5 21 22

1380 **痢症汇参**十卷补遗一卷 1773
（清）吴道源（本立）编
(1) 清乾隆三十八年癸巳（1773）敦厚堂刻本 1 6 38
(2) 清经纶堂刻本 66
(3) 1918 年上海千顷堂书局石印本 1 2 5 22 51

1381 **痧症发微**二卷 1821
附张氏医通翻痧、经验良方
著者佚名
清咸丰九年已未（1859）马玉燕堂刻本 6

1382 **痧症指微** 1821
（清）释普净撰
(1) 清同治十年辛未（1871）常郡文玉斋刻本 6
(2) 清光绪十二年丙戌（1886）刻本无锡许世德堂藏板 1
(3) 清光绪三十四年戊申（1908）石印本 1
(4) 水仓山房陈氏抄本 21

1383 **痧症汇要**四卷 1821
附痧症指微
（清）释晋净撰 奚佳栋述 邱天序辑 孙玘（鹤隄）订
清光绪五年已卯（1879）承恩堂刻本虞阳强氏藏板 6

1384 **治痧症穴法要诀**二卷 1821
（清）蔡风岐撰
清道光元年辛巳（1821）刻本 6

1385 **霍乱论**二卷 1838
（清）王士雄（孟英、潜斋、随息居士）撰
(1) 清道光间刻本 1 5 21 47 51
(2) 清咸丰元年辛亥（1851）吟香书屋校刻潜斋医书三种本 1 6
(3) 清同治二年癸亥（1863）上海崇本堂刻本 1 38 60
(4) 清光绪六年庚辰（1880）甬刻本 21
(5) 清光绪十三年丁亥（1887）四明林延春室刻本 2 6
(6) 清光绪十三丁亥（1887）四明汲绠书庄刻本 21
(7) 清光绪十四年戊子（1888）含经室刻本 2 21
(8) 清光绪十八年壬辰（1892）上海醉六堂校刻本 1 70
(9) 清光绪十八年壬辰（1892）敦厚堂刻本 2
(10) 清光绪二十八年壬寅（1902）湖北官书局刻本 2 21 50
(11) 清光绪三十年甲辰（1904）石印本 37
(12) 清钱塘赵善才刻本浙江湖墅盛纸行藏板 1
(13) 清刻本 38 100
(14) 民国上海千顷堂书局石印本 1 50
(15) 民国上海图书集成印书局铅印本 1 32
(16) 民国商务印书馆铅印本 1 47

1386 **痧症针刺法** 1845
附铜人刮治法一卷牙痛仙方一卷
（清）释普净撰
清道光二十五年乙巳（1845）江苏阳湖筠山周国瑞刻于粤西桂林理刑厅官舍 21

1387 **吊脚痧方论** 1845
（清）徐子默撰
(1) 清同治六年丁卯(1867)悟云草堂刻本 6

(2) 清光绪十四年戊子 (1888) 湖城冯有鸿斋刻本 6
(3) 清光绪十七年辛卯 (1891) 杨近贤斋刻本 2
(4) 清光绪十八年壬辰 (1892) 刻本 66
(5) 清光绪额二十七年辛丑 (1901) 上海图书集成公司铅印本 37
(6) 清信述堂刻本景文斋藏板 2

1388 **急救异痧奇方** 1851
又名异痧杂证经验良方
原题 (清) 觉因道人编 陈念祖 (修园) 评
清光绪三十三年丁未 (1907) 石印本 50

1389 **急救时症经验良方** 1856
(清) 俞成甫撰
1919 年铅印本 6

1390 **(随息居) 重订霍乱论**四卷 1862
附霍乱括要
(清) 王士雄 (孟英、潜斋、随息居士) 撰
(1) 清同治二年癸亥 (1863) 上海陈氏崇本堂刻本 1 60
(2) 清光绪十三年丁亥 (1887) 四明汲绠书庄刻本 21
(3) 清光绪十三年 (1887)、三十四年戊甲 (1908) 四明林延春室铅印本 2 6
(4) 清光绪十四年戊子 (1888) 含经室校刻本 2 21
(5) 清光绪二十八年壬寅 (1902) 湖北官书局刻本 2 21
(6) 1935 年上海千顷堂书局石印本 1

1391 **活命新书** 1863
(清) 徐可 (载熙、且庵) 撰
清同治二年癸亥 (1863) 福建刻本 6

1392 **霍乱转筋医商** 1864
(清) 胡杰人 (指元) 撰
清同治三年甲子 (1864) 行恕堂刻本 2

1393 **痧症度针**二卷 1873
(清) 胡凤昌 (云谷) 编
(1) 清同治十二年癸酉 (1873) 浙江赵宝墨斋刻本 6 21
(2) 清光绪十九年癸巳 (1893) 石印本 6
(3) 清抄本 6 92

1394 **霍乱治方** 1878
附治疗要术
(清) 鸣阴轩主人辑
清光绪四年戊寅 (1878) 刻本 21

1395 **痧症备要** 1880
(清) 郭鏸 (祥伯) 撰
清光绪六年庚辰 (1880) 刻本 1

1396 **急救痧症全集**二卷 1883
(清) 费山寿 (友棠) 撰
清光绪九年癸未 (1883) 笠泽三省书屋刻本 6

1397 **疟痢财灵方** 1885
(清) 学古居士编
清光绪十一年乙酉 (1885) 槜李杉青堰太白祠堂藏板 6

1398 **橄榄治痢奇验方** 1888
(清) 陈熊 (采臣) 传
清光绪十九年癸巳 (1893) 杭州刻本 6

1399 **霍乱辨证** 1888
(清) 江曲春 (泽之) 赵履鳌 (海仙) 撰
清光绪十四年戊子 (1888) 兴化四圣观刻本 21

1400 **医寄伏阴论**二卷 1888
(清) 田宗汉 (云槎) 撰
(1) 清光绪十四年戊子 (1886) 汉川田氏自刻本 2 51
(2) 清光绪三十三年丁未 (1907) 江宁府署铅印本 5

1401 **霍乱燃犀说**二卷 1888
(清) 许起撰
清光绪十四年戊子 (1888) 刻本 2 22

1402 **三证指南痢疾论** 1894
(清) 徐廷瑜辑
清光绪二十年甲午 (1893) 刻本 71

1403 **鼠疫约编** 1895
又名鼠疫汇编
(清) 吴宣崇 (子存) 编 罗汝兰 (芝园) 增辑 郑奋扬 (肖岩) 参订
(1) 清光绪二十七年辛丑 (1910) 蓉园刻本 2
(2) 清宣统三年辛亥 (1911) 刻本 100
(3) 1921 年高州福经堂刻本 6
(4) 民国间石印本 50
(5) 民国间铅印本 32 51

1404 **经验急痧方法**三卷 1895
(清) 管林初 (斯骏) 撰
清光绪二十一年乙未 (1895) 可寿斋刻本 2

1405 **疟疾论**三卷 1897
又名疟痢自疗法
(清) 韩善征 (止轩) 撰
清光绪二十三年丁酉 (1897) 上海知止轩石

印本 2 47

1406 **瘟疫霍乱答问** 1897
附利济瘟疫录验方
(清) 陈虬 (国珍、志三、蜇庐) 撰
清光绪二十三年丁酉 (1897) 刻本 51

1407 **霍乱审证举要** 1899
附霍乱寒热辨证、霍乱吐泻论
(清) 连文冲 (聪肃) 撰 糜国文参校
清光绪二十五年已亥 (1899) 刻本 1 5

1408 **霍乱新论** 1902
(清) 姚训恭撰
清光绪二十八年壬寅 (1902) 著者自刻本 2 5

1409 **鼠疫抉微** 1910
附瘟疫辨证治要
(清) 余德壎 (伯陶) 撰
清宣统二年庚戌 (1910) 沪渎素盦铅印本 5 50

1410 **治痧要略**二卷 1911
(清) 徐惪铨撰
抄本 51

1411 **急救奇痧方** 1911
附内外经验百病
不著撰人
清光绪三十三年丁未 (1907) 巴蜀善成堂刻本 50

1412 **急救暴卒病解 喉痧阐解** [1911]
华蘅芳撰
刻本 2

1413 **痧胀玉衡摘要** [1911]
(清) 盛朝阳辑
清刻本 6

1414 **痧胀玉衡要旨** [1911]
不著撰人
抄本 32

1415 **痧胀撮要** 1916
汪欲济编
1918 年太仓汪氏铅印本 5

1416 **鼠疫要览**二卷 1918
陈继武 (汉翘) 编
1918 年上海商务印书馆铅印本 37

1417 **伤寒论霍乱训解** 1920
附章太炎霍乱论
刘复 (民叔) 撰
1940 年上海中医古医学会铅印本 51

1418 **霍乱新论** 1928
恽铁樵 (树珏) 撰
民国间上海新群印刷所铅印本 2

1419 **正痧三十六症良方** [1949]
不著撰人
抄本 51

1420 **挑痧指穴** [1949]
不著撰人
抄本 2

1421 **痧症摘要** [1949]
著者佚名
抄本 2

8.2 内科

8.21 内科通论

1422 **内外伤辨惑论**三卷 1231
又名内外伤辨
(金) 李杲 (明之、东垣) 撰
(1) 明嘉靖辽藩朱宠瀼梅南书屋刻本 6
(2) 明万历二十九年辛丑 (1601) 新安吴勉学校刻本 2 (残)
(3) 明刻本 100
(4) 清刻本 32
(5) 民国间石印本 1
(4) 中医古籍出版社据台湾商务版文渊阁四库全书复刻本 1

1423 **脾胃论**三卷 1249
(金) 李杲 (明之、东垣) 撰
(1) 清刻本 32 36
(2) 中医古籍出版社据台湾商务版文渊阁四库全书复刻本 1

1424 **医学发明** 1251
(金) 李杲 (明之、东垣) 撰
(1) 清江阴朱文震校刻本 1
(2) 清文奎堂刻本 1
(3) 清二酉堂刻本 100
(4) 清抄本 60

1425 **脉因证治**二卷 1358
(元) 朱震亨 (彦修、丹溪) 撰
(1) 清乾隆四十年乙未 (1775) 汤望久序合志堂刻本 21 51
(2) 清光绪十七年辛卯池阳周学海校刻周氏医学丛书本 7 48
(3) 清江左书林石印本 1
(4) 清刻本扫叶山房藏板 32

（5）1919 年世德堂石印本 6

1426 **医林类证摘要**十卷 1480
又名医林类证
（明）王玺（昭时）撰
明嘉靖间刻本 22

1427 **内科摘要**二卷 1529
又名薛氏内科撮要、薛氏医录、薛立斋先生内科医按摘要
（明）薛己（新甫、立斋）撰
清刻本 36

1428 **发明证治**十卷 1531
（明）何经才撰
明嘉靖十年辛卯（1561）刻本 22（残）

1429 **百病问对辨疑**五卷 1581
（明）张昶（甲弘、海澄）撰
中医古籍出版社据明万历九年（1581）曲沃张学诗刻本复制本 1

1430 **内科正宗五十卷** 1629
（明）王灵纂
中国中医研究院据明崇祯二年（1629）邵起刻本复制本 1

1431 **病机沙篆**二卷 1667
（明）李中梓（士材、念莪、尽凡居士）撰
（清）尤乘（生洲、无求子）增补
抄本 1、2

1432 **证治百问**四卷 1673
又名证治石镜录、青瑶疑问
（清）刘默（默生）撰 石楷（临初）校订
清康熙十二年癸巳（1673）颐志堂刻本 50 71

1433 **证治汇补**八卷 1687
（清）李用粹（修之、惺庵）撰
（1）清康熙二十六年丁卯（1687）著者序刻本 6
（2）清康熙三十年辛未（1691）会旧德成堂刻本 22 70
（3）清康熙间刻本 1
（4）清光绪九年癸未（1883）刻本万卷楼藏板 1 21
（3）清光绪十八年壬辰（1892）简玉山房刻本 2 21 22 50 51 100
（5）清太医院刻本 6
（6）清旧德堂刻本 70 100
（7）清江左书林石印本 1 70
（8）清刻本 22
（9）民国间中原书局石印本 5

1434 **病因脉治**四卷 1706
（明）秦昌遇（景明、广埜道人）撰
（清）秦之祯（皇士）编
（1）清康熙四十五年丙戌（1706）刻本 6 38
（2）清康熙五十四年乙未（1715）攸宁堂刻本 2
（3）清乾隆十八年癸酉（1753）博古堂据康熙四十七年修宁堂版印行 2 5 6
（4）1922 年上海储梧冈刻本 1

1435 **病机汇论**十八卷 1708
（清）沈颋（郎仲）撰 马俶（元仪、卧龙老人）校定
（1）清康熙五十二年癸巳（1713）刻本观成堂吴门马氏藏板 6
（2）清刻本 21 22
（3）抄本 1

1436 **杂病心法要诀**五卷 1742
（清）吴谦（六吉）编
（1）清乾隆武英殿聚珍本 1
（2）1929 年上海鸿宝斋石印本 1

1437 **林氏活人录汇编**十四卷 1753
又名活人方汇编、类证活人书
（清）林开燧（慕莪）撰 张在浚（念亭）重编
（1）清同治八年已巳（1869）贵州罗大春刻本 1 2 100
（2）清刻本 1 47 70
（3）石印本 50

1438 **证治指南**八卷 1764
（清）徐大椿（灵胎、洄溪老人）撰
石印本 2

1439 **金匮翼**八卷 1768
（清）尤怡（在泾、饲鹤山人）编
（1）清嘉庆十八年癸酉（1813）赵亮彩刻本吴门徐氏心太平轩藏板 2 6 21 32 60
（2）1913、1914、1936 年上海文瑞楼石印本 1 6 50 59

1440 **琅嬛青囊要**四卷 1803
（清）陈太初（遂轩）编
清嘉庆八年癸亥（1803）抱兰轩刻本 6

1441 **医略十三篇**十三卷 1840
附关格考、人迎辨
（清）蒋宝素（问斋）撰
清道光二十八年庚中（1848）镇江快志堂刻本 2 5

1442 **内科摘录**四卷卷首一卷 1850
(清)文晟(叔来)编
清同治四年乙丑(1865)萍乡文氏延庆堂刻本 5

1443 **医略稿**六十七卷 1850
(清)蒋宝素(问斋)撰 李天福参订
清道光三十三年庚戌(1850)镇江快志堂刻本 21 50

1444 **医醇賸义**四卷 1863
附医方论四卷
(清)费伯雄(晋卿、砚云子)撰
(1)清同治二年癸亥(1863)序刻本耕心堂序藏板 37
(2)清光绪三年丁丑(1877)刻本 1 5 6 21 22 32 51 60 100
(3)清光绪十四年戊子(1888)扫叶山房刻本 30 70
(4)清光绪二十年甲午(1894)上海图书集成印书铅印本 6
(5)清光绪二十七年上海书局石印本 6
(6)清光绪间刻本 47 60 66
(7)1912 年耕心堂铅印本 21

1445 **医学举要**六卷 1879
(清)徐镛(玉台)撰
清光绪十七年辛卯(1891)铅印本 1

1446 **外感辨证录**二卷 1881
(清)秦霖熙(春帆)编
1925 年甘肃政报局铅印本 7

1447 **活人方** 1888
(清)宫本昂编
清光绪六年戊子(1880)刻本 100

1448 **燥气总论** 1900
附验案
(清)陈葆善(栗庵)撰
(1)清光绪二十六年庚子(1900)、1925 年温州陈氏湫缪斋石印本 2 6 71
(2)1930 年上海中医书局铅印本 71
(3)敬乡楼抄本 51

1449 **内科秘书** [1910]
著者佚名
抄本 1

1450 **内科汇参** [1911]
不著撰人
抄本 66

1451 **证治要论** 1912
裘庆元编
(1)民国间石印本 1
(2)抄本 2

1452 **医药撮要** [1912]
杜宝田撰
稿本 2

1453 **杂病节要**二卷 [1912]
徐逸民撰
抄本 2

1454 **证治权衡** [1912]
著者佚名
抄本 1

1455 **传心集**二卷 [1912]
蒋元烺撰
抄本(存卷二)2

1456 **治疗学讲义** 1922
张寿颐(山雷)编
1922 年兰溪中医学校油印本 1

1457 **内科学讲义** 1930
秦伯未(之济、谦斋)编
1930 年上海秦氏同学会铅印本 1

1458 **临证一力** [1932]
周岐隐(利川)撰
稿本 2

1459 **金匮翼方选按**五卷 1933
恽铁樵(树珏)撰
民国间恽氏医学讲义铅印本 1

1460 **内科卒中似痹** [1934]
张寿颐(山雷)撰集
抄本 2

1461 **内科学** [1934]
张寿颐(山雷)编
民国间兰溪中医学校铅印本 1 40

1462 **近世内科国药处方集**六集 1935
叶橘泉撰
1936 年上海千顷堂书局铅印本 2

1463 **内科病方选** [1935]
曹炳章(赤电)撰
抄本 2

1464 **考证病源** [1935]
曹炳章(赤电)撰
抄本 2

1465 **医学哲理** [1935]
曹炳章(赤电)撰
抄本 2

1466 **杂症摘要** [1937]
孙汝南撰

抄本 32

1467 **杂病学讲义** 1938
马汤楹 金澄甫等撰
1938 年浙江中医专门学校铅印本 1

1468 **医纲讲义** [1938]
杜士璋编
1938 年浙江中医专门学校铅印本 1

1469 **中医内科学** 1949
何任著
民国间何任刻印本 1
(杭州中国医学函授中内讲义)

1470 **内科杂录** [1949]
不著撰人
抄本 2

1471 **香严外感风热篇** [1949]
不著撰人
抄本 7

8.22 内科疾病

1472 **脚气治法总要**二卷 1093
(宋) 董汲 (及之) 撰
(1) 1935 年上海商务印书馆据文澜阁四库全书影印本 71
(2) 中医古籍出版社据台湾商务文渊阁四库全书复制本 1
(3) 据四库全书抄本 2

1473 **十药神书** 1348
(元) 葛乾孙 (可久) 撰
(1) 清光绪五年已卯 (1879) 吴县潘氏敏德堂刻本 5 6
(2) 清光绪十一年胡氏刻本 6
(3) 清光绪十五年刻本千顷堂藏板 1

1474 **痰火点雪**四卷 1630
又名红炉点雪
(明) 龚居中 (应圆、如虚子、寿世主人) 撰
(1) 清嘉庆九年甲子 (1804) 鄞江书林星聚楼刻本 1 5
(2) 清光绪二十五年杭州衢樽书局石印本 6 51
(3) 1930 年上海千倾堂书局石印本 5

1475 **慎柔五书**五卷 1636
(明) 胡慎柔 (住想) 撰 (清) 石震 (瑞章) 顾元交 (焉文) 编订
(1) 清乾隆五十九年甲寅 (1794) 於然室修敬堂藏板刻六本 6 51
(2) 清光绪三年刻周氏医学丛书本 6 32 48
(3) 清刻本 2

1476 **理虚元鉴**二卷 [1644]
(明) 汪绮石撰
(1) 清乾隆三十六年辛卯 (1771) 刻本 6
(2) 清光绪二年丙子 (1876) 仁和葛氏刻本 21 37
(3) 清光绪二十二年丙申 (1896) 肖山陈氏刻本 21
(4) 清刻本 66

1477 **血症良方** 1711
又名专治血症经验良方论
(清) 潘为缙 (云师) 撰
(1) 清道光二十年庚子 (1840) 马学周理堂刻本 6
(2) 清咸丰元年辛亥 (1851) 如不及斋刻本 6

1478 **何氏心传** 1722
又名何氏虚劳心传
(清) 何炫 (嗣宗) 撰
清光绪十五年已丑 (1889) 吴县朱槐庐刻本行素草堂藏板 71

1479 **不居集**上集三十卷卷首一卷下集二十卷卷首一卷 1739
(清) 吴澄 (师朗、鉴泉) 撰
(1) 清光绪十三年癸巳 (1833) 芸香阁刻本 6 37
(2) 1935 年上海中医书局铅印本 1 6

1480 **脚气类方**一卷 1763
附录一卷
(日) 源养德编
清光绪二十五年乙亥 (1899) 上海古香阁刻本 6

1481 **十药神书注解**一卷 1803
(元) 葛乾孙 (可久) 撰 (清) 陈念祖 (修园) 注
(1) 清光绪十五年上海千倾堂书局刻本 1 2
(2) 清光绪十八年上海图书集成印书局石印本 1 37 66
(3) 清光绪二十二年公济堂石印本 6

1482 **中风论** 1821
(清) 熊庆芴 (叔陵) 编
(1) 清光绪十年甲申 (1884) 醉经阁刻本 100
(2) 抄本 2 (曹炳章抄录)

1483 **血症论**八卷 1884

（清）唐宗海（容川）撰
（1）清光绪十六年庚寅（1890）刻本唐氏家藏板 6
（2）清光绪十八年壬辰（1892）、二十年甲午（1894）申江袖海山房石印本 1
（3）清光绪十九年癸巳（1893）湖北郧县署刻本 21
（4）清光绪二十年甲午（1814）申江袖海山房石印本 66
（5）清光绪三十二年丙午（1906）善成堂刻本 2、60
（6）清光绪三十一年乙巳（1906）、三十二年丙午、三十四年戊申（1908）、1935 年上海千倾堂书局石印本 1 21 26 32 50 51
（7）清光绪间刻本 60
（8）1947 年上海广益书局铅印本 6

1484 **三消论** 1891
（金）刘完素（守真、河间居士、通玄处士）撰（清）周学海（澂之）注
清光绪二十四年戊戌（1898）皖南建德周氏刻本 6 48

1485 **瘟蛊燃犀录** 1893
（清）燃犀道人撰
清光绪十九年癸巳（1893）宝镜山房刻本 2 71

1486 **疯痨臌膈辨** 1893
（清）林翼臣（济清）撰
民国间上海文瑞楼石印本 21

1487 **人体虫病通考**四卷 1901
（清）郑奋扬（肖岩）撰
1911 年抄本 2

1488 **蛊胀脚气经验良方** 1903
（清）劳守慎（朗心）编
清光绪三十二年丙午（1906）翼化堂石印本 2

1489 **肺病论**三卷 1914
葛荫春（廉夫、绿萝庵主）撰
1927 年山西中医研究会铅印本 21

1490 **虚劳要旨**二卷 1917
（清）张国华（生甫）撰
1917 年宁波钧和印刷公司铅印本 1、2

1491 **痨瘵秘治** 1918
养晦主人撰
稿本 2

1492 **中风斠诠**三卷 1919
张寿颐（山雷）编
（1）1922、1923、1933 年兰溪中医学校石印本 2 6 21 32 50 51 47
（2）1932 年兰溪协记书庄铅印本 1

1493 **中风论** 1920
（清）熊庆笏（叔陵）原撰 吴锡璜（瑞甫、黻堂）删补
1922 年上海文瑞楼石印本 1 2 50

1494 **素问痿论释难** 1928
刘复（民权）撰
1934 年上海三友实业室铅印本 6

1495 **风劳臌病论**三卷 ［1928］
恽铁樵（树珏）撰
1941 年上海千倾堂书局石印本 1

1496 **风劳臌膈四证医案选粹** 1930
周岐隐（利川）撰
抄本 2

1497 **肺痨中西合集**二卷 1931
虞绍光撰
（1）1931 年温州新墨林印刷所铅印本 51
（2）1942 年乐清石印局铅印本 51

1498 **精神病广义**二卷 1931
周岐隐（利川）撰
1931、1933 年浙江四明怡怡书屋铅印本 2 21

1499 **肝胃病** 1933
朱振声编
1933 年上海大众书局铅印本 6

1500 **虚痨真诠** 1934
赵玱（伯壎）撰
1934 年东阳汉溪医院铅印本 1 6

1501 **北崖肺尖论** 1936
仇允清撰
1936 年中央国医馆铅印本 51

1502 **肺病自医记** ［1941］
附吐血治验记
张公让（其升）撰
1941 年梅县松口张松让诊疗所铅印本 6

1503 **惊痫** ［1934］
曹炳章撰
抄本 2

1504 **精神病学讲义** 1937
都少伯编
民国间兰溪中医学校铅印本 1

1505 **肺痨症之天然疗法** 1949
丁福保译

民国间铅印本 38

1506 **膨胀证治秘方** [1949]
曹炳章（赤电）撰
稿本 2

1507 **中风记** [1949]
曹炳章（赤电）撰
抄本 2

1508 **脚气病**一卷 [1949]
鼠疫病一卷
郑器远撰
抄本 51

8.3 女科

8.31 女科通论

1509 **女科百问**二卷 1220
（宋）齐仲甫撰
（1）明隆庆五年辛未（1571）刻本 2
（2）清慎诒堂刻本 6

1510 **妇人大全良方**二十四卷 1237
（宋）陈自明（良甫）撰
（1）明嘉靖二十六年丁未（1547）刻本书业堂藏板 2
（2）明书林公仁余元长刻本 6
（3）明刻本 1 21
（4）清乾隆嘉庆间博古斋刻本 51
（5）清嘉庆十四年己巳（1809）刻本 1
（6）清渔古山房刻薛氏医案本 32
（7）清刻本 1 32 36
（8）1912 年上海江东书局石印本 6
（9）1921 年上海大成书局印薛氏医案本 1 5
（10）抄本 2
（11）江苏广陵古籍刻印社据明嘉靖本复制本 1 21
（12）中医古籍出版社据台湾商务版文渊阁四库全书本复制本 1

1511 **女科撮要**三卷 1529
（明）薛己（新甫、立斋）撰
（1）明刻本 1
（2）抄本 2

1512 **万氏女科**三卷 1549
又名万氏妇人科、万氏家传妇人秘科
（明）万全（密斋）撰
（1）清康熙五十三年甲午（1714）西昌裘琅玉声氏世德堂刻本 1
（2）清刻本 1 22
（3）清邵登瀛抄本 6

1513 **万氏妇科汇要**四卷 [1549]
（明）万全（密斋）撰
子目：
1. 万氏妇科三卷卷首一卷
2. 达生编
清道光元年辛巳（1821）书业堂刻本善余堂藏板 51

1514 **万氏妇科达生合编**四卷 1549
（明）万全（密斋）撰
民国间上海锦章书局石印本 1

1515 **女科证治准绳**五卷 1602
（明）王肯堂（宇泰、损庵、念西居士）编
（1）明万历三十五年丁未（1607）王氏自刻本 6 70
（2）清光绪十八年壬辰（1892）广州石经堂刻本 6
（3）清光绪二十五年己亥（1899）西蜀善成堂刻本 50

1516 **宋氏女科秘书** 1612
又名四明宋林皋先生女科秘书、精理宋氏女科、宋氏女科撮要
（明）宋林皋（养吾）撰
（1）清光绪八年壬午（1882）抄本 2
（2）1932 年上海万有书局铅印本 2
（3）1932 年曹炳章抄本 2

1517 **济阴纲目**十四卷 1620
附保生碎事十四卷
（明）武之望（叔卿）撰
（1）明万历四十八年庚申（1620）著者序刻本（五卷、无附录）5
（2）清雍正六年戊申（1728）金阊书业堂刻本 1 11
（3）清雍正六年戊申（1728）上洋江左书林刻本 1 51
（4）清雍正六年戊申（1728）善成堂刻本 6 21
（5）清雍正六年戊申（1728）刻本步月楼藏板 21
（6）清雍正间刻本 22、51
（7）清光绪二十一年乙未（1895）石印本 60
（8）清光绪二十九年癸卯（1903）绍兴墨润堂石印本 1 21
（9）清光绪二十九年癸卯（1903）上海崇实

书局石印本6 60
(10) 清紫文阁刻本1
(11) 清善成堂刻本22 50
(12) 清金阊书业堂刻本1 100
(13) 清天德堂刻本1 47
(14) 清刻本22 28 66
(15) 清上海校经山房石印本1 37 66
(16) 1914年上海锦章书局石印本1 2 20 21
(17) 1916年上海鸿文书局石印本1
(18) 民国上海进步书局石印本1
(19) 杨州广陵古籍刻印社据清宏道书院藏版复制本21 40
(20) 据明万历四十八年刻本复制本1

1518 **女科经纶**八卷 1681
(清) 萧壎 (赓六、慎斋) 撰
(1) 清康熙二十三年甲子 (1684) 遗经堂刻本 (书口题燕贻堂) 21 51
(2) 清康熙文渊堂刻本1
(3) 清康熙刻本32
(4) 清乾隆四十六年辛丑 (1781) 湖郡有鸿斋刻本6
(5) 清光绪十六年庚寅 (1890) 扫叶山房刻本1 2 21 36 47 70 100
(6) 1927、1929、1937年上海东篱书屋据清康熙刻本慈竹庐藏板影印本5
(7) 1930、1937年上海千顷堂书局铅印本1 28

1519 **傅青主女科**二卷 [1684]
又名女科良方、女科全集、妇科良方
附产后编二卷
(清) 傅山 (青主、公它、朱衣道人) 撰
(1) 清道光十一年辛卯 (1831) 刻本 (无附录) 21 60
(2) 清道光二十三年癸卯 (1843) 刻本6
(3) 清道光二十七年丁未 (1847) 刻海山仙馆丛书本71
(4) 清道光二十九年已酉 (1849) 潘氏校刻本 (存产后编) 6
(5) 清道光间刻本60 (存产后编) 21
(6) 清咸丰元年辛亥 (1851) 刻本51
(7) 清咸丰五年己卯 (1855) 古长安乐知草堂刻本 (无附录) 2
(8) 清同治八年己巳 (1889) 湖北崇文书局刻本 (无附录) 1 5 6 21 26 38 51
(9) 清同治十一年壬申 (1872) 绍兴刻本 (无附录) 1
(10) 清光绪元年乙亥 (1875) 刻本维发堂藏板6
(11) 清光绪四年戊寅 (1878) 大荔李致远堂
刻本2
(12) 清光绪五年戊寅 (1878) 扫叶山房刻本 (无附录) 100
(13) 清光绪六年乙亥 (1875) 广信立德堂刻本 (无附录) 2
(14) 清光绪十八年壬辰 (1892) 扫叶山房刻本 (无附录) 1 2
(15) 清光绪二十五年年已亥 (1899) 上海图书集成印书局铅印本22
(16) 清光绪间刻本6 60
(17) 清宣统元年已酉 (1908) 刻本 (无附录) 51
(18) 清翰墨园刻本60
(19) 清刻本 (仅存产后编) 1 6 31 51
(20) 清长沙经济堂刻本 (无附录) 100
(21) 清仁和王氏知梅斋抄本6
(22) 抄本2

1520 **女科仙方**四卷 [1684]
又名女科摘要
(清) 傅山 (青主、公它、朱衣道人) 撰
宫思晋校订
(1) 清咸丰元年辛亥 (1851) 潮郡文玉楼书房刻本2
(2) 清光绪十七年辛卯 (1891) 上海文渊山房刻本2 6
(3) 抄本2 32

1521 **女科心法** [1697]
又名郑氏女科家传秘方
(清) 郑钦渝 (三山、保御) 撰
清抄本6

1522 **女科指掌**五卷 1705
又名精校竹林女科
(清) 叶其蓁 (困庵、杏林) 编
(1) 清雍正二年甲辰 (1724) 书业堂刻本6 (残)
(2) 清光绪间上海左书局石印本1 2 22
(3) 清刻本32

1523 **济阴纂要保产良方** 1707
(清) 钱峻 (青榆) 编
刻本2

1524 **萃芳集**九卷 1725
附罗田万密斋家藏妇人秘科三卷竹林寺女科

一卷
（清）高斗魁（旦中、鼓峰）等撰
清嘉庆石竹斋抄本 5

1525 **叶氏女科证治**四卷 1746
原题（清）叶桂（天士、香岩、南阳先生）撰
（1）清光绪二十七年辛丑（1901）光绪三十四年戊申（1908）上海文宜书局石印本 2
（2）1913 年上海广益书局石印本 1 20 66
（3）1914 年上海章福记书局石印本 31
（4）1944 年上海千顷堂书局石印本 5

1526 **沈氏女科辑要**二卷 1764
又名女科辑要
（清）沈尧封（又彭）撰 徐政杰（蔼辉）补正
（1）清道光三十年庚戌（1850）王士雄刻本 21
（2）清同治元年壬戌（1862）刻本海上大隐庐藏板 1 26
（3）清光绪七年辛巳（1881）王氏重庆堂刻本钱塘徐氏藏板 2 60
（4）清光绪七年辛巳（1881）维扬宏文斋刻本 2
（5）清刻本 1 21 51
（6）1917 年石印本 50
（7）抄本 51

1527 **女科医案** ［1764］
原题（清）徐大椿（灵胎、洄溪老人）撰
清光绪三十三年丁未（1907）上海六艺书局石印本 50

1528 **妇婴三书**十八卷 1773
（清）沈金鳌（芊绿、尊生老人）强健撰
子目：
1. 妇科玉尺六卷（清）沈金鳌撰
2. 幼科释谜六卷（清）沈金鳌撰
3. 痘症宝筏六卷（清）强健撰
清光绪十七年辛卯（1831）苏州交通益记图书馆刻本 1

1529 **妇科玉尺**六卷 1773
（清）沈金鳌（芊绿、尊生老人）撰
（1）清乾隆间刻本 1
（2）清同治十三年甲戌（1874）湖北崇文书局刻本 7

1530 **女科切要**八卷 1773
（清）吴道源（本立）撰
清乾隆三十八年癸巳（1773）海虞吴氏家刻本 5

1531 **女科秘方** ［1774］
（清）黄体端（砚楷）编
抄本 2

1532 **宁坤秘籍**三卷 1786
又名竹林寺女科
附济世论、秘传良方
（清）竹林寺僧撰 袁光裕（坦斋）校
（1）清道光二十八年戊申（1848）钱塘临履堂校刻本 6
（2）清咸丰元年辛亥（1851）刻本 21
（3）清同治七年戊辰（1868）毛致和堂刻本 2
（4）清刻本 2
（5）抄本 2

1533 **竹林寺女科秘传** 1786
又名竹林寺妇科秘方、竹林妇科秘传
（清）竹林寺僧撰
（1）清光绪三年丁丑（1877）
（2）清光绪十六年庚寅（1890）顾海洲刻本浙省内府前道院庵顾宅藏板 1 2 6

1534 **妇科秘方** 1786
又名妇科秘传、竹林寺秘授女科、济阴至宝录
（清）竹林寺僧撰
（1）清咸丰四年甲寅（1854）杭州周宗隆刻本 2
（2）清咸丰十年庚早（1860）刻本 21 39
（3）清同治五年丙寅（1866）刻本（有陈颐寿印）21
（4）清光绪十六年庚寅（1890）武林顾宅刻本 1 2 6 38 100
（5）清抄本 2
（6）1932 年万有书局铅印本 1

1535 **竹林女科证治**四卷 1786
又名竹林女科
（清）竹林寺僧撰
（1）清光绪九年癸未（1883）当涂黄氏刻本 100
（2）清光绪十七年辛卯（1891）皖江节署刻本 1 2 5 6 7 51
（3）清光绪二十一年乙未（1895）锡山滂氏刻本 50 70
（4）清刻本 1 38 41
（5）抄本 2

1536 **秘授女科集成良方** 1786
(清) 竹林寺僧撰
(1) 清光绪十三年丁亥 (1887) 绍兴文奎堂刻本 2
(2) 清刻本 32

1537 **小蓬莱山馆方抄二卷** 1786
又名竹林寺女科秘授验方
(清) 竹林寺僧撰
(1) 清道光十七年丁酉 (1837) 马二泉刻本万县捕署藏板 2 60
(2) 清光绪七年辛巳 (1881) 含经堂刻本 2
(3) 清光绪十年甲申 (1884) 敬修堂刻本 60
(4) 清刻本 2

1538 **竹林寺女科秘书** 1786
(清) 竹林寺僧撰
(1) 清光绪三年丁丑 (1877) 绍兴富文斋刻本 2
(2) 抄本 2

1539 **妇科秘方** [1786]
胎产护生篇
(清) 竹林寺僧撰 李长科 (小有) 编
清同治五年丙寅 (1866) 秀山杜文澜刻本 71

1540 **妇科诸症集验良方** [1786]
(清) 竹林寺僧传 无名氏编
清刻本 2

1541 **竹林寺三禅师女科三种** [1786]
又名胎产新书
(清) 竹林寺僧撰 吴煜校订
子目:
1. 女科秘要八卷 (清) 释静光禅师考定
2. 女科秘旨八卷 (清) 释轮应禅师撰
3. 女科旨要四卷 (清) 释雪岩禅师增广
(1) 清光绪十二年丙戌 (1886) 汉皋成娱堂刻本 1 5 6
(2) 清抄本 2

1542 **女科秘要八卷** [1786]
(清) 竹林寺僧撰 静光禅师考定
(1) 清刻本 (存四~八卷) 1
(2) 抄本 1

1543 **女科秘旨八卷** [1786]
(清) 轮应禅师撰 吴煜校订
(1) 清光绪六年庚辰 (1880) 静益山房石印本 2 50
(2) 抄本 2

1544 **竹林寺女科秘方** [1786]
(清) 竹林寺僧撰
(1) 清光绪二十一年乙未 (1895) 文林堂刻本 2
(2) 抄本 2

1545 **竹林寺秘授女科一百二十症** [1786]
又名增注肖山竹林寺一百二十症妇科秘方
(清) 竹林寺僧撰 (民国) 史济纲增注
(1) 1932 年上海万有书局铅印本 6
(2) 抄本 2

1546 **妇科秘方胎产护生篇** [1786]
(清) 竹林寺僧撰 李长科 (小有) 编
(1) 清同治五年丙寅 (1866) 秀水杜文澜刻本 71
(2) 清刻本 32

1547 **竹林寺妇科胎产摘要** [1786]
著者佚名
抄本 2

1548 **竹林寺女科闺阁仙方二卷** [1786]
附仲贻胡公经验广育神方
(清) 竹林寺僧传
抄本 21

1549 **秘授妇科** [1790]
附调经问答
(清) 释慧明撰
曹炳章抄本 2

1550 **女科秘录** 1795
(清) 范和尚撰
清乾隆六十年乙卯 (1795) 西湖春屈氏刻本 2

1551 **坤中之要** 1800
又名 (秘传) 内府经验女科
(清) 刘逸 (登贤) 撰
清嘉庆五年庚申 (1800) 刻本 5

1552 **女科要旨四卷** 1803
(清) 陈念祖 (修园) 撰 陈元犀 (灵石) 注
(1) 清光绪十八年壬辰 (1892) 上海图书集成印书局铅印本 2 37
(2) 清光绪三十二年丙午 (1906) 上海文新书局石印本 1
(3) 清渔古山房刻本 6
(4) 清刻本 46 51
(5) 民国上海锦章书局铅印本 22
(6) 抄本 2

1553 **妇科撮要** 1813

（清）钱松撰
清嘉庆十八年癸酉（1813）醉吟草堂刻本 21

1554 **妇科指归**四卷 1814
（清）曾鼎（亦峦、香田）撰
清嘉庆十九年甲戌（1814）南城曾氏忠恕堂刻
本2 5

1555 **女科歌诀**六卷 1815
附经验方
（清）邵登瀛（步青）编
（1）清光绪五年已卯（1879）吴门邵氏刻本 1
（2）清刻本2 60
（3）1933年苏州中国医学研究社铅印本2

1556 **女科辑要**八卷 1823
附单养贤胎产全书
（清）周纪常（卓人）撰
（1）清道光三年癸未（1823）刻本山阴后马村藏板21 100
（2）清道光十年庚寅（1830）酉堂刻本1
（3）清同治四年乙丑（1865）奎照楼刻本 251 70
（4）清宣统二年庚戌（1910）、1934年上海千顷堂书局石印本1
（5）清刻本28

1557 **女科指南** 1827
（清）傅山（青主、公它、朱衣道人）撰
无名氏编
清道光七年丁亥（1827）刻本37

1558 **东山妇人科** 1829
附诸症验方
著者佚名
清道光九年已丑（1829）济南活字本5

1559 **验所验** 1838
附回生丹方法
著者佚名
清道光十八年戊戌（1838）长柄壶庐园叟刻本2

1560 **妇人病论**三卷 1849
（清）曳卓堂撰
清道光十年庚戌（1850）蝼屈舍刻本2

1561 **妇婴良方**二卷 1863
（清）屠道和（燮臣）撰
抄本（曹炳章抄）2

1562 **妇科医书三种** 1864
（清）钟世桢辑
子目：
1. 妇婴至宝
2. 妇科指南
3. 傅青主女科
清同治三年甲子（1864）刻本1

1563 **资生要旨七篇** 1873
著者佚名
清同治十二年癸酉（1873）刻本2

1564 **女科要略** 1877
（清）潘霨（韡园居士、伟如）编
（1）清光绪三年丁丑（1877）湖北藩属刻桦园医学六种本2 21
（2）清光绪九年癸未（1883）江西书局刻桦园医学六种本1
（3）抄本39

1565 **妇科宝筏** 1880
不著撰人
据清光绪六年抄本复制本1

1566 **妇科秘书** 1885
（清）陈起等撰
抄本2

1567 **仁寿镜**四卷 1892
（清）孟葑（不病人）编
子目：
1. 宁阃集
2. 宜男集
3. 益田集
4. 保赤集
（1）清光绪二十一年乙未（1895）渝城述古堂刻本2
（2）清光绪年间兰月楼刻本2

1568 **女科指南**四卷 1893
（清）戴武承撰
清光绪十九年癸巳（1893）上海古香阁石印本2

1569 **妇学** 1895
（清）钱保瑭编
清光绪二十一年乙未（1895）海宁钱氏清风室刻本32

1570 **妇科杂治验方** 1895
（清）罗越峰撰
抄本（曹炳章抄）2

1571 **坤体自全法** 1896
（日）绪方正清撰
铅例子本6

1572 **乳证秘方** 1901
著者佚名
清光绪二十七年辛丑（1901）刻本 6

1573 **妇科一百十七症发明** 1903
（清）包岩（蘅村）撰
清光绪二十九年癸卯（1903）刻本 2

1574 **秘授妇科** 1907
附调经问答
僧慧明撰
抄本（曹炳章手录）2

1575 **妇科主方** 1907
不著撰人
据九千卷楼医部秘藏抄录 6

1576 **女科宝藏神书** 1907
附胎产女科经验方
（清）吴氏编
抄本 6

1577 **女科类纂** 1907
不著撰人
抄本 38

1578 **世补济医书女科** 1907
（清）傅山（青主）撰 无名氏编
清光绪间刻本 66

1579 **妇科问答** [1908]
附皇上方案、女科秘书 陈氏药性赋
（清）陈秉钧撰
清宣统元年抄本 37

1580 **女科秘方** [1908]
（清）沈祖浩撰 朱声风编
（1）清光绪间抄本 60
（2）清光绪间抄本 66

1581 **女科秘诀大全五卷** 1909
（清）陈莲舫（秉钧、乐余老人）编
民国间上海广益书局石印本 1 2 41

1582 **妇科纲目良方二十四卷** 1911
（明）薛己原撰（清）陈自明辑
清渔古山房刻本 32

1583 **济阴全生集三卷** 1911
（清）刘起运（泰来）撰
抄本 5

1584 **女科验方二卷** [1911]
著者佚名
清刻本 2（曹炳章藏书）

1585 **凤林寺女科秘宝** [1911]
又名凤林寺女科秘书
（清）凤林寺僧撰
抄本 2

1586 **傅氏女科证治** [1912]
著者佚名
抄本 2

1587 **女科摘要** [1912]
丁淦可编
抄本 2

1588 **妇科节要二卷** [1912]
徐泽民编
抄本 2

1589 **济阴纂要方** [1912]
著者佚名
抄本 2

1590 **沈氏女科辑要笺正二卷** 1917
又名女科学讲义、沈氏女科辑要笺疏
（清）沈尧封（又彭）撰（民国）张寿颐（山雷）笺疏
（1）民国间浙江兰溪中医学校铅印本 1 2 6 47 48
（2）1934 年嘉定张氏体仁堂国医丛刊本 37

1591 **女科讲义** 1917
陈汝舟编
石印本 2

1592 **中西合纂妇科大全七卷** 1917
顾鸣盛编
民国间上海大东书局石印本 1 2

1593 **叶天士女科医案** 1919
（清）叶桂（天士、香岩、南阳先生）撰
陈士谔（守先）编
民国间上海广文书局石印本 2

1594 **女科精华三卷** 1920
又名退思庐女科精华
严鸿志（痴孙）编
（1）1920 年上海千顷堂书局石印本 1
（2）1921 年宁波汲绠书庄石印本 1 32

1595 **女科证治约旨四卷** 1920
严鸿志（痴孙）编
（1）1920、1921 年上海千顷堂书局石印本 1 32
（2）1921 年宁波汲汲绠书庄石印本 1

1596 **女科医案选粹四卷** 1920
严鸿志（痴孙）编
（1）1920、1921 年上海千顷堂书局石印本 1 32
（2）1921 年宁波汲汲绠书庄石印本 1

1597 **妇科讲义** 1921

陆天海编
1921 年兰溪中医学校铅印本 1
1598 **妇科六卷** ［1921］
著者佚名
抄本 2
1599 **妇科大略** 1924
恽铁樵（树珏）撰
1941 年上海千顷堂书局铅印本 1
1600 **妇科至要**二卷 1924
附幼科证治
周鼎撰
1924 年汝南玉记抄本 5
1601 **女科指南** 1926
叶衡隐撰
1926 年上海广益书局石印本 2
1602 **妇女经验良方**三卷 ［1927］
傅锡信撰
存诚堂刻本 2
1603 **女科医学实验录**四卷 1929
王慎轩撰
民国间苏州国医社铅印本 2 6（残）
1604 **妇女病** 1929
朱振声撰
1934 年上海幸福书局铅印本 2
1605 **月经病证治大全** 1930
赵公尚编
1930 年上海卫生报馆铅印本 2
1606 **妇科不谢方** 1930
附怡怡书屋妇科医案
周岐隐（利川）撰
1931 年宁波印刷公司铅印本 1 2 6 22
1607 **（新批）女科歌诀** 1930
（清）邵登瀛（步青）编（民国）王慎轩注
1933 年苏州国医书社铅印本 2
1608 **中国妇科病学** 1931
时逸人编
1935 年太原中医改进研究会铅印本 1
1609 **竹泉生女科集要** 1931
彭逊之（彭愈）撰
1931 年上海艺海出版部铅印本 6
1610 **宋氏女科撮要** 1932
（明）宋林皋（养吾）原撰 曹炳章抄录
抄本 2
1611 **（最新）妇科学全书**二卷 1933
蔡鹏云（百星）撰
（1）1933 年广东汕头印刷铸字局铅印本 1
（2）1933 年新国医传习所铅印本 2
1612 **竹林女科旨要** 1935
著者佚名
抄本（曹炳章抄录）2
1613 **妇科杂治方** 1935
著者佚名
抄本（曹炳章抄录）2
1614 **女科临床效方**二卷 1936
郑连山撰
1936 年苏州郑连山女科医室铅印本 2
1615 **女科刺要** 1938
郑棠辑
1938 年上海聚珍印务书楼石印本 1
1616 **妇人病** 1948
黄震陸撰
1948 年世界书局铅印本 6
1617 **女科集要** 1949
附外科札记
著者佚名
抄本 30
1618 **济阴宝法** 1949
不著撰人
存善堂抄本 66
1619 **妇人良方** 1949
不著撰人
抄本（曹炳章手录）2
1620 **妇科讲义** 1949
陈汝舟编
民国间铅印本 1
1621 **乐山妇人科** 1949
附诸症验方
不著撰人
铅印本 5
1622 **女科总论** ［1949］
著者佚名
抄本 2
1623 **女科简要方** ［1949］
著者佚名
抄本 2
1624 **女科绳尺** ［1949］
著者佚名
抄本（曹炳章抄录）2
1625 **女科经产百问** ［1949］
著者佚名
抄本 2
1626 **宁坤宝航** ［1949］

著者佚名
抄本 2

1627 **济阴录** [1949]
不著撰人
抄本 6

1628 **妇科方** [1949]
不著撰人
抄本 2

1629 **妇科摘要** [1949]
著者佚名
抄本 2

1630 **女科方书** [1949]
不著撰人
抄本 2

1631 **女科备要** [1949]
周歧隐撰
稿本 2

1632 **妇科秘本** [1949]
不著撰人
抄本（黄岩陈梦来藏书）1

1633 **妇女各种杂症方** [1949]
不著撰人
抄本 7

1634 **妇人方** [1949]
著者佚名
抄本 2

1635 **妇人方论** [1949]
著者佚名
抄本（曹炳章手录）2

1636 **妇人经验方** [1949]
著者佚名
抄本（曹炳章手录）2

1637 **妇科问答** [1949]
著者佚名
抄本（曹炳章手录）2

1638 **妇科秘室** [1949]
著者佚名
抄本 2

1639 **妇科奇方** [1949]
著者佚名
抄本（曹炳章手录）2

1640 **妇科秘书** [1949]
著者佚名
抄本 2

1641 **妇科秘效方** [1949]
著者佚名
抄本 2

1642 **妇婴杂治方** [1949]
著者佚名
抄本 2

1643 **存验录女科** [1949]
著者佚名
抄本 2

1644 **医林纂要妇科** [1949]
著者佚名
抄本 2

1645 **医案集句** [1949]
不著撰人
抄本 2

1646 **医箴俚言妇病要诀** [1949]
著者佚名
抄本 2

1647 **张氏妇科** [1949]
著者佚名
抄本（曹炳章手录）2

1648 **家传女科经验摘奇三卷** [1949]
著者佚名
抄本 2

1649 **脉诀方歌（妇科方）** [1949]
不著撰人
抄本 2

1650 **调经门** [1949]
不著撰人
抄本 66

1651 **调经症治** [1949]
不著撰人
抄本 28

8.32 产科

1652 **经效产宝三卷续编一卷** 853
（唐）昝殷撰
（1）清光绪三年丁丑（1877）影宋刻本 2
（2）清光绪七年辛巳（1881）归安凌氏刻本 1 6
（3）清光绪十四年戊子（1888）影宋刻本 22
（4）清刻本 71

1653 **产育宝庆方二卷** 1109
又名产育宝庆集
（宋）李师圣 郭稽中撰
（1）清乾隆间李氏万卷楼刻本道光五年乙酉（1825）补刻本 71

(2) 清光绪四年戊寅（1878）刻本 50
(3) 清刻本 21
(4) 抄本 21
(5) 中医古籍出版社据文渊阁台湾商务版四库全书本复制本 1

1654 **卫生家宝产科备要**八卷 1184
(宋) 朱瑞章编
(1) 清光绪十三年丁亥（1887）归安陆心源据宋淳熙十一年刻本翻刻本 5 6 21 32 70 71
(2) 1920、1922 年上海广雅书局石印本 2

1655 **产宝诸方** 1279
著者佚名
(1) 清光绪四年戊寅（1878）当归草堂刻本（附急救仙方）32 50
(2) 中医古籍出版社据台湾商务版文渊阁四库全书本复制本 1

1656 **女科胎产问答要旨**三卷 1279
(宋) 薛辛（将仕、古愚）撰
清乾隆三十七年壬辰（1772）查氏砚秋书屋抄本（查济眉跋）6

1657 **凤林寺胎产** [1279]
原题（宋）释明慧传
抄本（曹炳章抄）2

1658 **胎产秘书**三卷 1347
(元) 朱震亨（彦修、丹溪）撰
(1) 清刻本 100
(2) 紫阳世僧抄本 1

1659 **便产须知** 1500
(明) 高宾（芥庵）传 高懋斋辑
(1) 明嘉靖三十九年庚申（1560）张景贤刻本 6
(2) 抄本 2

1660 **济生产宝论方**二卷 [1535]
著者佚名（明）徐明善校
明嘉靖十四年乙未（1535）金陵雷鸣刻本 6

1661 **胎产证治** 1602
(明) 王肯堂（宇泰、损庵、念西居士）撰
1930、1934 年上海中医书局铅印本 6

1662 **产宝百问**五卷 [1613]
原题（元）朱震亨（彦修、丹溪）撰
(明) 王肯堂（宇泰、损庵、念西居士）订
(1) 明万历刻本 2
(2) 明刻本 21

1663 **产鉴**三卷 [1628]
(明) 王化贞（肖乾）撰
(1) 清康熙四十五年丙戌（1706）马志光刻本 5
(2) 1980 年据康熙四十五年刻本复刻本 1

1664 **兰阁秘方**二卷 [1643]
附妇女胎产方
原题（明）古愚公授 丁明登辑
明秣陵丁明登刻本学风楼藏板 5

1665 **产后编**二卷 [1684]
又名产科全集
(清) 傅山（青主、公它、朱衣道人）撰
(1) 清嘉庆十六年辛未（1811）刻本 21
(2) 清道光间刻本 51
(3) 清刻本 1

1666 **胎产指南**七卷卷首一卷卷末一卷 1686
(清) 单南山撰 陈彩钟增辑
(1) 清咸丰七年丁巳（1857）四明欧立三堂刻本 51 100
(2) 上海大东书局石印本 2
(3) 抄本 29

1667 **胎产症治录** [1686]
(清) 单南山撰 丁逢壬编
清光绪五年已卯（1879）倚山庐刻本 2

1668 **保产心法全婴心法** [1709]
附毓兰居士种痘法
(清) 石成金（天基惺庵老人）编
清刻本 51

1669 **达生编** 1715
又名改良达生编、胎产辑要
(清) 亟斋居士等撰
(1) 清康熙五十四年乙未（1715）刻本 2
(2) 清嘉庆二年丁巳（1797）何氏刻本 6
(3) 清嘉庆二十一年丙子（1816）文宝斋刻本 38 100
(4) 清嘉庆二十五年庚辰（1820）乐志堂刻本 2
(5) 清道光二十七年丁未（1847）黄岩米船楼刻本 1 6 66 100
(6) 清咸丰二年壬子（1852）义邑秀芝堂刻本 80
(7) 清咸丰九年己未（1859）温州刻本 51
(8) 清同治四年乙丑（1865）萍乡义延庆堂刻本 2
(9) 清同治六年壬戌（1867）李春和布庄刻本 38
(10) 清同治七年戊辰（1868）清白堂刻本 100

(11) 清同治八年己巳(1869)刻本 38
(12) 清同治十一年壬申(1872)杭州沈鸿飞刻字店刻本 100
(13) 清同治十三年甲戌(1874)文元堂刻本 2
(14) 清光绪三年丁丑(1877)刻本 1 2
(15) 清光绪四年戊寅(1878)杭州聚文斋刻本 2 21 29
(16) 清光绪四年戊寅(1878)淮安文对斋刻本 2
(17) 清光绪四年戊寅(1878)杭城心畊堂刻本 6
(18) 清光绪五年己卯(1879)苏州刻本 71
(19) 清光绪七年辛巳(1884)路桥师古斋刻本 51
(20) 清光绪八年壬午(1882)刻本 80
(21) 清光绪十年甲申(1884)北京龙文斋刻本 2
(22) 清光绪十一年乙酉(1885)京江文成堂刻本 21
(23) 清光绪十二年丙戌(1886)杭州同善斋书坊刻本 6
(24) 清光绪十九年癸巳(1893)杭州刻本 21 38
(25) 清光绪二十年甲午(1894)黄岩凝碧楼刻本 100
(26) 清光绪二十四年戊戌(1898)北京富文斋刻本 2
(27) 清光绪二十八年壬寅(1902)仁余堂刻本 71
(28) 清光绪三十三年丁未(1907)时中书局石印本 2
(29) 清刻本 2 60
(30) 1917 年铅印本 6
(31) 1918 年杨州集贤斋刻本 51
(32) 1918 年杭州光华书局铅印本 6
(33) 1919 年石印本(附福幼篇)7
(34) 1920 年上海锦章书局石印本 1
(35) 1920 年铅印本 2
(36) 1935 年大梁王浩然堂铅印本 6
(37) 民国间石印本 1 60
(38) 杭州三槐堂石印本 2
(39) 杭州骆驼桥王氏铅印本 1
(40) 刻本 51
(41) 石印本 60

1670 达生保婴编 1715
(清)亟斋居士等撰
清光绪十六年庚寅(1890)兰城同大冒靛行刻本 2

1671 重刊寿世达生编 [1715]
(清)亟斋居士撰 顾奉璋(左宜、三近居士)增
清瀛头主人刻本 2

1672 妇女良方 [1715]
(清)亟斋居士原撰 拜松居士增订
上海广益书局石印本 2

1673 产科秘书十二卷 1722
(清)杨恢基编
抄本(曹炳章抄录)2

1674 胎产要诀二卷 1726
(清)张岱宗撰
抄本 2

1675 产宝 1728
(清)倪枝维(佩玉、风宾)撰
(1) 清光绪三年丁丑(1877)湖北藩署刻本 2 6 21
(2) 清光绪四年戊寅(1878)至己卯(1879)刻本 1
(3) 清光绪五年己卯(1879)苏州刻本 71
(4) 清光绪间刻本 38
(5) 抄本 6

1676 产后十八论方 1729
(清)道先氏撰
清雍正七年己酉(1729)抄本 2

1677 胎产心法三卷 1730
(清)阎纯玺(诚斋)撰
(1) 清乾隆二十二年丁丑(1757)刻本 2
(2) 清道光八年戊子(1828)正文堂刻本 6
(3) 清道光二十六年丙午(1846)绿荫草堂刻本 31
(4) 清道光三十年庚戌(1850)蔡上进刻字铺刻本 21
(5) 清道光间石印本 2
(6) 清咸丰八年戊午(1858)刻本 6
(7) 清同治四年乙丑(1865)敬敷堂刻本 5 6
(8) 清同治六年丁卯(1867)纬文堂刻本 21
(9) 清同治九年庚午(1870)抄本 21
(10) 清同治十年辛未(1871)武林刻本 2 6 21 70
(11) 清光绪四年戊寅(1878)长沙刻本 21

(12) 清光绪十一年乙酉(1885)刻本1
(13) 清光绪十三年丁亥(1887)聚英堂刻本2
(14) 清光绪二十一年乙未(1895)上海文瑞楼校刻本30
(15) 清宣统间刻本60
(16) 清刻本2
(17) 1914、1920年上海江东茂记书局刻本5
(18) 上海大成书局石印本1
(19) 抄本(曹炳章抄录)2

1678 **产宝家传**二卷 1744
(清) 倪东溟撰
清乾隆三十二年丁亥(1767)刻本2

1679 **胎产集要**三卷 1752
附幼科摘要、幼科撮要
(清) 黄惕斋编
子目:
1. 保产机要总论(清)黄惕斋撰
2. 达生编二卷(清)亟斋居士撰
(1) 清乾隆四十七年壬寅(1782)吴爵并刻本38
(2) 清乾隆敬义堂刻本22
(3) 清道光十二年壬辰(1832)王三多书坊刻本2
(4) 清道光二十七年丁未(1847)杭州文寿斋刻本2
(5) 清道光十二年壬辰(1832)聚奎斋刻本2
(6) 清道光二十七年丁未(1847)杭城文寿斋刻本2
(7) 清光绪十六年庚寅(1890)杭州陈文鸣刻书坊刻本2
(8) 清刻本66
(9) 清抄本2
(10) 1933年广文书局铅印本2

1680 **达生编**二卷 1756
辑者佚名
子目:
1. 保产机要总论(清)黄惕斋撰 刘峰泰辑
2. 临产期要(清)沈楞香增订
3. 产宝(清)倪维枝原本 刘峰泰增订
(1) 清光绪十三年丁未(1887)水平道署刻本2
(2) 清光绪十三年丁未(1887)绍城许显记刻本2

1681 **大生要旨**五卷 1762
(清) 唐千顷(桐园)撰
(1) 清乾隆二十七年壬午(1762)刻本6
(2) 清嘉庆二十四年乙卯(1819)商霖堂刻本1 2
(3) 清道光九年己丑(1829)种善堂刻本721 38
(4) 清道光十二年壬辰(1832)成都张氏刻本100
(5) 清同治七年戊辰(1868)艺兰室刻本2
(6) 清光绪八年壬午(1882)俞文奎堂刻本6
(7) 清光绪十九年癸巳(1893)浙江著易堂仿聚珍版铅印本21
(8) 清光绪十九年癸巳(1893)浙江海盐坊刻本32 37
(9) 清光绪二十三年丁酉(1897)上海五彩公司石印本1
(10) 清光绪三十三年丁未(1907)铅印本6
(11) 清刻本22
(12) 1914年上海锦章书局石印本1

1682 **(增补)大生要旨**五卷 [1762]
(清) 唐千顷(桐园)撰 马振藩增订
(1) 清光绪十四年戊子(1888)钱思永堂刻本26
(2) 1926年山东官印所石印本2

1683 **(增广)大生要旨**五卷 [1762]
(清) 唐千顷(桐园)撰 叶灏增订
(1) 清咸丰八年戊午(1858)扫叶山房刻本7
(2) 清同治四年乙丑(1865)杭州吴玉田刻字铺刻本2
(3) 清同治十三年甲戌(1874)王德三隆禄记刻字店刻本2
(4) 清光绪十年甲申(1884)扫叶山房刻本21
(5) 清光绪三十三年丁未(1907)铅印本6
(6) 清光绪间惠直堂刻本38

1684 **产论翼**二卷 1775
(日) 贺川子启(玄迪)撰
日本安永四年乙未(1775)刻本平安济世馆藏板2

1685 **保产汇编**四卷 1779
(清) 柯炌(集庵)编
清嘉庆六年辛酉(1801)刻本2

1686 **产科心法**二卷 1780
附福幼编
（清）汪喆（朴斋）撰
（1）清嘉庆九年甲子（1804）嘉郡秀水县王绵文刻本 2 38 100
（2）清道光九年己丑（1829）嘉郡九思堂刻本 60
（3）清道光十四年甲午（1834）上洋汪氏曙海楼刻本 2 22
（4）清同治八年己巳（1869）嘉郡严馨德堂刻本 5 6 22
（5）清光绪元年乙亥（1875）苏州刻本 5
（6）清光绪六年庚辰（1880）湖城文光斋刻字店刻本 1
（7）清光绪十三年丁亥（1887）聚炎堂刻本 2
（8）清光绪十八年壬辰（1892）刻本辉棣庐藏板 6
（9）1918 年铅印本 6
（10）1924 年无锡周吉人铅印本 2

1687 **竹林寺胎前产后症治** 1786
著者佚名
抄本（曹炳章抄）2

1688 **产科秘本**二卷 1786
（清）竹林寺僧撰
清光绪二年丙子（1876）刻本 2

1689 **竹林寺秘传产科**四卷 1786
著者佚名
抄本（曹炳章抄）2

1690 **胎产秘书**三卷 1795
又名胎产金针
附保婴要诀、经验名方
（明）越中钱氏原本（清）陈芴庵传 何荣（杏园）编
（1）清道光九年己丑（1829）敬胜堂刻本 2
（2）清咸丰十年庚申（1860）刻本 60
（3）清同治元年壬戌（1862）六桂堂刻本 2 6 21
（4）清同治四年乙丑（1865）福建森宝刻字铺刻本 2
（5）清同治十三年甲戌（1874）天章堂刻本 2
（6）清光绪元年乙亥（1875）冯卓怀刻本 1
（7）清光绪二年丙子（1876）何杏园增辑刘畅园校刻本 1
（8）清光绪七年辛巳（1881）上海刘莱刻本（附胎产续要）1 22
（9）清刻本善成堂藏板 2
（10）清刻本 22
（11）民国间石印本 50
（12）抄本（曹炳章藏书）2

1691 **胎产护生篇** [1798]
（清）李长科（小有）编
（1）清同治五年丙寅（1866）秀水杜氏刻曼陀罗华阁丛书本 71
（2）清刻本 21 22
（3）石印本 50

1692 **产科秘略** [1803]
著者佚名
清道光十九年己亥（1839）刻本畅书楼藏板 2

1693 **保产要旨**四卷 1806
（清）许廷哲撰
清光绪二十四年戊戌（1898）永州蒋文友刻本 2

1694 **胎产秘方**二卷 1809
（清）陈敬之撰
（1）清嘉庆十四年己巳（1809）善成堂刻本 2
（2）石印本 50
（3）抄本（曹炳章手录）2

1695 **产航**二卷 1813
附图解
（日）桑原惟亲（敬夫）撰
日本文政四年辛巳（1821）英岳楼刻本 5

1696 **胎产备要** 1818
（清）谢照撰
清嘉庆二十三年戊寅（1818）刻本 2

1697 **达生编摘要** 1821
不著撰人
清道光元年辛巳（1821）奎照楼刻本 21

1698 **胎产症治录** 1829
（清）王兰谷撰
（1）清道光九年己丑（1829）抄本 2
（2）清刻本 2

1699 **产孕集**二卷 1830
附补遗一卷
又名产孕生育指南
（清）张曜孙（仲远）撰
（1）清道光二十五年乙巳（1845）刻本 2
（2）清道光间刻本 6
（3）清同治四年乙丑（1865）思陵杨氏活字

刻本5
(4) 清同治七年戊辰(1868)刻本三松堂藏板2 60
(5) 清同治七年戊辰(1868)刻本蕴璞斋藏板1 2 5 6 22 60
(6) 清光绪二十四年戊戌(1898)刻本2
(7) 1927年上海千顷堂书局石印本1

1700 **顺天易生篇二卷** 1835
(清)赵璧撰
清光绪二年丙子(1876)苏州得见斋刻本2

1701 **胎产医案** 1837
(清)王节斋撰
清道光十七年丁酉(1837)把珠山房刻本2

1702 **增补达生编** [1840]
(清)亟斋居士撰 范在文(于兹、羌中)编
清光绪间刻本60

1703 **胎产拣要** 1842
(清)杨静山撰
清道光二十二年壬寅(1842)深柳山房刻本2

1704 **(新订)保生经验良方** 1882
(清)亟斋居士撰 无名氏补
清光绪八年壬午(1882)潮州林文在楼刻本2

1705 **四生合编** [1884]
编者佚名
子目:
1. 达生编(清)亟斋居士撰
2. 生化编
3. 资生编
4. 遂生编(清)庄一夔撰
(1) 清光绪十年甲申(1884)温陵杨浚刻本福州群玉斋藏板2
(2) 1917年福建印刷社铅印本2 51

1706 **增注达生编** 1852
(清)亟斋居士撰 毛祥麟(对山)注
清宣统元年已酉(1909)刻本2

1707 **达生编** 1876
广达生编、续广达生编
(清)亟斋居士撰 周毓龄(吕筌)增广 周登庸(金门)续广
(1) 清光绪四年戊寅(1878)维安文林斋刻本(仅广达生编、附保婴碎事)2
(2) 清光绪十四年戊子(1888)延龄书舍刻本(仅广达生编)6
(3) 清光绪二十四年戊戌(1898)蔚大文藏板(仅续广达生编)2

1708 **保产金丹四卷** 1886
(清)刘文华编
抄本1

1709 **安胎保产良方** [1886]
不著撰人
清光绪十二年丙戌(1886)崇德堂刻本21

1710 **儿女至宝** 1892
又名详要胎产问答
(清)亟斋居士编 三农老人注
清光绪十八年壬辰(1894)上海管可寿斋铅刻本2

1711 **难产神验绣阁保产良方** 1893
(清)姚文僖等撰
(1) 清光绪十九年癸巳(1893)碑砚斋刻本22
(2) 1914年铅刻本6

1712 **谢氏增订达生编二卷** 1893
(清)谢福庆撰
清光绪十九年癸巳(1893)刻本2

1713 **胎产举要** 1893
(清)阿庶顿编
清光绪十九年癸巳(1893)羊城博济医局刻本2

1714 **胎产全书** 1895
(清)戴尧撰
(1) 清光绪二十一年乙未(1895)广州宋经堂刻本2
(2) 清刻本100

1715 **济生集六卷** 1896
(清)王上达(春亭)撰
清光绪二十年丙申(1896)明州咏古斋刻本1 2 6 21 70

1716 **增广达生要旨五卷** 1905
(清)亟斋居士撰 汪家驹增订
清光绪三十一年乙巳(1905)时中书局刻本2

1717 **生生要旨** 1905
(清)张子蕃(芝范)编
清光绪三十一年已巳(1805)无锡锡城公司铅印本6

1718 **临产须知** 1906
(清)周憬(莘农)编
(1) 清光绪三十二年丙午(1906)石印本37

(2) 1919 年铅印本 2
(3) 1920 年无锡周氏石印本 32

1719 **改良达生编** 1907
(清) 亟斋居士撰 无名氏补
清光绪三十三年丁未 (1907) 绍兴许广记刻字铺刻本 2

1720 **增广达生编良方** 1907
(清) 亟斋居士撰 无名氏编
龙文岩刻本 2

1721 **保生胎养良方** 1907
(清) 何霁光撰
清光绪间刻本 60

1722 **临证胎产医案**五卷 1907
(清) 曹大周撰
抄本 21

1723 **产宝达生编**二卷 [1911]
(清) 亟斋居士撰 无名氏编
清同治间刻本 60

1724 **合纂达生编保产机要** 1911
不著撰人
石印袖珍本 21

1725 **子玄子产论**四卷 1911
不著撰人
平安济书馆藏板 2

1726 **产科四种** [1911]
编者佚名
子目:
1. 胎产心法三卷 (清) 阎纯玺编
2. 胎产秘书 (清) 何杏园撰
3. 达生编 (清) 亟斋居士撰
4. 大生要旨 (清) 唐千顷撰
1912 年上海江东书局石印本 1、5

1727 **胎产秘方** [1911]
著者佚名
曹炳章抄本 2

1728 **单氏胎产全书秘旨** [1912]
著者佚名
抄本 2

1729 **十三经产症** [1914]
不著撰人
1914 年抄本 66

1730 **达生保赤合编二种** 1917
何锡琛编
1917 年金山姚氏敦仁堂松江铅印本 51

1731 **产后十八论** 1917
著者佚名
1917 年沧县自得堂铅印本 2

1732 **产科心法** 1924
周吉人 (济平) 撰
1924 年无锡石印本 30

1733 **达生约言** 1930
著者佚名
1930 年铅印本 6

1734 **胎产病理学** 1930
王慎轩撰
1930 年苏州国医书社铅印本 2

1735 **大生全书**三卷 1933
杨静庵编 毛希蒙集撰
1933 年余姚毛希蒙集资印送本 21

1736 **四明宋氏家传产科全书秘本**四卷 1934
(清) 宋博川撰 (民国) 冯绍蘧增纂
1934 年上海中西书局铅印本 6

1737 **高氏胎产秘书**二卷 [1934]
高莲溪 (淑濂) 撰
抄本 1 (残)

1738 **保产集** [1937]
著者佚名
抄本 2

1739 **越城钱氏秘传产科方书** [1937]
附痢疾吐血论
抄本 2

1740 **胎产医库** 1939
宋忠钰编
1939、1947 年上海中央书局铅印本 6

1741 **产科** 1949
不著撰人
抄本 21

1742 **产妇方** 1949
不著撰人
抄本 66

1743 **万氏胎产秘传** [1949]
万生永撰
抄本 2

1744 **产科秘方** [1949]
著者佚名
抄本 (曹炳章手录) 2

1745 **回生丹** [1949]
著者佚名
秀邑生泰堂刻本 2

8.33 广嗣

1746 **广嗣全诀**十二卷 1591

(明) 陈文治 (国章、岳谿) 编
明万历刻本 (残) 22

1747 **宜麟策** 1624
(明) 张介宾 (会卿、景岳、通一子) 撰
(1) 清嘉庆十四年己巳 (1809) 刻本 2
(2) 清嘉庆二十一年丙子 (1816) 刻本 1
(3) 鸿远书屋抄本 22

1748 **妙一斋医学正印种子编** 1635
又名种子全编、医学正印女科
(明) 岳甫嘉 (仲仁) 撰
抄本 2

1749 **广嗣五种备要** 1821
(清) 王实颖 (西成、耕苗老人) 撰
子目:
1. 种子心法
2. 保胎方论
3. 达生真诀
4. 新产证治
5. 全婴须知
清道光元年辛巳 (1821) 耕苗主人刻本 2

1750 **生育辑要**八卷 1861
(清) 张熙樵编
清同治元年壬戌 (1868) 晓园刻本 2

1751 **广生编** 1867
附十剂表二卷
(清) 包诚 (兴言) 撰
清同治七年戊辰 (1868) 蕴璞斋刻本 60

1752 **(二妙居士) 医学正印种子篇** [1911]
(清) 二妙居士撰
抄本 2

1753 **种子秘方二编** 1926
乐思才撰
1826 年中西书局石印本 37

1754 **育嗣宝鉴** 1936
蒋璘荫撰
1936 年蒋种玉堂铅印本 2

1755 **医学心印种子编**三卷 1949
不著撰人
抄本 2

1756 **嗣子秘诀** 1949
不著撰人
抄本 21

1757 **广嗣秘要方** [1949]
著者佚名
抄本 (曹炳章手录) 2

1758 **毓麟验方** [1949]
著者佚名
抄本 2

8.4 儿科

8.41 儿科通论

1759 **颅囟经**二卷 [960]
著者佚名
(1) 清乾隆间李氏万卷楼刻道光五年补刻函海本 40 71
(2) 清光绪四年戊寅 (1878) 当归草堂刻本 37 50
(3) 清刻本 21
(4) 中医古籍出版社据台湾商务版文渊阁四库全书本复制本 1

1760 **钱氏小儿药证直诀**三卷 1119
附钱仲阳传、阎氏小儿方论、董氏小儿斑疹备急方论
(宋) 钱乙 (仲阳) 撰 阎孝忠编
(1) 清康熙间起秀堂影宋刻本 1 5 22
(2) 清光绪五年己卯 (1879) 苏州刻《保赤汇编》本 71
(3) 清光绪十七年辛卯 (1891) 池阳周氏刻本 2
(4) 清光绪十八年壬辰 (1892) 刻本姚江黄氏五桂楼藏板 1 6 26 70
(5) 清光绪间刻本 7 60
(6) 清陈世吉仿宋刻本 71
(7) 清刻本 2
(8) 1915 年上海千顷堂书局石印本 1 6
(9) 1924 年兰陵堂刻本 6 21
(10) 1930 年张氏体仁堂医药丛刊本 1
(11) 启秀堂据宋本重刻本 6
(12) 刻本 2 6 32 37

1761 **钱氏小儿药证直诀**三卷 [1119]
(宋) 钱乙 (仲阳) 撰 阎孝忠编 (清) 四库全书馆辑
(1) 清乾隆武英殿聚珍版 5 6
(2) 清光绪二十二年丙申 (1896) 长沙惜阴书局刻《惜阴丛书》本 71
(3) 清光绪二十五年己亥 (1899) 广雅书局刻本 71

1762 **阎氏小儿方论** [1119]
(宋) 阎孝忠撰
清光绪刻本 7

1763 **小儿卫生总微论方**二十卷 1156
又名保幼大全
著者佚名
（1）明弘治二年己酉（1489）李延寿刻本 6
（2）1924 年黄冈兰陵堂刻本 2 6 21
（3）中医古籍出版社据台湾商务版文渊阁四库全书本复制本 1

1764 **陈氏小儿病源方论**四卷 1254
（宋）陈文中（文秀）撰
（1）清刻本 28
（2）1935 年上海商务印书馆据宛委别藏影抄宋本影印本 40 71

1765 **（新刊）仁斋直指小儿方论**五卷 1264
（宋）杨士瀛（登父、仁斋）撰
（1）日本抄本 1
（2）中医古籍出版社据台湾商务版文渊阁四库全书本复制本 1

1766 **活幼口议**二十卷 1294
（元）曾世荣（德显）撰
抄本 2

1767 **活幼心书**三卷 1294
（元）曾世荣（德显）编
子目：
1. 活幼心书决证诗赋
2. 活幼心书明本论
3. 活幼心书信效方
清宣统二年庚戌（1910）武昌医馆据元至元艺风堂刻本校刻本 5

1768 **婴童百问**十卷 1403
（明）鲁伯嗣撰
（1）明嘉靖间刻本 22（残）
（2）明存存锦堂刻本 6
（3）明刻本 22
（4）1919、1920 年上海大东书局石印本 1 37
（5）抄本 21
（6）上海书店据明嘉靖二十一年刻本影印本 6

1769 **全幼心鉴**四卷 1468
（明）寇平（衡美）编
（1）明嘉靖二十六年丁未（1547）玉峰书堂刻本 22
（2）明嘉靖间刻本 1 7
（3）日本宽文十一年辛亥（1671）据明成化四年全幼堂刻本重刻本 21

1770 **活幼便览** 1510
（明）刘锡（廷爵）撰
明刻本 22

1771 **保婴粹要** 1529
（明）薛己（新甫、立斋）撰
清刻本 36

1772 **钱氏小儿药证直诀**三卷 1529
（宋）钱乙（仲阳）撰 阎孝忠编 （明）薛己（新甫、立斋）注
（1）明崇祯元年戊辰（1628）真定梁维本刻本 6
（2）日本庆安元年戊子（1648）刻本 6

1773 **保婴撮要**二十卷 [1529]
又名保婴全书
（明）薛铠（良武）撰 薛己（新甫、立斋）增补
明刻本 21 38

1774 **明医保幼** 1552
（明）王朝撰
明嘉靖三十一年壬子（1552）刻本 22

1775 **幼科发挥**二卷 1579
（明）万全（密斋）撰
（1）清康熙五十四年乙未（1715）静观堂刻本 2
（2）1927 年上海民和书局石印本 2 51
（3）抄本（曹炳章手录）2

1776 **幼科痘科金镜录合刻** 1579
（明）翁仲仁（嘉德）撰 乔来初注释
子目：
1. 评注定本金镜录三卷
2. 增补保赤心法二卷
清光绪十七年辛卯（1891）常熟抱芳阁校刻本 21

1777 **幼幼集**四卷 1593
（明）孟继礼（寿沂）撰
清光绪十三年丁亥（1887）申报馆铅印本 2

1778 **幼科证治准绳**九卷 1602
（明）王肯堂（宇泰、损庵、念西居士）编
（1）清西蜀善成堂刻本 50
（2）1935 年上海扫叶山房石印本 5

1779 **幼科折衷**二卷 1641
（明）秦昌遇（景明、广埜道人）编
（1）抄本 2
（2）1980 年上海古籍书店据抄本复制本 1 6

1780 **幼科金针**二卷 1641
（明）秦昌遇（景明、广埜道人）编
1936 年上海中医书局铅印本 5

1781 **(新刻)幼科百效全书**三卷 1644
(明)龚居中(应园、如虚子、寿世主人)撰
中医古籍出版社据明崇祯十七年甲申(1644)刻本复制本 1

1782 **仁端录**十六卷 1644
(明)徐谦(仲光、澄观)撰
抄本 32

1783 **保婴摘要** 1654
不著撰人
清游宗鲁抄于顺治十一年 1

1784 **幼科医学指南**四卷 1661
(清)周震(慎斋)撰
(1)清乾隆五十四年己酉(1788)吴潘两氏校刻本宜兴道生堂藏板 1 50 70
(2)清刻本 21
(3)1925 年上海益新书局石印本 5
(4)1926 年上海文成书局石印本 2
(5)1936 年上海千顷堂石印本 1 2

1785 **诚书**十六卷 1661
附诚书痘疹三卷
(清)谈金章(心揆、黄郛)撰
(1)清雍正十年壬子(1732)传经堂刻本 70
(2)清雍正十一年癸丑(1733)刻本 2

1786 **诚书摘要** [1661]
(清)谈金章(心揆、黄郛)撰
无名氏摘
抄本 38

1787 **幼科铁镜**六卷 1695
(清)夏鼎(禹铸)撰
(1)清康熙二十四年乙丑(1695)友兰堂刻本 51
(2)清同治六年丁卯(1867)江阴学古山房刻本 6
(3)清光绪三年丁丑(1877)西征粮台刻本 6、50
(4)清光绪十一年乙酉(1885)刻本 2
(5)清光绪二十一年乙未(1895)新宁刘氏刻本 6
(6)清光绪二十三年丁酉(1897)经纶堂刻本 60
(7)清宣统元年己酉(1909)上海文元书庄石印本 1
(8)清务本堂刻本 100
(9)清刻本 47
(10)1914 年刘氏汇唐石篴刻贵池先哲遗书本 5 21 71
(11)1936 年上海校经山房石印本 6 38
(12)上海萃英书局石印本 80
(13)广陵古籍刻印社据清宣统元年刻本复制本 1

1788 **幼科铁镜集证**二卷 1695
(清)夏鼎(禹铸)撰
1926 年上海文武书局铅印本 2

1789 **慈幼筏**十二卷卷首一卷 1704
又名慈幼新书、兹幼秘书
(明)程云鹏(凤雏)辑
清乾隆十一年丙寅(1746)玉诏堂刻本 5

1790 **抱乙子幼科指掌遗稿**四卷 1708
又名幼科指掌
(清)叶其蓁(困庵、杏林)编
(1)清乾隆八年癸亥(1743)会成堂刻本 6
(2)清刻本 21

1791 **幼科发挥大全**四卷 1715
(明)万全(密斋)撰(清)郑翥(鸿举)校
(1)清康熙五十四年乙未遂(1715)刻本 2
(2)上海民和书局石印本 1 5 51

1792 **幼幼指掌集成** 1725
又名著石堂新刻幼科直言、孟氏幼科
(清)孟河(介石)撰
(1)清雍正四年丙午(1726)刻本 51
(2)清嘉庆三年戊午(1798)刻本 1 21 70

1793 **幼幼集成**六卷 1750
(清)陈复正(飞霞)编 刘勷校正
(1)清乾隆龙溪堂刻本 51
(2)清乾隆三让堂刻本 20
(3)清乾隆聚奎堂刻本 21
(4)清同治八年戊辰(1869)文元堂刻本 6
(5)清光绪八年壬午(1882)上海醉六堂石印本 100
(6)清光绪十二年丙戌(1886)陈实记刻本 1
(7)清光绪十八年壬辰(1892)溉棠轩刻本 1
(8)清光绪二十八年戊寅(1902)二十九年癸卯(1903)上海醉六堂石印本 2 21 37 80
(9)清光绪三十三年丁未(1907)上海文海阁石印本 41

(10) 清宣统元年辛亥 (1911) 上海会文堂石印本 1 38
(11) 清乾隆翰墨园刻本 51
(12) 清经纶堂刻本 70
(13) 清刻本 1 51
(14) 1917 年上海锦章书局石印本 1 41
(15) 1925 年上海鸿文书局石印本 1 5 47 50

1794 **幼科释谜六卷** 1773
(清) 沈金鳌 (芊绿、汲门、尊生老人) 编
(1) 清乾隆三十九年甲午 (1774) 上海朱增惠、春坪氏校刻本 2 70
(2) 清同治十三年甲戌 (1874) 湖北崇文书局刻本 6 30

1795 **福幼编** 1777
又名生生福幼编
附喉科良方
(清) 庄一夔撰
(1) 清光绪五年已卯 (1879) 苏州刻本 71
(2) 清光绪二十四年戊戌 (1898) 杭州景文斋刻本 6

1796 **遂生福幼合编** 1777
又名传家至宝、保赤联珠、千金至宝、庄氏慈幼二书
(清) 庄一夔 (在田) 撰
(1) 清道光十七年丁酉 (1837) 刻本 2
(2) 清同治六年则古昔斋刻本 6
(3) 清同治十三年甲戌 (1874) 刻本 5、6
(4) 清光绪十七年辛卯 (1891) 乐善堂刻本 1
(5) 清光绪三十一年乙巳 (1905) 刻本 6
(6) 1934 年张武桂校铅印本 6

1797 **慈幼新书三种** 1777
又名达生遂生福幼合编
编者佚名
子目:
1. 达生编 (清) 亟斋居士撰
2. 遂生编 (清) 庄一夔撰
3. 福幼编 (清) 庄一夔撰
(1) 清光绪三年丁丑 (1877) 刻本 2
(2) 清光绪三十三年丁未 (1907) 恩补居刻本 2

1798 **保赤全编** [1777]
又名兹幼新书
(清) 庄一夔 (在田) 撰
子目:
1. 福幼编一卷
2. 遂生编一卷
3. 广生编一卷附种痘简易良方
(1) 清同治八年己巳 (1869) 双白燕堂刻本 6
(2) 清光绪三十年甲辰 (1904) 聚文堂刻本 1
(3) 1934 年杭州正则印书馆铅印本 1 6
(4) 民国间兰溪杨培兰轩石印本 1

1799 **幼科大成** [1777]
编者佚名
子目:
1. 增补痘疹玉髓金镜录四卷 (明) 翁仲仁撰
2. 幼科铁镜二卷 (清) 周震撰
3. 幼科指南四卷 (清) 周震撰
4. 小儿推拿广义三卷 (清) 熊应雄编
5. 福幼篇一卷 (清) 庄一夔编
6. 保婴秘言一卷 著者佚名
(1) 清宣统二年庚戌 (1910) 刻本 37
(2) 1926 年上海文成书局石印本 (存 3 – 6 种) 41

1800 **许氏幼科七种** 1785
又名幼科七种大全
(清) 许豫和 (宜治、橡村) 撰
子目:
1. (重订) 幼科痘疹金镜录
2. 橡村痘诀
3. 痘诀余义
4. 怡堂散记
5. 散记续编
6. 小儿诸热辨
7. 橡村治验
民国间上海中一书局受古书店石印本 1

1801 **医学精要八卷** 1800
(清) 黄岩 (峻寿、耐庵) 撰
1918、1928 上海萃英书局石印本 2 5

1802 **保赤辑要二卷** 1805
附补遗一卷
(清) 吴嘉德 (藕汀) 编 吴道镕增订
(1) 清光绪二十三年倚桂轩刻本 71
(2) 清刻本 1

1803 **保婴易知录二卷** 1812
又名幼科易知录
(清) 吴溶堂 (宁澜) 撰
(1) 清嘉庆十七年壬申(1812)汪和鼎刻本 2
(2) 清同治十二年癸酉 (1873) 宁波叶廉谔

刻本 6 21 37
(3) 清光绪五年己卯 (1879) 苏州刻本 71
(4) 1929 年上海中医书局铅印本 6

1804 **儿科醒**十二卷 1813
(清) 芝屿樵客撰
清刻本 22

1805 **树惠不瘪儿科**六卷 1819
(清) 梅沧 (伴梅主人) 编
清道光间刻本 37

1806 **儿科谈** [1820]
附伤寒等症发疹谈
(清) 金位撰
南江刻本 21

1807 **幼科要览** 1821
(清) 曹光熙编
清道光元年辛巳 (1821) 敬艺堂刻本 100

1808 **仁端录**二卷 1830
(清) 梁嵩编
中医古籍出版社据台湾商务版文渊阁四库全书本复制本 1

1809 **医林枕秘保赤存真**十卷 1834
附脉理存真
(清) 余含棻 (梦塘) 编
(1) 清光绪二年丙子 (1876) 婺源余氏刻本慎德堂藏板 1 21
(2) 清光绪二十一年乙未 (1895) 杭州文元堂刻本 70

1810 **福幼遂生二编** 1839
(清) 庄一夔撰
清道光十九年己亥 (1839) 歌蓴堂刻本 21

1811 **慈幼便览** 1850
(清) 文晟 (叔来) 编
清同治六年丁卯 (1867) 羊城锦福堂刻本 21

1812 **保婴活法** 1852
(清) 魏裔公撰
清咸丰二年壬子 (1852) 山会同人刻本 66

1813 **锡麟宝训**四卷 1854
(清) 金玉相 (勉夫) 编
(1) 清光绪四年戊寅 (1878) 刻本 37
(2) 清光绪五年己卯 (1879) 苏州刻本 71

1814 **慈幼遂生福幼**三编 1856
(清) 庄一夔 撰
清咸丰六年丙辰 (1856) 刻本 21

1815 **保婴要言**八卷卷首一卷 [1866]
又名保赤要言
(清) 夏鼎 (禹铸) 撰 王德森 (严士、鞠坪) 编
(1) 清宣统二年庚戌 (1910) 苏册笪锦和刻本 1 6 22
(2) 1919 年苏州竺锦和刻本 32
(3) 1926 年四明乐善堂刻本 1

1816 **保赤汇编** 1879
(清) 朱之榛编
子目:
1. 锡麟宝训四卷 (清) 金玉相编
2. 达生编二卷 (清) 亟斋居士撰
3. 产宝一卷 (清) 倪枝维撰
4. 福幼编一卷 (清) 庄一夔撰
5. 保婴易知录二卷 (清) 吴宁澜撰
6. 钱氏小儿药证直诀三卷进 (宋) 钱乙撰
7. 童蒙训三卷 (宋) 吕本中撰
(1) 清光绪四年戊寅 (1878) 至五年已卯 (1879) 苏州刻本 2 21 32 37 60 71
(2) 清刻本 1

1817 **活人慈航**二十一卷首一卷 1883
(清) 郑道谦辑
据清光绪九年朔江郑氏刻本影印本 6

1818 **保赤新编**二卷 1884
(清) 任赞 (药斋) 撰
中医古籍出版社据新会伍氏安怀堂刻本复制本 1

1819 **婴寿录** 1884
(清) 白石翁大仙师撰
清光绪十年甲申 (1884) 刻本 2

1820 **鬻婴提要说** 1888
(清) 张振鋆 (醴泉、筱衫、惕厉子) 编
清光绪二十年甲午 (1894) 兰州臬署刻本 7

1821 **儿科撮要** 1892
(清) 尹端模译
清光绪十八年壬辰 (1892) 羊城博济医局刻本 2 60

1822 **儿科论略** 1897
(清) 庞文卿编
清光绪二十三年丁酉 (1897) 羊城博济医局铅印本 60

1823 **幼科三种** 1904
著者佚名
子目:
1. 幼儿痘疹玉髓金镜录四卷卷首一卷写 (明) 翁仲仁撰
2. 小儿推拿广意三卷 (清) 熊应雄编

3. 幼科铁镜二卷（清）夏鼎撰
（1）清宣统元年己酉（1909）上海文元书局石印本 1
（2）清宣统二年庚戌（1910）上海萃英书局 60
（3）清石印本 1 2 38 60
（4）1936 年上海校经山房石印本 1

1824 **儿科十三诀** [1911]
著者佚名
抄本 2

1825 **保婴秘书** [1911]
（清）李氏传录
抄本 2

1826 **集录保婴经验达生篇** [1911]
（清）周文长撰
刻本 60

1827 **保幼秘书** [1911]
李氏撰
抄本 2

1828 **保幼秘书** [1911]
（清）李氏家传
诚守堂抄本 2

1829 **小儿原病赋** [1911]
著者佚名
抄本（曹炳章手录）2

1830 **幼科铁镜录摘要** [1912]
葛仲红撰
抄本 2

1831 **中西合纂幼科大全十二卷** 1917
顾鸣盛编
1925 年上海大东书局石印本 5 70

1832 **儿科诊断学** 1918
何廉臣（炳元、印岩）编
1933、1936 年上海大东书局铅印本 1 2 6 37 51

1833 **叶天士幼科医案** 1920
原题（清）叶桂（天士、香岩、南阳先生）撰
陆士谔（守先）编
（1）1921 年上海广文书局铅印本 2
（2）1921 年上海世界书局铅印本 21 32

1834 **小儿药证直诀笺正** 1923
附阎氏董氏方论笺正
（宋）钱乙（仲阳）原撰（民国）张寿颐（山雷）笺正
1930 年兰溪中医专门学校铅印本 1

1835 **钱氏儿科案疏** 1923
（宋）钱乙（仲阳）撰 张寿颐（山雷）疏
1926、1932 年上海大东书局石印本 1 2 37 51 60

1836 **保赤新书八卷** 1924
恽铁樵（树珏）撰
（1）1926、1930 年武进恽氏铅印本 2 6
（2）1928 年上海华丰铸字所铅印本 1

1837 **幼科学讲义三卷** [1923]
张寿颐撰
民国间兰溪中医学校铅印本 1、47

1838 **幼科** [1927]
恽铁樵著
民国间恽氏医学讲义铅印本 1

1839 **儿科辑要四卷** 1928
附妇女回生丹
姚济苍（博施）编
1928 年北京天华铅印本 6

1840 **儿病浅解** 1929
徐方士编
1929 年绍兴石印本 1

1841 **幼科秘诀** 1930
陈惠丰撰
1930 年上海中医书局铅印本 6

1842 **小儿科** 1933
又名小儿病
茹十眉编
1933 年大众书局铅印本 5

1843 **幼科集腋** 1936
朱裕原编
1936 年苏州铅刻本 1

1844 **儿科奇方** [1937]
著者佚名
抄本（曹炳章手录）2

1845 **儿科金针** [1937]
著者佚名
抄本 2

1846 **儿科集要** [1937]
著者佚名
抄本 2

1847 **小儿诊疗法** [1937]
著者佚名
抄本 2

1848 **治小儿金针** [1937]
著者佚名
抄本 2

1849 **救婴录** ［1937］
著者佚名
抄本 2

1850 **幼科讲义** 1938
杜士璋编
民国间浙江中医专门学校铅印本 1

1851 **儿科秘诀虚劳验方** 1949
曹炳章撰
抄本 2

1852 **治小儿诸症方** ［1949］
无名氏撰
抄本 66

1853 **秘传儿科心法**十三诀 ［1949］
应在扬辑 曹漱六校订
抄本 21

1854 **儿科辑要**二卷 ［1949］
魏州达辑
抄本 2

1855 **幼科全集** ［1949］
著者佚名
刻本 1

1856 **沈望桥先生幼科心法** ［1949］
沈望桥撰
稿本 1

1857 **儿科摘要** ［1949］
著者佚名
抄本 2

1858 **襁褓录** ［1949］
无名氏撰
抄本 6

1859 **儿科学** ［1949］
无名氏撰
抄本 7

8.42 痘疹

1860 **（闻人氏）痘疹论**四卷 1223
（宋）闻人规（伯圜）撰
（1）明嘉靖三十三年甲寅（1544）刘尚义刻本 22
（2）明嘉靖三十三年甲寅（1544）张鹗刻本 22
（3）据元至治三年刻本复印本 1 2

1861 **癍论萃英** 1237
（元）王好古（进之、海藏）撰
（1）清江阴朱氏校刻古今医统正脉全书零本 1
（2）石印本 50

1862 **麻疹全书**四卷 1364
（元）滑寿（伯仁、撄宁生）撰
清光绪三十一年己巳（1905）汤鼎恒校刻本 1 2 5 6

1863 **痘治理辨**一卷 1519
附方一卷
（明）汪机（省之、石山居士）撰
清石印本 50 70

1864 **痘疹全书博爱心鉴**二卷 1525
（明）魏直（桂岩、廷豹）撰
明万历三十年壬寅（1602）朱惠氏刻本 6

1865 **痘科正宗**四卷 ［1529］
（明）高武（梅孤）编
明刻本 22（残）

1866 **痘疹心法**二十三卷 1549
又名痘疹世医心法
（明）万全（密斋）编
清康熙三十三年甲戌（1694）琼州府刻本 51

1867 **痘疹世医心法**十二卷 1549
痘疹格致要论十一卷
（明）万全（密斋）编
（1）明万历十一年癸未（1583）吴门陈允升刻本 6
（2）明万历二十九年辛丑（1601）秦大夔刻本（无附）6
（3）清乾隆六年辛酉（1741）敷文堂刻本 51

1868 **痘疹全书**二卷 1549
（明）万全（密斋）编
子目：
1. 痘疹碎金赋二卷
2. 痘疹世医心法十二卷
3. 痘疹玉髓二卷附痘疹玉髓方抄本 21

1869 **增补痘疹玉髓金镜录**四卷 1579
又名幼科金镜录、痘疹金镜录
（明）翁仲仁（嘉德）撰 陸道元补遗 陸道光参补
（1）明万历七年己卯（1579）寿春堂刻本 6
（2）清康熙二十九年庚午（1690）刻本 1 6
（3）清康熙间刻本 32
（4）清道光二十年庚子（1840）扫叶山房藏板 1 5 70
（5）清宣统二年庚戌（1910）文元书庄石印本 1 100

(6) 清宣统二年庚戌(1910)上海萃英书局石印本 1 80
(7) 清文瑞楼刻本 51
(8) 清刻本 28 66
(9) 清石印本 50 100
(10) 1916 年上海文成书局石印本 2

1870 **幼科金镜赋集解**六卷 [1579]
(明)翁仲仁(嘉德)原撰 无名氏集解
清光绪二年丙子(1876)李松寿刻本 1

1871 **幼科金镜录摘要** [1579]
(明)翁仲仁(嘉德)原撰
无名氏摘要
抄本 2

1872 **痘疹传心录**十六卷 1594
(明)朱惠明(惠明、济川)撰
(1) 石印本 50
(2) 据明万历二十三年修敬堂刻本抄本 30

1873 **痘疹不求人** 1595
又名经验痘疹不求人方论
(清)朱栋隆(子吉)撰
(1) 清康熙三十六年丁丑(1697)刻本 21
(2) 清刻本 5

1874 **痘疹心印**二卷 1602
(明)孙一奎(文垣、东宿、生生子)撰
清宣统元年己酉(1909)刘氏果育轩刻本 51

1875 **疹科** 1604
(明)孔弘擢撰
(1) 明万历三十二年甲辰(1604)王继濂刻本 2 5
(2) 明万历刻清同治光绪间修补本 22 71

1876 **疹科真传** 1604
(明)吕坤(叔简、心悟)编
稿本 7

1877 **痘疹活幼心法**八卷卷末一卷 1616
又名活幼心法大全、痘疹活幼至宝、痘疹法幼心法全书
(明)聂尚恒(久吾、惟贞)撰
(1) 清乾隆五十九年甲寅(1794)皖江熙湖李氏刻本 1
(2) 清道光三年癸未(1823)会稽滋德堂刻本 6
(3) 清同治五年丙寅(1866)聚文堂刻本 2 21
(4) 清同治八年己巳(1869)刻本常郡韩文焕斋藏板 1 5 37 50 60
(5) 清宏道堂刻本 51
(6) 1931 年无锡日升山房刻本 1
(7) 民国上海千顷堂石印本 1 6

1878 **痘科慈航** 1616
(明)聂尚恒(久吾)撰
(1) 清嘉庆二十四年己卯(1819)扬州刻本 21
(2) 清光绪四年戊寅(1878)杭州竹简斋刻本 6

1879 **痘门方旨**八卷 1616
附麻疹痢门方旨
(明)聂尚恒(久吾)撰
清乾隆十三年戊辰(1748)邱书田校刻本 1

1880 **摘星楼治痘全书**十八卷 1619
(明)朱一麟(应我)撰
清道光六年丙戌(1765)上海耕乐堂刻本 5 6 71

1881 **痘科类编释意**三卷 1628
又名痘科汇编释意
(明)翟良(玉华)撰
(1) 清康熙三年甲辰(1664)刻本 2
(2) 抄本 2

1882 **徐氏仁端痘疹录**十六卷 1644
(明)徐谦集撰
抄本(六卷)21

1883 **疹科全书** 1644
(明)吕新吾撰
清山阴王金成沈懋发刻本 1

1884 **治麻效方** 1644
附伤科杂抄
(明)王畴九撰
据黄岩陈梦来抄本复制本 1

1885 **痘科键**二卷 [1644]
(明)朱巽(嘘万)撰 未凤台订
(1) 日本安永六年丁酉(1777)刻本 6
(2) 清道光十一年辛卯(1831)刻本徐森荫堂藏板 2 21

1886 **袁氏痘疹丛书**五卷 [1644]
(明)袁颢撰 袁祥增修 袁天启校订
明书林双峰堂刻本 6

1887 **救偏琐言**十卷 1659
附备用良方
(清)费启泰(建中、德葑)撰
(1) 清顺治十六年己亥(1659)文盛堂刻本 21
(2) 清康熙二十七年戊辰(1688)惠迪堂刻

本1 2 70
(3) 清康熙二十七年戊辰(1688)文盛堂刻本5 21
(4) 清嘉庆元年丙辰(1796)金阊惟善堂刻本21
(5) 清道光二十一年辛丑(1841)大文堂刻本1
(6) 抄本29

1888 **痘疹生民切要**二卷 1659
(清)喻昌(嘉言、西昌老人)撰
(1) 清顺治十六年已亥(1659)文盛堂刻本21
(2) 清乾隆三十七年壬辰(1772)刻本21

1889 **痘疹四合全书**十卷 1676
(清)吴学损(损庵)编
子目:
1. 痘疹金镜录真本
2. 痘疹百问秘本
3. 痘疹心法秘本附增补痘疹心法
4. 痘疹玉髓像痘疹集图善本
清康熙十五年丙辰(1676)三多斋刻本2

1890 **痘科大全**三卷 1689
(清)史锡常(晋公)撰
清康熙四十六年丁亥(1707)尺木堂刻本5

1891 **痘疹正宗**二卷 1695
又名痘疹指南
(清)宋麟祥(钟岳)撰
(1) 清康熙间刻本6
(2) 清赐书堂藏板70
(3) 清裕文堂藏板2
(4) 抄本21

1892 **全活万世书**二卷 1697
(清)劳之成编
清康熙三十六年丁丑(1697)刻本荣观堂藏板6

1893 **麻疹秘传**六卷 [1697]
(清)张璐(路玉、石顽老人)俞中和合撰
清光绪十五年已丑(1889)刻本5

1894 **痘科大全金镜录**三卷 1707
(清)史锡节(晋公)撰
清康熙四十六年丁亥(1707)尺木堂刻本2

1895 **痘疹定论**四卷 1713
(清)朱纯嘏(玉堂)编
(1) 清康熙五十二年癸巳(1713)聚英堂刻本5
(2) 清咸丰元年辛亥(1851)文英堂刻本51
(3) 清同治九年庚午(1870)刻本60
(4) 清光绪九年癸未(1883)静远山房刻本5
(5) 清会源堂刻本1
(6) 清刻本1
(7) 石印本50
(8) 抄本2

1896 **痧痘集解**六卷 1727
(清)俞茂鲲(天池)集解
(1) 清乾隆五十二年丁未(1787)怀德堂刻本2 6
(2) 清光绪二年丙子(1876)刻本维杨李松寿藏板1

1897 **痘科一得歌诀** [1727]
(清)刘企向(梧村)撰 萧弘士校注
清雍正五年丁未(1727)刻本21

1898 **痘学真传**八卷 1732
附疹论痧赋
(清)叶大椿(子容)撰
清雍正十年壬子(1732)金阊巽记书坊刻本6

1899 **痘科扼要** 1735
(清)陈奇生撰
(1) 清乾隆二十八年癸未(1763)刻本东湖率视堂藏板2
(2) 抄本5 6

1900 **活法启微**三卷 1736
(清)何鼎亨(容斋、德嘉)撰
清乾隆五十二年丁未(1787)刻本陈文盛堂藏板6

1901 **麻科合璧** 1740
附麻疹兼喉症说、白喉吹药方
又名郁谢麻科合璧
(清)杨开泰(万新)汇编
(1) 清咸丰九年已未(1859)刻本6
(2) 清光绪二十六年庚子(1900)吴宁方氏刻本2
(3) 1925年小衡山房刻本2 6

1902 **种痘新书**十二卷 1740
(清)张琰(逊玉)撰
(1) 清乾隆五十一年丙午(1786)锡环堂刻本6
(2) 清道光十二年壬辰(1832)桂芳斋刻本1

(3) 清同治十年辛未(1871)重庆善成堂刻本 6
(4) 清文奎堂藏板 70
(5) 清五六堂藏板 47
(6) 清刻本 1 47
(7) 石印本 51

1903 **麻科活人全书**四卷 1748
附麻疹论、麻疹补论、瘄论
(清)谢玉琼(昆秀、璞斋)撰
(1) 清道光二十一年辛丑(1841)阜山刘奇珍刻本 2
(2) 清道光二十五年乙巳(1845)刻本 5
(3) 清咸丰元年辛亥(1851)龙溪村彭氏木活字本 2
(4) 清光绪十九年癸巳(1893)丰城李福田刻本 6
(5) 清光绪二十五年己亥(1899)知不足斋刻本 5
(6) 清刻本 36
(7) 石印本 50
(8) 1936 年上海锦章书局铅印本 6

1904 **郑氏瘄科保赤金丹**四卷 1748
又名郑氏瘄略
(清)谢玉琼(昆秀璞斋)原撰 郑启寿(卜年) 郑行彰(德滋)传
(1) 清道光十年庚寅(1830)刻本 22
(2) 清同治八年己巳(1869)汲绠斋刻本 21 22
(3) 清光绪二十六年庚子(1900)郑行刻本 21 22
(4) 清光绪三十三年丁未(1907)刻本 2
(5) 石印本 32
(6) 抄本 21

1905 **天花精言**六卷 1753
(清)袁句(大宣、双梧主人)撰
(1) 清乾隆二十年乙亥(1755)艮斋刻本 21
(2) 清嘉庆七年壬戌(1802)瓯江陈瑾刻本 5
(3) 清嘉庆十年乙丑(1805)平远山房刻本 萱茂堂 2 5
(4) 清嘉庆十八年癸酉(1813)萱茂堂刻本 51
(5) 清同治七年戊辰(1868)山阴陈氏刻本 6
(6) 1929 年黄岩杨氏种书楼铅印本 6

1906 **痘症宝筏**六卷 1758
(清)强健编 朱增惠校
清同治元年壬戌(1862)上海宝贤堂刻本 51

1907 **痘疹专门秘授**二卷 1762
(清)董维岳(之嵩)撰
清道光十三年癸巳(1833)刻本晋介书业德记藏本 5

1908 **轩辕逸典**十四卷 1779
又名黄帝逸典
著者佚名 兰采和真人注
清欣赏书屋藏板 21 70

1909 **黄帝逸典评经二十四卷痘疹要书** [1779]
(清)沈阎注 张步階评
清道光四年甲申(1824)刻本 6

1910 **痘诀余议** 1783
(清)许豫和(宣治、橡村)撰
清嘉庆二年丁巳(1797)刻本 2

1911 **痘证慈航** 1785
(明)欧阳调律撰(清)郭士珩(昆山)编
(1) 清同治四年乙丑(1865)刻本 6
(2) 1917 年敀明印刷公司铅印本 6 51

1912 **痘疹会通**五卷 1786
(清)曾鼎(亦峦、香田)撰
(1) 清乾隆五十一年丙午(1786)南成曾氏忠恕堂刻本 6 21
(2) 清道光十年庚寅(1830)刻本同善堂藏板 2

1913 **痘疹精详**十卷 1794
(清)周冠(甄陶)编
上海广益书局石印本 50

1914 **保赤全生录**二卷 1802
(清)陈文杰编
(1) 清咸丰八年戊午(1858)松山陈毅堂刻本 1
(2) 1936 年东阳陈怀新铅印本 2

1915 **种痘心法种痘指掌** 1808
(清)朱奕梁撰
(1) 清嘉庆十三年戊辰(1808)泽古斋巾箱本 21
(2) 清嘉庆十三年戊辰(1808)张氏借月山房刻本 71

1916 **痘疹真传**二卷 1814
又名儿科全生集
(清)曹光熙(克安)撰
清嘉庆二十二年丁丑(1817)刻本 1 70 100

1917 **引痘略** 1817
又名引种牛痘方书、引痘方书、引种牛痘法、引痘新书、引痘新法全书、引痘新法
（清）邱熺（浩川）编
（1）清嘉庆二十二年丁丑（1817）刻本 100
（2）清道光十八年戊戌（1838）保龄堂刻本 1
（3）清同治八年己巳（1869）刻本 6
（4）清同治九年庚午（1870）天台刻本 100
（5）清光绪二年丁丑（1876）黔阳节署刻本 51
（6）清光绪二十年甲午（1894）江西书局刻本 5
（7）1917 年福建袖海庐铅印本 51
（8）抄本 47

1918 **种痘真传**三卷 1817
（清）方灿撰
清嘉庆二十二年丁丑（1817）北京潄芳斋刻本 21

1919 **麻疹阐注**四卷 1822
（清）张廉（通源、霞溪）阐注
（1）清道光二十年庚子（1840）刻本 2
（2）清道光二十八年戊申（1848）郦氏刻本 6
（3）1916 年成都石印本 6

1920 **麻疹集成**二卷 1824
（清）朱楚芬（茝滨）编
民国间朱丹山铅印本 47

1921 **痘疹集成**四卷 1837
附麻疹集成二卷
（清）朱楚芬（茝滨）编
清道光十七年丁酉（1837）刻本破愚斋藏板 21

1922 **经验小儿月内出痘神方** 1838
著者佚名
清光绪二十五年已亥（1899）刻本 21

1923 **痧疹秘要三书** 1847
又名痧疹合刻
（清）华菊嗿编
子目：
1. 秘传烂喉痧治法
2. 痧疹三家要论
3. 瘄疹治法要略
清光绪十三年丁亥（1887）怡颜堂铅印本 6

1924 **痘疹大成**四卷 1849
（清）侯功震（百里）撰
清同治十年辛未（1871）会心阁刻本 1

1925 **麻疹证治要略** 1850
（清）郑志昀（容轩）撰
民国间铅印本 2

1926 **治疹全书**三卷 1858
附外编补遗
著者佚名（清）钱沛（锦江）增补
（1）清咸丰八年戊午（1858）婺东赵月航长乐钱遗经堂刻本 1 2 51
（2）清光绪二十六年庚子（1900）东阳方氏刻本 2
（3）1921 年古大化里刻本 2

1927 **（秘授）沈氏瘖疹摘要** 1861
著者佚名
清咸丰十一年辛酉（1861）浙宁保安局刻本 6

1928 **牛痘新书济世** 1865
又名牛痘新书辑要
（清）邱熺（浩川）撰 王淳甫（新吾）增补
清光绪三十二年丙午（1906）上海书局石印本 2

1929 **沈氏麻科** 1876
（清）赵开泰（兰亭）编
清光绪二年丙子（1876）浙江台州刻本 50 100

1930 **（新辑）中西痘科全书**十二卷 1876
原题（清）张琰（逊玉）编
清光绪三十二年丙午（1906）上海书局石印本（卷端题邱熺原本王惇甫增补）1 47 51

1931 **麻症集成**四卷 1879
（清）朱载扬（克护、丹山）撰
（1）清光绪五年已卯（1879）铅印本 5
（2）1919 年浙江体育学校铅印本 1 2
（3）1923 年浙江铅印本 6
（4）1925 年沈阳医士公会铅印本 1
（5）1926 年上海宏大善书局石印本 6
（6）1931 年四明印刷所铅印本 2 31
（7）1935 年铅印本 6 30 31

1932 **痧麻明辨** 1879
（清）华壎（昌伯）编
1921、1935 年上海千顷堂书局石印本 1 2 550

1933 **麻疮集成** [1784]
赵鸿洲撰
抄本 2

1934 **痘疹专门二卷** 1881
（清）何广源撰
清光绪七年辛巳（1881）南海刻本 2

1935 **痧疹辑要四卷** 1886
（清）叶霖（子雨）撰
清光绪十六年庚寅（1890）石林书屋刻本 21

1936 **种牛痘书** 1889
（清）包祥麟编
清光绪九年癸未（1883）应安雅堂藏板 47

1937 **麻疹汇要** 1900
（清）吕新甫编
1921 年古大化里铅印本 2

1938 **麻瘖必读二卷** 1903
（清）林月函 郑启寿（卜年）合撰
（1）清光绪二十九年癸巳（1903）刻本 1
（2）1926、1936 年上海千顷堂书局石印本 2

1939 **秘传麻书** 1903
（清）林月香撰 朱湛庥订
清光绪二十九年癸卯（1903）王仲升刻本 1 21 100

1940 **麻科至宝** 1903
（清）徐棣三（堂奎）撰
（1）清光绪二十九癸卯（1903）刻本 51
（2）1925 年上海千顷堂石印本 50

1941 **郑氏瘖略良方宝鉴** 1904
（清）郑启寿（卜平）撰 无名氏编
清光绪三十年甲辰（1904）石印本 1

1942 **麻证新书** 1905
著者佚名
清光绪三十一年乙巳（1905）萧山济生堂刻本 2 51

1943 **引种牛痘方书** 1908
不著撰人
清光绪三十四年戊申（1908）郭士鋆抄本 66

1944 **（御纂）痘科全书四卷** 1909
又名痘疹心法全书
（清）邓尔泰撰
清宣统元年已酉（1909）上海扫叶山房石印本 51

1945 **小儿杂病痘疹方** [1911]
著者佚名
抄本 2

1946 **痘疹方图药性全** [1911]
著者佚名
抄本 2

1947 **麻科要旨** [1911]
（清）王昌炽校订
据黄岩陈梦来采藏本复制本 1

1948 **痘疹真诠** 1917
刘鳞（疾鳌）编
石印本 50

1949 **（汇纂）麻疹新编二卷** 1918
黄政修撰
1918 年建瓯兰新印刷所铅印本 6

1950 **秦氏痘疹图说** 1918
秦伯未（之济、濂斋）撰 余德壎订
1918 年商务印书馆铅印本 37

1951 **舟仙瘖述三卷** 1924
刘舟仙撰
民国间铅印本 1 21

1952 **麻疹专论** 1930
李聪甫撰
1930、1940 年晚民书局铅印本 1、5

1953 **麻痘蠡言** 1933
陈伯坛（英畦）撰
1933 年石印本 2

1954 **瘖疹须知** 1937
楼普惠撰
1937 年铅印本 2

1955 **种痘讲义** [1937]
邢熙平编
浙江中医专门学校铅印本 1

1956 **选录痘科** [1937]
著者佚名
抄本 2

1957 **天花心镜** [1949]
著者佚名
抄本 6

1958 **痘疹要法** [1949]
著者佚名
抄本 2

1959 **种痘讲义** [1949]
余滨述
民国间兰溪中医学校油印本 1

1960 **痘疹简捷** [1949]
附痔漏方
不著撰人
抄本（思补过斋抄）21

1961 **痘疹金言** [1949]
不著撰人

抄本 21

1962 **痘疹辨惑**二卷 ［1949］
附摄正宗痘疹一卷
不著撰人
抄本 21

1963 **沈望桥先生痞科心法** ［1949］
沈望桥撰
稿本 1

1964 **治痞大成** ［1949］
不著撰人
抄本 1

1965 **儿科痘疹剔先摘要总诀秘要七十二症形从图** ［1949］
不著撰人
抄本 21

1966 **辨麻疹是非轻重应验** ［1949］
不著撰人
抄本 29

1967 **麻科** ［1949］
著者佚名
抄本 2

1968 **痘症疗方** ［1949］
不著撰人
抄本 29

1969 **治痞子大法** ［1949］
著者佚名
抄本 1

1970 **痘麻痢症治疗方** ［1949］
不著撰人
抄本 29

1971 **痘科方** ［1949］
不著撰人
抄本 32

8.43 惊疳

1972 **卫生保籍**六卷 1777
（清）庄一夔（在田）撰
清光绪二十五年己亥（1899）潘氏梦琴书屋刻本 6

1973 **拯婴汇编** 1855
著者佚名
清同治七年戊辰（1868）慈城拯婴会刻本 22

1974 **（新订）小儿科脐风惊风合编** ［1861］
（清）鲍相敖（云韶）编
清同治十一年壬申（1872）刻本 2

1975 **麻痹汇补**二卷 1784
（清）赵鸿洲撰
清乾隆四十八年甲辰（1784）刻本 6

1976 **惊风辨症必读书** 1892
（清）刘德馨（剑芝）编
子目：
1. 福幼编（清）庄一夔撰
2. 治验录（清）秦霖熙辑
清光绪二十七年辛丑（1901）上元江氏刻本 21 32

1977 **（绘图）痧惊合璧**四卷 ［1911］
（清）陈汝钰撰
（1）1917 年上海文益书局石印本 2
（2）1917 年上海千顷堂书局石印本 1

8.5 外科

8.51 外科通论

1978 **刘涓子鬼遗方**五卷 499
（刘宋）刘涓子撰（南齐）龚庆宣编
（1）清嘉庆四年己未（1799）顾氏刻本 71
（2）清嘉庆五年庚申（1800）扫叶山房刻本 70
（3）1916 年徐乃昌摹宋刻本 71
（4）石印本 46

1979 **卫济宝书**二卷 1170
（宋）董琏（东轩居士）撰
（1）清光绪四年戊寅（1878）钱塘丁氏当归草堂刻本 2 37
（2）中医古籍古籍出版社据台湾商务版文渊阁四库全书本复制本 1

1980 **外科精义**二卷 1335
（元）齐德之撰
（1）明万历二十九年辛丑（1601）新安吴勉学校刻本 1
（2）清光绪七年辛巳（1881）云林阁校刻东垣十书本 7
（3）清江阴朱文震校刊古今医统正脉全书本 1
（4）清刻本 2
（5）中医古籍出版社据台湾商务版文渊阁四库全书本 1

1981 **外科集验方** ［1498］
（明）周文采撰
（1）上海古籍书店据明弘治十一年戊午

(1498) 刻本复制本 1 6
(2) 中医古籍出版社据明嘉靖二十四年乙巳 (1545) 刻本复制本 1 6

1982 **外科精要**三卷 1508
又名外科宝鉴
(宋) 陈自明 (良甫) 编 (明) 薛己 (新甫、立斋) 校注
(1) 明嘉靖二十七年戊申 (1548) 刻本 5 22 (存二卷)
(2) 明刻清印薛氏医书零本 6
(3) 1920 年北京自强书局石印本 2
(4) 抄本 2

1983 **外科理例**七卷 [1519]
附方一卷
(明) 汪机 (省之、石山居士) 撰
(1) 明嘉靖二十年辛丑 (1541) 刻汪氏医书八种本 6
(2) 明嘉靖祁门朴墅汪氏刻本 22
(3) 民国间上海千顷堂石印本 1 5 6 50 70
(4) 别有斋抄本 22
(5) 中医古籍出版社据台湾商务版文渊阁四库全书本复制本 1

1984 **外科心法**七卷 1528
附外科选要
(明) 薛己 (新甫、立斋) 撰
(1) 明嘉靖间刻本 (存卷三、四) 22
(2) 清东溪堂刻苦本 2
(3) 清刻本 22
(4) 抄本 2

1985 **外科发挥**八卷 1528
(明) 薛己 (新甫、立斋) 撰
明刻薛氏医案二十四种另本 6

1986 **外科枢要**四卷 [1529]
(明) 薛己 (新甫、立斋) 撰
(1) 明刻本 1 5 36
(2) 清刻本 1
(3) 上海大成书局石印本 2

1987 **疮疡经验全书**十三卷 1569
又名窦氏外科全书
原题 (宋) 窦杰 (子声、汉卿) 撰 窦梦麟续增
(1) 明隆庆三年己巳 (1569) 三衢大酉堂刻本 6
(2) 清康熙五十六年丁酉 (1717) 陈氏浩然楼据五桂堂本重刻本 5 6 21 22
(3) 清刻本崇顺堂藏板 1 2 41
(4) 清刻本大文堂藏板 2 21 50 70
(5) 清刻本 1
(6) 1916 年上海会文堂石印本 6

1988 **外科准绳**六卷 1602
又名疡医准绳、外科证活准绳
(明) 王肯堂 (宇泰、损庵、念西居士) 撰
清九思堂刻本 70

1989 **枕藏外科** 1602
(明) 王肯堂 (宇泰、损庵、念西居士) 撰
(1) 清元盛堂刻本 2
(2) 1914 年上海治宝斋书局石印本 5

1990 **外科启玄**十二卷 1604
又名图象外科启玄
(明) 申拱宸 (斗垣、子极) 撰
(清) 聚锦堂刻本 2

1991 **外科正宗**四卷 1617
又名外科微义
(明) 陈实功 (毓仁、若虚) 撰
(1) 明万历四十五年丁巳 (1617) 刻本 6
(2) 明崇祯四年辛未 (1631) 刻本 2
(3) 清乾隆五十七年乙巳 (1785) 聚锦堂刻本 6
(4) 清光绪间永言堂巾箱本 32 47
(5) 刻本 6 32 60
(6) 上海大东书局石印本 58

1992 **(重订) 外科正宗**十二卷 [1617]
(明) 陈实功 (毓仁、若虚) 撰
(清) 张鹭翼 (青万、乐山) 重订
(1) 清乾隆间刻本 22 32
(2) 清咸丰十年庚申 (1860) 刻本 6
(3) 清光绪三十一年乙巳 (1905) 上海洋左书局刻本 6 50
(4) 清刻本 21 22 51 60

1993 **(徐批) 外科正宗**十二卷 [1617]
附录一卷
(明) 陈实功 (毓仁、若虚) 撰
(清) 徐大椿 (灵胎、洄溪老人) 评注
(1) 清咸丰十年庚申 (1860) 海宁许梱校刻本 21 22
(2) 清光绪八年壬午 (1882) 刻本 21 100
(3) 清光绪十九年癸巳 (1893) 上海图书集成铅印本 2 5
(4) 清光绪二十二年丙申 (1896) 珍艺书局石印本 6 22
(5) 清光绪三十一年乙巳 (1905) 上洋海左书局石印本 1 6 50 100

(6) 清扫叶山房刻本 21 26 51
(7) 民国间上海锦章书局石印本 1 37

1994 **外科尺木**四卷 1617
(明) 陈实功 (毓仁、若虚) 撰
抄本 (曹炳章手录) 2

1995 **疡科选粹**八卷 1628
(明) 陈文治 (国章、岳谿) 编
(1) 明崇祯元年戊辰 (1628) 东吴缪希雍校许僖刻本 21
(2) 清康熙四十六年丁亥 (1707) 浔溪达尊堂刻本 22
(3) 清乾隆二十六年辛巳 (1761) 浔溪达尊堂刻本 6
(4) 民国间上海新中华书社石印本 1 2
(5) 抄本 6

1996 **外科活人定本**四卷 1630
(明) 龚居中 (应园、如虚子、寿世主人) 撰
清醉耕堂刻本 5 6

1997 **外科百效全书**四卷 1630
附经验全书
(明) 龚居中 (应圆、如虚子、寿世主人) 编
(1) 清宏道堂刻本 1
(2) 清令德堂刻本 51
(3) 1920 年上海进化书局石印本 2 60

1998 **外科大成**四卷 1665
(清) 祁坤 (广生) 撰
(1) 清乾隆八年癸亥 (1743) 三多斋刻本 6
(2) 清乾隆六十年乙卯 (1795) 金阊函三堂刻本 2
(3) 清善成堂刻本 2
(4) 1925 年上海锦章书局石印本 1
(5) 上海扫叶山房石印本 2 47

1999 **外科安生集**四卷 1683
附外科精义疮肿诊候人式法
(清) 周扬俊 (禹载) 撰
抄本 (曹炳章手录) 2

2000 **洞天奥旨**十六卷 1694
又名外科秘录
附十二经络图
(清) 陈士铎(敬之、远公、大雅堂主人)撰
(1) 清康熙三十七年戊寅 (1698) 宏道堂刻本大雅堂藏板 21
(2) 清乾隆五十五年庚戌 (1790) 山阴陈氏大雅堂刻本 5 6 21 66
(3) 清光绪善成堂刻本 6
(4) 清纬文堂藏板 51
(5) 1912 年上海江东书局石印本 1 6
(6) 民国上海广益书局石印本 1 66

2001 **外科验方** 1715
(清) 王天枢撰
抄本 (积善堂抄录) 2

2002 **外科十法** 1732
又名华佗外科十法、华佗外科证治药方
(清) 程国彭 (钟龄、普明子) 撰
刻本 2 32

2003 **外科证治全生集** 1740
又名林屋山人证治全生集
附金疮铁扇方
(清) 王维德 (洪绪、林屋山人、定定子) 编
(1) 清乾隆五年庚申 (1740) 刻本 1 21 51
(2) 清道光二十一年辛丑 (1841) 刻本 (无后集) 1
(3) 清道光二十五年乙巳 (1845) 瓶花书屋校刻本 5
(4) 清道光二十七年丁未 (1847) 刻本 71
(5) 清咸丰十一年辛酉 (1861) 武昌节署刻本 (四卷本) 1 6
(6) 清同治八年己巳 (1869) 长洲蒋氏刻本心炬书屋藏板 (四卷本) 51
(7) 清同治八年己巳 (1869) 上海铅印本 6
(8) 清同治十一年壬申 (1872) 铅印本 37
(9) 清光绪四年戊寅 (1878) 潘敏德堂刻本 (四卷本) 50
(10) 清光绪八年壬午 (1882) 临川桂氏刻本 2
(11) 清光绪九年癸未 (1883) 吴门蒋氏宗祠刻本 (附马氏试验秘方) (无后集) 1 50 100
(12) 清光绪十年甲申 (1884) 吴门扫叶山房刻本 (四卷本) 2 6 38
(13) 清光绪十二年丙戌 (1886) 上海馨远堂刻本 (四卷本) 6
(14) 清光绪十九年癸巳 (1893) 三让堂刻本 (四卷本) 2
(15) 清光绪三十三年丁未 (1907) 扫叶山房刻本 (四卷本) 1 6 21
(16) 清光绪三十三年丁未 (1907) 上洋书业公司石印本 (四卷本) 1

(17) 清光绪三十四年戊申(1908)上海理文轩书庄石印本(四卷本)6
(18) 聚奎堂刻本 6
(19) 本立堂刻本 100
(20) 清刻本(仅后集)21 22 26
(21) 1914 年上海铸记书局石印本 1 5 6
(22) 1930 年上海中医书局石印本 6
(23) 上海校经山房石印本 21 50

2004 **外科心法要诀**十六卷 1742
又名医宗金鉴外科
(清)吴谦(六吉)等撰
(1) 清光绪二十九年癸卯(1903)上海醉六堂石印本 100
(2) 清光绪三十二年丙午(1906)有益斋石印本 1
(3) 清宣统元年己酉(1909)简青斋书局石印本 66 100
(4) 1914 年育文书局石印本 38
(5) 1914 年鸿宝斋石印本 1
(6) 1919 末上海锦章书局石印本 100
(7) 1920 年上海启新书局石印本 32 51

2005 **外科金鉴摘要**二卷 [1742]
编者佚名
抄本 2

2006 **图形枕藏外科** [1743]
(清)李云驌注
清乾隆八年癸亥(1743)元盛堂刻本 2

2007 **疡医大全**四十卷 1760
附内经纂要
(清)顾世澄(练江、静斋)撰
(1) 清乾隆二十五年庚辰(1760)达安堂刻本 1
(2) 清乾隆三十八年癸巳(1773)艺古堂刻本 47
(3) 清同治九年庚午(1870)敦仁堂刻本 1
(4) 清光绪二十年甲午(1894)善成堂刻本 51 100
(5) 清光绪二十七年辛丑(1910)上海图书集成公司铅印本 1 51
(6) 清光华堂刻本 6
(7) 清艺古堂刻本 2
(8) 1917 年上海文汇书局石印本 5
(9) 1920、1921 年铸江书局石印本 1 2 51
(10) 刻本 2 32 66

2008 **疡科选粹** 1764
(明)彭家孟撰(清)徐大椿(灵胎、洄溪老人)批点
(1) 1913 年石印本 60
(2) 1915 年上海新中华书社石印本 37

2009 **外科心法**十卷 1775
(清)唐黉(芹州)编
(1) 清刻本 2
(2) 抄本(曹炳章手录)2

2010 **外科秘录图**二卷 1799
(清)阎松轩撰
清嘉庆四年己未(1799)酉山堂刻本 21

2011 **疡科心得集**三卷 1805
又名疡科临证心得集、伤科心得集
附方汇三卷、景岳新方歌一卷
(清)高秉钧(锦庭)编
(1) 清嘉庆十年乙丑(1805)刻本(无附)1
(2) 清嘉庆十四年己巳(1869)尽心斋刻本(附家用膏丹丸散方,无景岳新方歌)6 100
(3) 清光绪三十二年丙午(1906)上海文瑞楼石印本 1 5 21
(4) 清刻本 1 32

2012 **谦益斋外科医案** 1805
(清)高秉钧(锦庭)编
1930 年上海中医书局铅印本 5

2013 **片石居疡科治法辑要** 1828
又名片石居疡科遗篇
(清)沈志裕(怡庵)撰
(1) 清道光八年戊子(1828)志古堂刻本 37
(2) 清光绪十九年癸巳(1893)渔隐小舍藏板 2

2014 **外科辑要** 1829
(清)邵澍(子雨)编
1919 年上海千顷堂书店石印本 2 5

2015 **外科证治全书**五卷卷末一卷 1831
(清)许克昌(伦声)毕法(苍霖)合编
(1) 清同治六年丁卯(1867)刻本 2 6 7
(2) 清刻本 1(缺卷一、二)
(3) 清光绪间上海著易堂石印本 2

2016 **疡科捷径**三卷 1831
(清)时世瑞(静山)撰
(1) 清光绪十一年乙酉(1885)刻本 21
(2) 上海古籍书店据清道光十一年辛卯(1831)刻本复制本 1 6

2017 **外科图说**六卷 1834

（清）高文晋（梅溪）编
（1）清咸丰六年丙辰（1856）浦南慎思堂刻本 6 21
（2）清咸丰六年丙辰（1856）扫叶山房刻本 250
（3）民国间上海普通书局石印本 6 50
（4）抄本 7

2018 **外科真诠** 1838
（清）邹岳（五峰）撰
（1）清道光十八年戊戌（1838）刻本 51
（2）清同治十一年壬申（1872）杭城淑芳斋刻本 2
（3）清同治十一年壬申（1872）刻本 6 21

2019 **外科医镜** 1883
（清）张正（贞庵）撰
1917 年天津新华印刷局铅印本 2

2020 **外证医案汇编**四卷 1891
又名外科临证指南医案
（清）余景和（听鸿）撰
（1）清光绪二十年甲午（1894）苏州绿荫堂藏板 2 6 21
（2）民国间上海文瑞楼石印本 1 21
（3）抄本 2

2021 **外科传薪集** 1892
（清）马文植（培之）撰
抄本 7

2022 **高憩云外科全书十种** 1902
（清）高思敬（憩云）撰
子目：
1. 外科医镜十二卷
2. 逆证汇录一卷
3. 外科三字经一卷
4. 六气感证一卷
5. 外科问答一卷
6. 运气指掌一卷
7. 五脏六腑图说一卷
8. 经络起止歌一卷附井荥俞经合歌一卷
9. 五腑补泄温凉药性歌本一卷
10. 三百六十六歌一卷
1917 年天津华新印刷局铅印本（仅存逆证汇一卷录）2

2023 **外科问答** 1902
（清）高思敬（憩云）撰
1917 年天津华新印刷局铅印本 2

2024 **外科三字经** ［1902］
（清）高思敬（憩云）撰
1917 年天津新华印刷局铅印本 2

2025 **应氏外科或问**二卷 1908
著者佚名
抄本 2

2026 **枕藏外科要方** ［1911］
著者佚名
抄本 2

2027 **疡科集验** ［1911］
著者佚名
抄本 2

2028 **急救仙方外科胎产护生篇** ［1911］
（清）李长科编
刻本 32

2029 **程氏外科家宝** ［1911］
（清）程衍道撰
武林汪龙图清溪氏藏抄本 38

2030 **秘传内府经验外科** ［1911］
不著撰人
清抄本 6

2031 **疮疡经验**三卷 ［1911］
（清）鲍集成、鲍席芬合编
抄本 2

2032 **华佗疡科拾遗** 1916
徐润之编
1916 年铅印本 2 51

2033 **疡科纲要**二卷 1917
张寿颐（山雷）撰
（1）1927 年兰溪中医专门学校石印本 2 6
（2）民国间兰溪中医专门学校油印本 1
（3）1935 年上海千顷堂铅印本 51

2034 **（中西合纂）外科大全** 1917
顾鸣盛编
民国间上海大东书局石印本 2

2035 **疮疡随笔**五卷 ［1926］
著者佚名
抄本 2

2036 **外科辨治**二卷 ［1935］
著者佚名
抄本 2

2037 **外科治要经验** ［1936］
著者佚名
抄本 2

2038 **外科诸症** ［1937］
著者佚名
抄本 2

2039 **外科临证心得** ［1937］

著者佚名
抄本 2
2040 **外科要旨讲义** 1938
傅崇黻（筤笙、本善、嬾园） 郑祖合编
民国间兰溪中医学校铅印本 1
2041 **外科医案大全** 1949
不著撰人
抄本 2
2042 **疡科准绳** ［1949］
不著撰人
抄本 2
2043 **秘藏外科合编** ［1949］
陈竹安撰
抄本 2
2044 **增补外科枢要** ［1949］
程钟令撰
石印本 2
2045 **外科一夕谈** ［1949］
不著撰人
抄本 1
2046 **外科秘诀** ［1949］
不著撰人
抄本 2
2047 **外科全生摘要** ［1949］
不著撰人
抄本 2
2048 **秘诀外科临症口诀** ［1949］
不著撰人
抄本 2

8.52 外科疾病

2049 **集验背疽方** 1196
（宋）李迅（嗣立）撰
（1）1925 年上海商务印书馆据文渊阁四库全书本复制本 71
（2）中医古籍出版社据台湾商务版文渊阁四库全书本复制本 1
2050 **解围元薮**四卷 1550
（明）沈之问（无为道人）编
抄本 21
2051 **霉疮秘录** 1632
（明）陈司成（九韶）撰
（1）清光绪十一年乙酉（1885）刻本 21
（2）清光绪十一年乙酉（1885）上海石印本 51
（3）民国间上海会文堂石印本 1 32 59
2052 **疗蠱集证** ［1786］
（清）朱延瓒撰
清乾隆五十一年丙午（1786）英秀堂刻本 2
2053 **疯门全书**二卷 1796
附疯门辨症
（清）萧晓亭撰
清道光二十五年乙巳（1845）粤东敬业堂刻本 2 6
2054 **谢氏发背对口治诀论** 1840
（清）谢应材（邃乔）撰
清刻本 2
2055 **疔疮五经辨** 1873
著者佚名
（1）清同治十二年癸酉（1873）东壁斋刻本 60
（2）清光绪二十九年癸卯（1903）刻本 66
（3）清光绪三十三年丁未（1907）兰溪王恭寿堂刻本 1
2056 **（新增）疔疮要诀** 1874
（清）应遵诲（味农）撰
（1）清光绪元年乙亥（1875）宁波三元堂刻本 21
（2）1918 年上海千顷堂书局石印本 2
2057 **刺疔捷法** 1876
（清）张镜（蓉亭）撰
（1）清光绪五年己卯（1879）扫叶山房刻本 2
（2）清光绪五年己卯（1879）长州王鋆校刻本 1 5 6 22
（3）清光绪十四年戊子（1888）松江占星堂唐氏刻本 2
（4）清光绪十六年庚寅（1890）刻本 21
（5）1929 年石印本 1
（6）民国间绍兴弘文印刷所铅印本 2
2058 **（重刊）刺疔捷法** 1876
附治疔良方、治疔歌
（清）吴韵仙编
（1）1926、1931、1934 年上广益书局石印本 6 21 22 38
（2）1931 年余姚石印本 1
2059 **割症全书**七卷 1890
著者佚名
清光绪十六年庚寅（1890）羊城博济医院刻本 6
2060 **疔疮良方形图要诀** 1891
又名疔疮形图救急良方

著者佚名
清光绪十七年辛卯（1891）刻本 21

2061 **养生镜** 1892
又名挑疔疮秘诀
（清）陆乐山撰
（1）清刻本 2
（2）石印本 50

2062 **（增订）治疗汇要三卷** 1896
附补遗一卷
又名治疗大全
（清）过铸（玉书）撰
（1）清光绪二十四戊戌（1898）武林刻本 1 2 21
（2）1924 年上海大成书局石印本 1 26

2063 **医毒症门记要** [1896]
不著撰人
清光绪二十二年丙申（1896）追思氏藏抄注本 21

2064 **治疗要书** 1908
（清）红藕村主人辑
（1）清光绪三十四年戊申（1908）杭州永丰泰书店铅印本 6
（2）1927 年上海宏大善书局石印本 6

2065 **疬科全书** 1909
（清）梁希曾（拓轩）撰
1921 年岭东刘志陆铅印本 6

2066 **治疗要诀** 1911
附烂喉痧痧辑要、林文忠公戒烟方、诸症急救良方
（清）应其南撰
1919 年徐培德堂石印本 2 6

2067 **刺疔捷法大全** 1911
（清）杨氏（避嚣庐主）编
1936 年上海元丽印刷公司石印本 1

2068 **疔疮紧要秘方** 1911
（清）庐真人编
1923 年宁波华升局铅印本 1 20 21 50

2069 **马氏痔漏科七十二种** 1911
（清）马国杰撰
清石印本 22

2070 **癫狗咬方** 1929
附刺疔捷法
卢子濬撰
民国间石印本 1

2071 **蛇犬伤人之救星已戌丹方** 1933
杨平撰
1934 年上海国光印书局铅印本（附经验良方）2

2072 **痈疽病** 1933
茹十眉编
1933 年上海大众书局铅印本 2 6

2073 **疔疮治疗** 1936
附艾灸各科秘方、白喉全生集格言
王皋荪编
1936 年上海明星印刷所铅印本 2

2074 **经验痒子症良方** 1937
著者佚名
清光绪间羊氏传卷楼刻海昌丛载本 71

2075 **麻疯撮要** [1937]
著者佚名
抄本 5

2076 **花柳病救护法** 1939
陈邦贤（冶愚、红杏老人）编
1940 年上海医学书局铅印本 6

2077 **痔疮证治** 1946
曹炳章（赤电）撰
稿本 2

2078 **外科茴书治痔漏等疮** [1949]
不著撰人
抄本（郑协顺抄）29

2079 **疔疮总类** [1949]
不著撰人
抄本（世美堂抄）38

2080 **治疮秘方** [1949]
不著撰人
抄本 51

2081 **专治各种疔疮秘传挑法** [1949]
著者佚名
石印本 6

2082 **治毒蛇癫狗咬伤经验良方** [1949]
不著撰人
铅印本 32

2083 **痈疽部位经络注略** [1949]
不著撰人
抄本 2

2084 **痈疽论** [1949]
不著撰人
抄本 1

2085 **痈疽集方** [1949]
附疡科本草治要
陈颐寿编
稿本 21

8.53 外科方

2086 **仙传外科集验方**十一卷 1378
又名（仙传）外科秘方
（明）杨清叟编 赵宜真（原阳子）集
清抄本 5

2087 **外科方论** 1723
著者佚名
清赵廷荣抄于雍正元年癸卯（1723）怡仁堂 2

2088 **外科或问附方** [1763]
原题武陵山人传
清乾隆二十八年癸未（1763）抄本 2

2089 **外科良方** 1886
著者佚名
抄本 2

2090 **玉梅花馆遗方** 1889
（清）杭臣五编
清光绪十五年己丑（1889）刻本 2

2091 **外科要方** 1892
（清）顾毓荫编
抄本 2

2092 **外科精要秘方** [1911]
不著撰人
抄自王士雄医书 2

2093 **疡科集验方** [1911]
著者佚名
抄本 1

2094 **外科酌减单方** [1911]
不著撰人
清寄生草堂抄本 66

2095 **枕藏外科要方** [1911]
著者佚名
抄本 2

2096 **外科通用方** 1915
陆汝衔（芥山）撰
1915 年成都刻本 2

2097 **外科汤头** [1920]
何亚伟撰
抄本 32

2098 **外科验方** [1933]
著者佚名
抄本 2、32

2099 **外科膏丹丸散验方** 1936
曹炳章（赤电）撰
稿本 2

2100 **外科杂方随录** [1937]
著者佚名
抄本 2

2101 **乳证歌诀全书** [1940]
附杂治方
著者佚名
抄本 2

2102 **疡科秘旨选方** [1946]
陶大鸣摘
雅记抄藏本 2

2103 **外科正宗全部汤头** [1949]
不著撰人
抄本 37

2104 **外科秘方** [1949]
著者佚名
抄本（曹炳章手录）2

2105 **外科宝珍集**三卷 [1949]
著者佚名
抄本 6

2106 **珠溪陈氏外科方** [1949]
王怡然录
抄本 32

2107 **外科验方条辨** [1949]
杜斯美撰
抄本 2

2108 **外科秘方（专医幼童）** [1949]
不著撰人
锦氏录
抄本 2 6

2109 **外科病症治疗方** [1949]
著者佚名
抄本 28

2110 **外科经验单方** [1949]
著者佚名
抄本 2

2111 **外科膏丸方** [1949]
著者佚名
抄本 2

2112 **外科杂治方** [1949]
著者佚名
抄本 2

2113 **外科秘传** [1949]
著者佚名
抄本 2

2114 **外科总集验方** [1949]
著者佚名

抄本 2

2115 **外科奇效真方** [1949]
著者佚名
抄本 2

2116 **外科方** [1949]
著者佚名
抄本 21

2117 **外科奇方** [1949]
著者佚名
抄本 2

2118 **（秘传）外科验方** [1949]
著者佚名
抄本 2

2119 **（秘藏）外科秘方** [1949]
著者佚名
抄本 38

2120 **外科杂治验方** [1949]
著者佚名
抄本 2

2121 **外科验方摘要** [1949]
著者佚名
抄本 2

2122 **外科便用方** [1949]
著者佚名
抄本 2

2123 **外科实用方** [1949]
著者佚名
抄本 2

2124 **外科神效方** [1949]
著者佚名
抄本 2

8.6 伤科

2125 **仙授理伤续断秘方** 846
附仙传外科集验方、秘传外科方
（唐）蔺道人撰
抄本（曹炳章手录）2

2126 **正体类要** 1529
（明）薛已（新甫、立斋）撰
抄本 5

2127 **正骨范**二卷 1805
又名中国接骨图说、正风范图说
（日）二宫献彦可撰
（1）日本文化四年丁卯(1807)拥鼻祈刻本 21
（2）日本文化五年戊辰（1808）东都千钟房刻本 2
（3）中医古籍出版社据日本文化五年刻本复制本 1

2128 **伤科补要**四卷 1808
（清）钱秀昌（松溪）撰
（1）清嘉庆二十三年戊寅（1818）虹口竹荫堂刻本 5 6
（2）上海千顷堂据清嘉庆二十三年戊寅（1818）刻本 2
（3）1924 年大石山房石印本 1
（4）1924 年上海文元书局石印本 2
（5）1930 年石印本 50

2129 **伤科汇纂**十二卷卷首一卷 1815
（清）胡廷光（耀山、晴川主人）编
中医古籍出版社据清嘉庆二十三年博施堂抄本复制本 1

2130 **（秘传）跌打损伤妙方** 1836
（清）异远真人撰
清黄岩管颂声刻本 100

2131 **救伤秘旨跌损妙方合刻** 1836
（清）管颂声（赓堂）辑
子目：
1. 救伤秘旨（清）赵廷海撰
2. 跌损妙方（清）异远真人撰
（1）清光绪三年丁丑（1877）武林王易安堂马氏敦安堂合刻本述古堂藏板 2
（2）刻本（存秘旨）28

2132 **江氏伤科学** [1845]
又名伤科方书、江氏伤科方书
（清）江考卿（国兴、瑞屏）撰
据上海国医局国医小丛书石印本复制本 1

2133 **伤科要方** 1881
著者佚名
抄本（曹炳章藏本）2

2134 **少林寺伤科**三卷 1883
原题（释）妙月撰
抄本 2 51

2135 **少林寺存下班中跌打妇科万应良方** 1883
冯润田编
民国间慧真禅师藏本 21

2136 **伤科大成** 1891
（清）赵濂（竹泉）撰
1929、1931 年上海中医书局铅印本 6 21

2137 **临症伤科捷要**四卷 1894
（清）舒高第编
清上海制造总局铅印本 21 60

2138 **跌打损伤诸症治法** ［1895］
著者佚名
据清光绪二十一年（1895）蔡氏重修本抄本 21

2139 **伤科秘诀** ［1897］
著者佚名
抄本 1　22

2140 **伤科秘书** 1909
著者佚名
（1）清宣统元年已酉（1909）上海藻文公司铅印本 6
（2）抄本 2

2141 **下方寺伤科秘方** 1911
原题（清）下方寺僧撰
民国间渔渡董氏刻本 60

2142 **拳术家伤科** ［1911］
著者佚名
稿本 2

2143 **跌打秘传** ［1911］
作民居士传
抄本 2

2144 **伤科秘书** ［1911］
不退和尚辑
抄本 2

2145 **伤科验方** ［1911］
著者佚名
抄本 2

2146 **少林伤科治要集要** ［1911］
（清）不退和尚（少陵）传
抄本 2

2147 **伤科秘要** ［1911］
著者佚名
抄本 2

2148 **伤科药方** ［1911］
著者佚名
抄本 60　66

2149 **损伤急济法** 1913
李榕辑
1913 年鸿泰石印公司石印本 50

2150 **国医军阵伤科学概要** 1935
董志仁编
1936 年上海校经山房刻本 2　6

2151 **伤科医案评议二卷** 1936
张寿颐（山雷）编
民国间兰溪中医学校油印本 48

2152 **（秘传）骨科** ［1936］
著者佚名
稿本 2

2153 **劳氏伤科全书** ［1937］
著者佚名
抄本（曹炳章藏书）2

2154 **伤科摘要秘方** ［1937］
著者佚名
抄本（曹炳章藏书）2

2155 **伤科** ［1949］
著者佚名
清陆士达再门人董亦香抄录
清王瑞第七世孙德杨再订 21

2156 **伤科秘方** ［1949］
著者佚名
抄本 2

2157 **伤科秘方** ［1949］
著者佚名
洪谷生抄录 2

2158 **伤科秘方** ［1949］
著者佚名
抄本（曹炳章藏书）2

2159 **伤科秘书** ［1949］
著者佚名
抄本 2

2160 **伤科秘书** ［1949］
著者佚名
据觉也抄本复制本 1

2161 **伤科秘授** ［1949］
著者佚名
抄本 2

2162 **真传万应刀伤药方** ［1949］
冯润田编
抄本（录自少林寺存下班中跌打妇科万应良方慧真禅师藏本）21

2163 **伤科方选** ［1949］
著者佚名
抄本 2

2164 **伤科方** ［1949］
著者佚名
抄本 2

2165 **伤科补要方** ［1949］
著者佚名
抄本 2

2166 **伤科杂治方** ［1949］
著者佚名
抄本 2

8.7 眼科

2167 **银海精微**二卷 ［682］
原题（唐）孙思邈撰
（1）清乾隆四十一年丙申（1776）近圣堂刻本 6
（2）清嘉庆间刻本 100
（3）清同治九年庚午（1870）聚英堂刻本 1
（4）清金阊书业堂刻本 5
（5）清醉耕堂刻本 21 100
（6）清厚德堂刻本 6
（7）清经国堂刻本 2
（8）清爱日堂刻本 100
（9）清光启堂刻本 21
（10）清刻本 22 66
（11）日本刻本 2
（12）1914 年上海会文堂石印本 2 38
（13）1914 年上海江东书局石印本 1 6 41
（14）1915 年上海锦章书局石印本 1
（15）1917 年上海千顷堂石印本 1 5
（16）中医古籍出版社据台湾商务版文渊阁四库全书本复制本 1

2168 **原机启微**二卷 1370
附录一卷
（元）倪维德（仲贤、敕山老人）撰
（明）薛己（立斋、新甫）校补
（1）明嘉靖十一年壬辰（1532）刻本 5
（2）明刻本 6
（3）清刻本 2

2169 **（秘传）眼科龙木论**十卷卷首一卷 1575
又名秘传眼科龙木医书总论、葆光道人秘传眼科
（明）葆光道人撰
（1）明万历大业堂刻本 1
（2）明刻本 6
（3）清刻本业堂藏板 5
（4）清刻本大文堂藏板 5（残）100
（5）清刻本 22
（6）1931 年上海千顷堂书局石印本 1

2170 **审视瑶函**六卷卷首一卷 ［1642］
又名傅氏眼科审视瑶函、审视瑶函眼科大全、眼科大全
（明）傅仁宇（允科）撰 林度生校补
（1）清嘉庆二十五年庚辰（1820）山渊堂刻本 51 70
（2）清光绪十年甲申（1884）善成堂刻本 1
（3）清宣统元年己酉（1909）上海会文堂石印本 1 26
（4）清大文堂刻本 1 100
（5）清小西堂刻本 100
（6）清故苏会文堂刻本 6
（7）清故苏绿荫堂刻本 100
（8）清经纶堂刻本 6
（9）清醉耕堂刻本 65
（10）清善成堂刻本 1 50
（11）清刻本 6 7 41 66 100
（12）1915 年上海广益书局石印本 1
（13）1920 年上海大成书局石印本 2
（14）民国间杭州石印本 51
（15）民国间上海锦章书局石印本 38 50

2171 **异授眼科** 1643
又名异授眼科秘旨
（明）李涿鹿授
（1）清嘉庆十六年辛未（1811）体宁陈文盛堂刻本 51
（2）清同治六年丁卯（1867）豫章刘继礼刻本 2 100
（3）抄本 2

2172 **一草亭眼科全书** ［1643］
又名一草亭目科全集、感应一草亭书
（明）邓苑（博望）撰
（1）清康熙五十六年丁酉（1717）广宁年希尧刻本 6
（2）清嘉庆间吴氏刻艺海珠尘草集本 71
（3）清光绪二年丙子（1876）刻本 70
（4）清刻本 2
（5）抄本 2

2173 **眼科百问**二卷 1657
又名眼科自疗问答、改良眼科百问、眼科秘传
（清）王子固（文之）编
（1）清光绪十年甲申（1884）善成堂刻本 1
（2）上海江东书局石印本 2 38

2174 **眼科入门** 1700
（清）马化龙（云从）撰
抄本 2

2175 **眼科阐微**四卷 ［1700］
（清）马化龙（云从）编
抄本 2

2176 **眼科秘书** 1705
（清）月潭禅师编

(1) 清光绪十一年乙酉 (1885) 暨阳积善堂刻本2 6
(2) 清光绪二十二年丙申 (1896) 刻本2
(3) 抄本2

2177 **目经大成**三卷 [1741]
又名不尘子笔录
(清) 黄庭镜 (燕合) 撰
清嘉庆二十二年丁丑 (1817) 两仪堂刻本 100

2178 **眼科良方** [1746]
又名眼科秘方、叶天士眼科、叶氏眼科方
原题 (清) 叶桂 (天士、香岩、南阳先生) 撰
(1) 清光绪三年丁丑 (1877) 会稽汪氏刻本 71
(2) 清刻本1
(3) 1919、1920年上海宏大善书局石印本 1 2
(4) 1920年上海明善书局石印本6

2179 **眼科秘方** 1796
又名歙西槐塘松崖程正通先生眼科家传秘本
(清) 程正通 (松崖) 撰
(1) 清咸丰十年庚申 (1860) 刻本6
(2) 抄本2

2180 **银海指南**四卷 1809
又名眼科大成
(清) 顾锡 (养吾) 撰
(1) 清嘉庆十四年己巳 (1809) 五云楼藏板 32 71
(2) 清嘉庆十五年庚午 (1810) 三友草堂刻本32 60
(3) 清同治六年丁卯 (1867) 扫叶山房刻本 66 100
(4) 清刻本2 100
(5) 1927上海受古书店石印本51
(6) 抄本1

2181 **(秘传) 眼科纂要** [1819]
(清) 黄岩 (峻寿、耐庵) 撰
1921、1925年上海千顷堂书局石印本1 2

2182 **眼科验方**二卷 1820
著者佚名
抄本 (存下卷) 2

2183 **眼科锦囊**四卷 1829
续眼科锦囊二卷
(日) 本庄俊笃 (士雅) 撰
(1) 日本天保二年辛卯 (1831) 江都书林芳润堂刻本2
(2) 日本天保六年乙未 (1835) 刻本清光绪十一年乙酉 (1885) 上海福瀛书局重印本
平湖许恒远堂藏板1 2

2184 **一草亭眼科全集** 1837
(清) 文永周 (卜庵、豁然子) 编
子目:
1. 感应眼科古今药方
2. 感应眼科录要药性
3. 一草亭眼科全集书
4. 异授眼科病症问答
(1) 清道光十七年丁酉 (1837) 万邑永征祥刻本2
(2) 上海千顷堂书局石印本2 5

2185 **眼科切要** 1847
(清) 王锡鑫 (文选、席珍子、亚拙山人) 编
清道光二十七年丁未 (1847) 古渝蔚文山房刻本6

2186 **眼科六要**一卷 1851
附方一卷
(清) 陈国笃 (厚溪) 撰
中医古籍出版社据清咸丰元年刻本复制本1

2187 **眼科秘方** 1857
附口齿类要
著者佚名
抄本2

2188 **眼科集成**二卷 1892
(清) 陈善堂撰
抄本2

2189 **林氏眼科简便验方** 1893
(明) 林长生撰 (清) 林士纶补编
(1) 清光绪十九年癸巳 (1893) 锡山林敬堂刻本6
(2) 清光绪十九年癸巳 (1893) 杭州简青斋刻本2

2190 **眼科秘旨** 1904
著者佚名
清光绪三十年甲辰 (1904) 红杏山房刻本 2 100

2191 **眼科指蒙** 1910
著者佚名
刻本2

2192 **眼科图证备要** [1911]
著者佚名

抄本 2

2193 **眼科秘本** [1911]
不著撰人
抄本 92

2194 **眼科时方** [1911]
著者佚名
抄本 5

2195 **良方眼科合编** [1911]
原题（清）叶桂（天士、香岩、南阳先生）撰
孙沐贤编
1923 年上海明善书局石印本 2

2196 **眼科各方** [1911]
著者佚名
清存德堂陈世溶刻本 5

2197 **王氏眼学发挥摘要简义录** 1911
（清）王仰岐撰
抄本 2

2198 **眼科备要** [1911]
著者佚名
抄本 2

2199 **眼科要略** [1911]
著者佚名
抄本 2

2200 **眼科新书** [1911]
（清）陈鑑堂撰
暨阳积善堂刻本 47

2201 **塘西十六世眼科秘本** 1913
（清）游心济编
稿本 6

2202 **眼科易知** 1918
中华书局编
1918 年上海中华书局铅印本 1

2203 **眼科指南** 1930
曹炳章（赤电）编
稿本 2

2204 **眼科证治汇要** [1937]
著者佚名
抄本 2

2205 **眼科秘要** [1937]
附药性
著者佚名
抄本 2

2206 **眼科问答** [1949]
不著撰人
抄本 2

2207 **眼科仙方歌谣** [1949]
（释）萝禅撰
抄本 7

2208 **秘制点眼丹药诸方** [1949]
不著撰人
抄本 6

8.8 咽喉、口齿

8.81 咽喉通论

2209 **咽喉脉证通论** [1279]
著者佚名
（清）许梿（珊林）校订
（1）清道光五年乙酉（1825）刻本 2
（2）清道光二十一年辛丑（1841）刻本 5
（3）清咸丰四年甲寅（1854）汉阳叶氏刻本 5
（4）清同治十三年甲戌（1874）川东姚氏刻咫进斋丛书本 71
（5）清光绪十一年乙酉（1885）费伯雄审定刻本 22 38
（6）清光绪十六年庚寅（1890）养片云斋刻本 1

2210 **喉科秘本** 1527
附喉科附方一卷
（明）郁凝祉撰
清嘉庆十三年戊辰（1808）张氏刻借月山房汇钞本 71

2211 **尤氏喉科秘书**三卷 1667
又名无锡尤氏秘传喉科真本、喉科尤氏书、喉科秘本、喉科秘法
（清）尤乘（生洲、无求子）撰
清刻本 60

2212 **喉科指掌**六卷 1757
又名治喉指掌、喉科、喉科秘旨
（清）张宗良（留仙）撰
（1）清乾隆间刻本 5
（2）清嘉庆元年丙辰（1796）合志堂刻本 2
（3）清道光三年癸未（1832）刻本文英堂藏板 1
（4）清咸丰十年庚申（1860）善化易存仁堂刻本 6
（5）清合义堂刻本 1
（6）清刻本 21
（7）1915 年上海江左书林石印本 1

(8) 刻本 21
(9) 抄本 1 5

2213 **喉科指掌总目** 1757
(清) 张宗良 (留仙) 撰
抄本 28

2214 **重楼玉钥**二卷 1768
又名重楼玉钥喉科指南、喉科指南
(清) 郑宏纲 (纪原、梅涧) 撰
(1) 清道光十九年已亥 (1839) 苏城喜墨斋刻本谦吉堂藏板 21
(2) 清光绪五年已卯 (1879) 浙江有容斋刻本 22
(3) 清光绪七年辛巳 (1881) 申报馆铅印本 2
(4) 清光绪二十六年庚子 (1900) 杭州景文斋刻本 1 2 7
(5) 清光绪间刻本 32
(6) 1918 年据老二酉堂铅印本 5
(7) 1917、1920 年奉天章福记书局石印本 1 50
(8) 1917 年上海大成书局石印本 51

2215 **喉症全科紫珍集**二卷 1804
又名喉科紫珍全集、经验喉科紫珍集、七十二种绘图喉科全书、增补经验喉科紫珍青囊济世录
原题 (清) 燕山窦氏撰 朱翔宇编
(1) 清嘉庆九年甲子 (1804) 京江尊仁堂刻本 2
(2) 清道光十七年丁酉 (1837) 万县捕署藏板 2
(3) 清光绪间刻本 100
(4) 清刻本 1
(5) 民国间上海千顷堂石印本 1 41

2216 **咽喉证治**四卷 1814
(清) 戴培椿 (菱舟) 编
清嘉庆十九年甲戌 (1814) 书三味楼刻本 2

2217 **(图注) 喉科指掌**四卷 1815
又名喉科杓指
(清) 包永泰 (镇鲁) 撰
(1) 清嘉庆二十七年乙亥 (1815) 大文堂刻本 21
(2) 清道光三年癸未 (1823) 文英堂刻本 1 6
(3) 清光绪八年壬午 (1882) 资善堂刻本 2 100
(4) 清光绪二十五年已亥 (1899) 姜崧瀛抄本 6
(5) 清抄本 6

2218 **急救喉痧要法** 1820
(清) 范心田辑
清光绪二十七年辛丑 (1901) 杭州周光远铅印本 21

2219 **喉科心法**二卷 1847
(清) 沈善谦 (达三、吉斋) 撰
(1) 清光绪四年戊寅 (1878) 扬州翰雅堂刻本 1
(2) 清光绪三十年甲辰 (1904) 石印本 21 32 37
(3) 1919 年武林许氏刻本 2 6

2220 **咽喉秘集** [1850]
又名喉科秘旨、喉科要旨、急救喉证全集、验
方新编咽喉秘集、喉证秘集
(清) 吴氏 张氏合编
(1) 清同治元年壬戌 (1862) 海山仙馆刻本 2 21
(2) 清同治十二年癸酉 (1873) 俞敬义堂刻本 1
(3) 清同治十三年甲戌 (1874) 红杏山房刻本 100
(4) 1926 年上海中原书局石印本 2 51

2221 **喉科秘钥**二卷 1868
(清) 郑尘 (玉挥、西园) 撰 许佐廷 (乐泉) 增订
(1) 清光绪十年甲申 (1884) 粹文堂刻本 2 6
(2) 清光绪十六年庚寅 (1890) 广百宋斋铅印本 2 37
(3) 1917 年刻本 6

2222 **喉科秘诀** [1870]
(清) 黄真人撰
抄本 6

2223 **喉证秘集**二卷 1883
(清) 潘化成编
抄本 66

2224 **喉科秘书** 1886
著者佚名
清光绪十二年丙戌 (1886) 抄本 2

2225 **喉证指南**四卷 1887
(清) 寄湘渔夫编
清光绪十三年丁亥 (1887) 刻本严江萼溪山馆藏板 1 6 7

2226 **流犯喉科药方**二卷 1890
(清) 郑汝慕编
甘肃中医学院据清光绪十六年刻本复制本 1

2227 **喉症灵验方** 1891
(清) 耐修志人辑
清光绪十七年辛卯 (1891) 石印本 30

2228 **喉症要旨** 1896
陈光淞 (根儒) 撰
1917 年上海扫叶山房石印本 2

2229 **喉证杂治联璧** 1898
又名喉科十八证、救急经验良方
(清) 蔡钧 (和甫) 编
1917 年上海扫叶山房石印本 1

2230 **(重订) 囊秘喉书** 1902
(清) 杨龙九撰
(1) 清光绪二十八年壬寅 (1902) 王景华重订本 38
(2) 清常熟俞氏刻本 2

2231 **喉科验方** 1907
(清) 张益三编
抄本 2

2232 **尤氏喉科** [1908]
著者佚名
清光绪范更治抄本 22

2233 **咽喉指掌** [1911]
(清) 周万清撰 周闲辑
稿本 6

2234 **喉科汇录** [1911]
(清) 曹心怡撰
抄本 2

2235 **喉症三方** [1915]
著者佚名
抄本 32

2236 **喉科易知** 1918
中华书局编
1922 年中华书局铅印本 1

2237 **咽喉病新镜** 1931
张赞臣编
1931 年上海中国医药书局铅印本 6

2238 **俞文虎秘传喉科** 1934
俞文虎撰
稿本 2

2239 **喉症秘方** [1937]
曹炳章 (赤电) 编
抄本 2

2240 **喉症灵验方** [1949]
著者佚名
铅印本 32

2241 **鲁氏喉科** [1949]
鲁氏撰 何亚辑订
抄本 32

2242 **针灸穴喉科图说** [1949]
不著撰人
抄本 51

8.82 咽喉疾病

2243 **时疫白喉捷要** 1864
又名治喉捷要
(清) 张绍修 (善吾) 撰
(1) 清同治三年甲子 (1864) 杨州墨林斋刻本 1
(2) 清光绪十一年乙酉 (1885) 衡山聂氏刻本 1 6 37
(3) 清光绪十八年壬辰 (1892) 碧庐藏板 2
(4) 清光绪三十年甲辰 (1904) 浙江官书局刻本 (附各种经验良方) 2 6
(5) 清光绪间刻本 60
(6) 清刻本 2

2244 **白喉全生集** 1875
(清) 李纪方 (伦青) 撰
(1) 清光绪九年癸未 (1883) 刻本湘省汪寓藏板 6
(2) 清宣统元年己酉 (1909) 金陵惜善堂刻本 37 60
(3) 清宣统元年己酉 (1909) 江宁张钺校刻本 2 6
(4) 1917 年萧山合义和印书局铅印本 1 2

2245 **疫喉浅论**二卷补遗一卷 1875
(清) 夏云 (春农、继昭、耕云老人) 撰
(1) 清光绪二十六年庚子 (1900) 存吾春斋藏板 50
(2) 抄本 1 6

2246 **白喉辩证** 1876
(清) 黄维翰 (冉生) 撰
(1) 清光绪六年庚辰 (1880) 杭州刻本 1
(2) 清光绪间刻本 60
(3) 石印本 6

2247 **白喉治验新编** 1884
(清) 俞世球 (得琈) 撰
1914 年石印本 1 2

2248 **吊脚痧论白喉辩证合刊** 1887
(清) 王裕庆 (祉庭) 撰

清光绪十三年丁亥（1887）自述堂刻本 2 60

2249 **白喉治法忌表诀微** 1891
又名洞主仙师白喉治法忌表诀微、白喉治法忌表述要、喉症治法忌表诀微、喉症神效方、白喉瘟神方
（清）耐修子（休子）撰
（1）清光绪十七年辛卯（1891）刻本 6
（2）清光绪十八年壬辰（1892）湖北官书处刻本 2 6
（3）清光绪二十三年丁酉（1897）苏城积善局刻本（附新增经验丸方）1 100
（4）清光绪二十四年戊戌（1898）江南书局刻本 6 51
（5）清光绪二十七年辛丑（1901）顺成书局石印本 6 7 38
（6）清光绪三十三年丁未（1907）上海启蒙社石印本 1 60
（7）清光绪间刻本 6 60
（8）清光绪间石印本 1 60
（9）清光绪间铅印本 6
（10）1917 年杨亢宗石印本 2
（11）1917 年营口医学会铅印本 22
（12）1918 年光明印刷社石印本 5
（13）1921 年胡培元堂刻本 6
（14）1922 年武林顾氏石印本 6
（15）1922 年宁波华隆承印所铅印本 2
（16）民国间刻本 60
（17）民国间铅印本 2
（18）抄本 7

2250 **白喉全书** [1891]
又名仙传白喉治法全书
（清）耐修子（休子）撰
清刻本 7

2251 **白喉条辨** 1897
（清）陈葆善（栗庵）撰
（1）清光绪二十四年戊戌（1898）刻本 6
（2）清宣统元年己酉（1909）刻本 1 6 51
（3）1930 年上海中医书局铅印本 71

2252 **白喉证治通考** 1901
（清）张采田（孟劬）撰
（1）清光绪二十九年癸卯（1903）刻本 6
（2）清多伽罗香馆丛书刻本 71
（3）刻本 5

2253 **白喉问答** [1908]
（清）杜钟骏（子良）撰
1912 年京华印书局铅印本 2

2254 **白喉验方** [1911]
著者佚名
抄本 32

2255 **白喉忌表抉微验议及白喉问答合刊** 1932
杜同甲编
1932 年天津摩登印务公司铅印本 1

2256 **白喉忌表抉微驳议** 1932
杜同甲撰
1932 年天津摩登印务公司铅印本 2

8.83 喉痧、口齿

2257 **痧喉论** [1786]
（清）朱铁山撰 袁光裕（坦斋）增辑
清刻本 1

2258 **疫痧草**三卷 1801
又名疫痧草辩论章、疫痧草病象章
（清）陈耕道（继宣）撰
（1）清光绪四年戊寅（1878）汉口汪氏刻本 1
（2）清光绪六年庚辰（1880）宏文斋藏板 2
（3）清光绪六年庚辰（1880）江都刘桌斋刻本 6
（4）清光绪七年辛巳（1881）铅印本 2
（5）清光绪三十年甲辰（1904）魏塘紫阳氏铅印本 1 32
（6）民国财政部印刷局铅印本 1 6

2259 **烂喉丹痧辑要** 1867
又名喉痧辑要
（清）金德鉴（保三、蒯释老人）撰
（1）清同治六年丁卯（1867）皖省陵阳崇伦堂刻本 2
（2）清光绪十七辛卯（1891）童佐宸刻本 21
（3）清光绪十八年壬辰（1892）海上陆氏刻本 2 6
（4）清光绪十八年壬辰（1892）玉台校刻本 2
（5）清光绪二十五年己亥（1899）上海千顷堂书局石印本 1 22
（6）清光绪二十七年辛丑（1901）铅印本 6
（7）1920 年上海进化书局石印本（附喉科秘钥）2 50

2260 **痧喉正义** 1888
（清）张振鋆（醴泉、筱衫、惕厉子）编
清光绪十九年癸巳（1893）四川贺州刻本 1

2261 **喉痧正的** 1890

（清）曹心怡（叔培、侯甫）撰
（1）清光绪十六年庚寅（1890）苏州曹氏朗斋刻本 1
（2）清善成堂刻本 50
（3）石印本 50

2262 **喉痧论辩** 1916
张石军撰
1916 年铅印本 37

2263 **喉痧证治要略** 1917
曹炳章（赤电）撰
1917、1926、1936 年绍兴和济药局铅印本 2 6 37 50

2264 **喉痧症治概要** 1927
丁泽周（甘仁）撰
1927 年孟河崇礼堂铅印本 1

2265 **烂喉痧证治辨异** 1933
刘荣年（华封）编
1933 年济南商会印刷所铅印本 2

2266 **口齿类要** 1528
（明）薛己（新甫、立斋）撰
刻本 30

2267 **喉痧至论** 1896
（清）过铸（玉书）撰
刻本 71

8.9 祝由科

2268 **太子祝由科**六卷 [1900]
原题 张真人传
抄本 22

2269 **祝由科续集**六卷 [1911]
著者佚名
抄本 22

9 养生

9.1 养生通论

2270 **抱朴子内篇**二十卷 [364]
(晋) 葛洪 (稚川、抱卜子) 撰
上海扫叶山房石印本 1

2271 **保生要录** 1276
(宋) 蒲处贯撰
清顺治三年丙戌 (1646) 李氏宛委山堂刻说郛本 40 71

2272 **养生月录** 1276
(宋) 姜蜕撰
清顺治三年丙戌 (1646) 李氏宛委山堂刻说郛本 71

2273 **保生月录** 1276
(宋) 韦行规编
清顺治三年丙戌 (1646) 李氏宛委山堂刻说郛本 71

2274 **调燮类编**四卷 1276
(宋) 赵希鹄撰
清道光二十七年丁未 (1847) 潘氏刻海山仙馆丛书本 40 71

2275 **四时养生常用要方**二卷 [1279]
(宋) 虞世撰
抄本 21 22

2276 **寿亲养老新书**四卷 1307
(宋) 陈直撰 (元) 邹铉 (敬直老人) 增补
(1) 清道光二十八年戊申 (1848) 瓶花书屋刻本 71
(2) 清同治九年庚午 (1870) 河南聚文斋刻本 2
(3) 清光绪十六年庚寅 (1890) 刘晚荣藏修堂刻本 71
(4) 1919 年上海朝记书庄铅印本 2 5
(5) 抄本 6 22
(6) 中医古籍出版社据台湾商务版文渊阁四库全书本复制本 1

2277 **泰定养生主论**十六卷 1338
(元) 王珪 (均章、中阳老人) 撰
(1) 明正德四年己巳 (1509) 刻本 (存卷一至十三) 22
(2) 明刻本 5

2278 **山居四要**五卷 1350
(元) 汪汝懋 (桐江、遯斋) 编
明万历三十一年癸巳 (1603) 虎林胡氏文会堂校刻本 2

2279 **四时宜忌** [1367]
(元) 瞿祐 (宗吉) 撰
清刻本 2

2280 **摄生要录** 1481
(明) 沈仕 (懋学、子登、青门山人) 撰
清顺治三年丙戌 (1646) 李氏宛委山堂刻说郛本 71

2281 **安老怀幼书** 1498
(明) 刘宇 (志大) 编
子目:
1. 安老书三卷 (宋) 陈直撰 (元) 邹铉续编
2. 怀幼书 (明) 娄子贞撰
明弘治十一年戊午 (1498) 刘宇校刻本 22

2282 **医先** 1550
(明) 王文禄 (世廉、沂阳生) 撰
(1) 清顺治三年丙戌 (1646) 李氏宛委山堂刻说郛本 71
(2) 百陵学山刻本 40

2283 **万寿仙书**四卷 1565
又名万育仙书
(明) 罗洪先 (达夫、念庵) 撰 曹若水 (无极) 增辑
清抄本 7

2284 **遵生八笺**十九卷 1591
(明) 高濂 (深甫、瑞南道人) 编
(1) 清康熙间刻本 (存卷一、二、四、七、十一、十三、十七) 38
(2) 清初重印明刻本 (存卷五、六、十三、十六~十八) 100
(3) 清道光二十二年壬寅 (1842) 步月楼刻本 51 (存十一卷)
(4) 清光绪十年甲申 (1884) 刻本 37 60
(5) 民国间上海江左书林石印本 2

2285 **寿养丛书** 1592
(明) 胡文焕 (德甫、全庵、抱琴居士) 编

子目：
1. 三元参赞延寿书五卷（元）李鹏飞撰
2. 养生类纂二卷（宋）周守忠撰
3. 养生月览二卷（宋）周守忠编
4. 摄生集览（明）胡文焕编
5. 摄生要义（明）河滨丈人撰
6. 类修要诀二卷（明）胡文焕编
7. 厚生训纂（明）周臣编
8. 山居四要五卷（明）汪汝懋 撰
9. 寿亲养老书（宋）陈直撰
10. 食物本草二卷（明）胡文焕编
11. 食鉴本草二卷（明）宁原撰
12. 养生食忌（明）胡文焕编
13. 养生导引法（明）胡文焕编
14. 保生心鉴（明）铁峰居士编
15. 修真秘要（明）王蔡编
16. 锦身机要（明）混沌子撰
（1）书林余氏种德堂刻本 6
（2）中医古籍出版社据清人抄自明万历年间虎林文会堂初刻本复制本 1

2286 **尊生要旨** 1592
（明）蒋学成（定宇）编 许乐善（修子）订补
据明刻本复制本 1 6

2287 **养生说略**二卷 [1620]
（明）洪应明 陈凌云辑
子目：
1. 悟生观一卷（明）洪应明辑
2. 养生一卷（明）陈凌云辑
明万历间连邑书林陈氏刻本 6

2288 **寿世秘典** 1661
（清）丁其誉（蜚公）编
中医古籍出版社据清颐古堂刻本复制本 1

2289 **寿世青编**二卷 1667
又名寿世编
（明）李中梓（士材、念莪、尽凡居士）撰
（清）尤乘（生洲、无求子）编
（1）清刻本 6
（2）民国间上海锦章书局石印本 50

2290 **勿药须知** 1667
（清）尤乘（生洲、无求子）编
清同治十三年甲戌（1874）虞山顾氏刻小石山房丛书本 71

2291 **东坡养生集**十二卷 1691
（清）王如锡（武士）编
中医古籍出版社据清康熙间陈道生刻本复制本 1

2292 **养生镜** 1709
（清）石成天（天基、惺庵愚人）撰
民国间明德书局石印本 50 66

2293 **老老恒言**五卷 1773
又名养生随笔
（清）曹廷栋（楷人、六圃）撰
（1）清同治九年庚午（1870）宝善堂刻本 7
（2）清光绪四年戊寅（1878）秀水孙氏望仙馆刻携李遗书本 71

2294 **卫生要诀**四卷 1802
（清）范在文（于慈、美中）撰
清嘉庆八年癸亥（1803）安怀堂刻本 5

2295 **卫济余编**十八卷 1813
（清）王纕堂（松溪）编
清经纶堂藏板 66

2296 **延龄纂要**二卷 1822
（清）罗福至编
中医古籍出版社据清道光二年琳琅堂刻本复制本 1

2297 **延寿丹方** [1838]
（清）董香光（文敏、香光居士）传 钱涛校
清刻本 22

2298 **卫生集**二卷 [1838]
（清）华梧栖编
清道光间刻本 60

2299 **枕上三字诀** 1879
（清）俞樾（荫甫、曲园）撰
清光绪二十五年己亥（1899）刻春在堂全书本 40

2300 **卫生杂录** 1881
（清）守素氏原撰澹然居士审定
清光绪九年癸未（1883）新安余氏刻本 2 6

2301 **中外卫生要旨**四卷 1883
（清）郑官应（陶斋）编
清光绪末铅印本 6

2302 **寿世编良方** 1897
（清）亟斋居士原撰 三近居士辑
清光绪二十三年丁酉（1897）上海若易堂书局石印本 2

2303 **养颐指掌** 1887
不著撰人
清光绪十三年丁亥（1887）刻本 100

2304 **养生保命录** 1890
（清）史立康辑

(1) 清光绪间刻本 37
(2) 1917 年北京天华馆铅印本 60
(3) 1919 年上海文宝书局石印本 1
(4) 民国间上海宏大善石印本 22

2305 **卫生学问答** 1901
(清) 丁福保 (仲祐、畴隐居士) 撰
清光绪二十七年辛丑 (1901) 无锡畴隐庐石印本 32 51 60

2306 **养生三要** 1910
(清) 袁昌龄 (开昌) 编
1911、1918 年会镇江袁氏润德堂刻本 6 60

2307 **养生镜** 1911
附疟疾论三卷
(清) 陆乐山撰
清刻本 2

2308 **青囊秘要方** [1911]
不著撰人
抄本 2

2309 **养素居素学钓深** [1911]
(清) 董桊撰
清刻本 100

2310 **却病延年** [1911]
(清) 张炳堃撰
抄本 37

2311 **达生论** [1911]
(清) 曹协昌编
清光绪间刻本 65

2312 **黄庭经** [1911]
(清) 庄棣撰
抄本 7

2313 **延寿新法** 1914
伍廷芳撰
1914 年上海商务印书馆铅印本 37 60

2314 **卫生必要** 1914
徐纯一辑
1914 年石印本 7

2315 **乐天却病法** 1915
又名乐天妙趣
刘仁航 (乐天修养馆主) 撰
1916 年上海商务印书馆铅印本 21 60

2316 **健康不老废止朝食论** 1915
蒋维乔 (因是子) 编
1915 年上海商务印书馆铅印本 6

2317 **青囊秘录** 1922
原题 (汉) 华佗 (元化) 撰 (唐) 孙思邈述 (民国) 济南道院编
1923 年济南道院铅印本 5

2318 **寿世全书** 1922
又名百病自疗法
万国长寿学会编
1922 年上海大陆图书公司铅印本 6

2319 **素食养生论** 1923
杨章父 孙鳞公合编
1923 年上海中华书局铅印本 2

2320 **鸦片与卫生** [1928]
童振藻撰
1928 年 9 月稿本 7

2321 **劝人快起来拒毒** [1929]
童振藻辑
稿本 7

2322 **千金养生论** [1937]
曹炳章撰
抄本 2

2323 **卫生萃言** [1946]
俞曦撰
1946 年铅印本 37

2324 **卫生宝函** 1949
乐善堂药房编
上海乐善堂藏板 2

2325 **养生** [1949]
良恭 良驹录
抄本 7

2326 **食禁谱** [1949]
邢溪生辑
刻本 2

2327 **必用全集** [1949]
著者佚名
刻本 21 (残)

9.2 导引、气功

2328 **抱朴子外篇五十卷** 315
(晋) 葛洪撰
民国间上海扫叶山房石印本 1

2329 **胎息经疏** [1532]
(明) 王文禄 (世廉、沂阳生) 撰
(1) 清顺治三年丙戌 (1646) 李氏宛委山堂刻说郛本 71
(2) 百陵学山丛书本 40

2330 **丹亭卢真人广胎息经注十二卷** 1644
(明) 卢真人撰
抄本 2

2331 **百段锦** 1644
(明) 陶本学撰
抄本 1

2332 **寿世传真**八卷 1771
(清) 徐文弼 (勷右、荩山) 编
清道光间刻本 60 66

2333 **易筋经**二卷 [1829]
原题 (西竺) 达摩祖师撰 般刺密谛译义
(1) 清刻本 22
(2) 据上海同文书局石印本复制本 1
(3) 抄本 2 6 51

2334 **服气祛病图说** 1848
著者佚名
抄本 51

2335 **卫生要术** 1858
又名易筋经、八段锦合刻
(清) 徐鸣峰 (清) 潘霨 (伟如、韡园居士) 编
(1) 清咸丰八年戊年 (1858) 刻本 51
(2) 清光绪二年丙子 (1876) 刻本 37
(3) 清光绪十五年已丑 (1889) 石印本 22

2336 **十二段锦易筋经义** 1858
(清) 潘霨 (伟如、韡园居士) 编
清光绪间常州月新书庄刻本 32

2337 **慧命经** [1862]
(清) 柳华阳真人撰
(1) 清同治六年丁卯 (1867) 宁城述古堂刻本 100
(2) 据善成堂刻本复制本 1

2338 **八段锦坐立功法图诀** 1875
(清) 娄杰 (受之) 编
清光绪二年丙子 (1875) 芳草轩刻本 6

2339 **内功图说** 1881
又名内功图编
(清) 潘霨 (伟如、韡园居士) 编
清光绪八年壬午 (1882) 福山壬氏刻天壤阁丛书本 71

2340 **服气图说** 1883
著者佚名
清光绪九年癸未 (1883) 席氏刻扫叶山房丛钞本 71

2341 **易筋经外经图说** [1908]
附八段锦
原题 (西竺) 达摩大师撰
清刻本 60

2342 **五禽戏图说** [1911]
(清) 寿校录
清刻本 6

2343 **巢氏病源补养宣导法** 1913
又名巢氏宣导法
(隋) 巢元方原撰 (民国) 廖平 (季平) 辑
民国间刻六译馆丛书本 71

2344 **因是子静坐法** 1914
蒋维乔 (因是子) 撰
1914 年上海商务印书馆铅印本 60

2345 **内外功图说辑要** 1918
席裕康 (慰根、锡藩) 编 王知慧 (子甫) 绘图
子目:
1. 内外功图说
2. 坐功治病图
3. 五禽舞功法图说
4. 人手秘诀
5. 诸仙导引图
6. 八段锦内功
7. 易筋经外功
8. 奇经八脉考
1919 年顾联承石印本 2

2346 **默悟寻源解论参同契养病法**四卷 1919
张延栋撰
1920 年刻本 60

2347 **静坐法精义** 1920
丁福保 (仲祐、畴隐居士) 编
1920 年上海医学书局铅印本 2

2348 **静坐要诀** 1921
原题 (明) 袁黄 (坤仪、了凡) 撰
民国间铅印本 60

2349 **因是子静坐法续编** 1922
蒋维乔 (因是子) 撰
1922、1925 年上海商务印书馆铅印本 51 60

2350 **意气功详解** 1931
王贤宾撰
(1) 民国间石印本 60
(2) 民国间铅印本 60

2351 **长生不老秘诀** 1935
养鹤轩主人编
民国间上海大通图书社铅印本 6

2352 **宋慈惠禅师意气功养法** [1949]
不著撰人
张觉人抄录 7

2353 **屠龙子内功业抄** [1949]
不著撰人

张觉人抄录 7

2354 **火功神捷书** [1949]
不著撰人
抄本 7

2355 **广胎息经** 1949
题卢祖师撰
抄本 2

9.3 炼丹

2356 **金丹真传** 1579
（明）孙汝忠（以真）撰 张崇烈注 李椹疏
据民国间石印本复制本 1

2357 **灵秘丹药全书** 1591
（明）钟惺（伯敬）编
1929 年上海千顷堂书局石印本 6

2358 **延寿丹方** 1643
附保婴秘方
（明）董其昌传（清）石仑山馆主人撰
清光绪二年丙子（1876）石仑山馆刻本 21

2359 **回生丹** 1911
不著撰人
秀邑生泰堂刻本 1

10 医案、医话、医论

10.1 医案

2360 **石山医案**三卷 1519
附录一卷
（明）汪机（省之、石山居士）撰
（1）明嘉靖刻本 70
（2）明刻清印本 7
（3）石印本 50
（4）中医古籍出版社据台湾商务版文渊阁四库全书本复制本 1

2361 **名医类案**十二卷 1549
（明）江瓘（民莹）撰 江应宿增补
（1）明万历十九年辛卯（1591）江应宿序刻本（存九~十卷）2
（2）清乾隆三十五年庚寅（1770）新安鲍氏知不足斋刻本 1 2 6 21 100
（3）清同治十年辛未（1871）藏修堂重刻知不足斋本 5 22
（4）清同治间刻本 60
（5）清抄本 2 7
（6）中医古籍出版社据台湾商务版文渊阁四库全书复制本 1

2362 **江氏名医类案辑要** ［1549］
（明）江瓘原撰 无名氏辑
抄本 2

2363 **孙文垣医案**五卷 1573
又名生生子医案、赤水玄珠医案
（明）孙一奎（文垣、东宿、生生子）撰
子目：
1. 三吴治验二卷
2. 新都治验二卷
3. 宜兴治验一卷
（1）清刻本 1
（2）民国间成都昌福公司铅印本 2 6

2364 **新都治验** ［1573］
（明）孙一奎（文垣、东宿、生生子）撰
清刻本 1

2365 **芷园臆草存案** 1616
（明）卢复（不远）撰
抄本 2

2366 **奇效医述**二卷 1616
（明）聂尚恒（久吾惟贞）撰
上海古籍书店据日本万治四年辛丑（1661）刻本复制本 1

2367 **医学穷源集**六卷 1628
（明）王肯堂（宇泰、损庵、念西居士）撰
殷宅心辑释
清嘉庆十三年戊辰（1808）刻本吟香书屋藏本 1

2368 **陆氏三世医验**五卷 1639
又名习医钤法
（明）陆嶽（养愚）陸桂（肖愚）陸世龙（祖愚）撰
（1）清道光十八年戊戌（1838）刻本 1 2 6 21 32
（2）1914、1915 年上海会文堂石印本 1 5 6

2369 **寓意草** 1643
（明）喻昌（嘉言、西昌老人）撰
（1）明崇祯十六年癸未（1643）序刻本 1 21
（2）清乾隆二十八年癸未（1763）嵩秀堂刻本 26
（3）清光绪四年戊寅（1878）刻本 21
（4）清光绪二十年甲午（1894）图书集成公司石印本 70
（5）清光绪二十六年庚子（1900）扫叶山房石印本 51
（6）清光绪三十一年乙巳（1905）经元书屋刻本 50
（7）清宣统元年已酉（1909）上海扫叶山房石印本 36 51
（8）清竹秀山房刻本 100
（9）清刻本 1 6 22 100
（10）民国上海锦章书局石印本 2

2370 **两都医案**二卷 1644
（明）倪士奇（复贞）撰
（1）明崇祯间刻本 6
（2）抄本 6

2371 **大方医验大成** 1644
又名医验大成
（明）秦昌遇（景明、广埜道人）原撰

清抄本 1

2372 **郑素圃先生医案集**二卷 1707

著者佚名

抄本 2

2373 **印机草** 1713

又名马氏医案

（清）马俶（元仪、卧龙老人）撰 徐大椿（灵胎、洄溪老人）评定

（1）清皖南周学海评注本 48

（2）清抄本 22

2374 **鹤圃堂治验** 1721

（清）沈时誉（明生）撰

抄本 1

2375 **（评选）静香楼医案**二卷卷首一卷 1729

（清）尤怡（在泾、饲鹤山人）撰 柳宝治（谷孙、冠群）注

（1）清光绪三十年甲辰（1904）上海文瑞楼石印本 50

（2）赵晴初手录本 1

（3）抄本 6

2376 **潜邨医案**二卷 1745

（清）杨乘六（以行、云峰）编

（1）清乾隆十年乙丑（1745）御三堂刻本 1

（2）上海古籍书店据清乾隆十年御三堂刻本复制本 6

2377 **临证指南广义** 1746

（清）叶桂（天士、香岩、南阳先生）撰

（清）华岫云（南田）校

抄本 21

2378 **临证指南医案**十卷 1746

附种福堂公选良方三卷种福堂公选温热论医案一卷

（清）叶桂（天士、香岩、南阳先生）撰 华岫云（南田）编 徐大椿（灵胎、洄溪老人）评

（1）清乾隆二十七年壬午（1762）金阊三槐堂刻本 2

（2）清乾隆二十九年甲申（1764）武林文苑堂刻本 6 37

（3）清乾隆三十一年丙戌（1766）刻本 2 21

（4）清乾隆三十三年戊子（1768）卫生堂刻本 2 6 21

（5）清乾隆四十年乙未（1775）（附吴名医精论四卷）武林文苑堂刻本 51

（6）清乾隆间刻本聚益堂藏板 51

（7）清乾隆间刻本 1

（8）清道光二十四年甲辰（1844）苏州周氏刻本 70

（9）清道光二十四年甲辰（1844）苏州经组堂刻朱墨套印本 1 50

（10）清道光三十年庚戌（1850）吴郡宝善堂刻本 70

（11）清同治三年甲子（1884）刻本 66

（12）清光绪十年甲申（1884）古吴扫叶山房刻本 5 6 21 100

（13）清光绪十年甲申（1884）文富堂刻本 1

（14）清光绪十年甲申（1884）醉经堂刻本 1

（15）清光绪十五年已丑（1889）介石堂刻本 2 6

（16）清光绪十八年壬辰（1892）上海图书集成铅印本 6

（17）清光绪二十二年丙申（1896）宝善书局石印本 5 6

（18）清光绪三十二年丙午（1906）上海龙文书局石印本 31 32 38

（19）清金阊三槐刻本 1

（20）清末上海著易堂刻本 51

（21）清刻本 6 22

（22）1914 年上海江东书局石印本 50

（23）种福堂石印本 26

（24）上海广益书局石印本 26

（25）著易堂铅印本 51

（26）石印本 6 37 47 50 51 66

（27）清抄本 6

2379 **叶天士晚年方案真本** ［1746］

又名（徐批）叶天士先生方案真本

（清）叶桂（天士、香岩、南阳先生）撰 徐大椿（灵胎、洄溪老人）评 张振家（筱林）参校

清光绪十五年已丑（1889）苏城六润斋刻本 2

2380 **香岩医案**八卷 1746

（清）叶桂（天士、香岩、南阳先生）撰

上海古籍书店据集益斋录本复制本 1

2381 **叶案括要**八卷 ［1746］

又名评琴书屋叶案括要

（清）叶桂（天士、香岩、南阳先生）原撰 潘名熊（兰坪）编

清同治十三年甲戌（1874）刻本 1

2382 **叶氏医案存真** ［1746］
附马氏医案
（清）叶桂（天士、香岩、南阳先生）撰
叶万青（讷人）编
（1）清道光三年癸未（1823）活字本 5
（2）清道光十六年丙申（1836）吴具叶氏家刻本 2 50
（3）清光绪九年癸未（1883）刻本 5 21 51
（4）清光绪十二年丙戌（1886）常熟抱芳阁刻本 2 26
（5）清光绪二十二年丙申（1896）、1915 年千顷堂书局石印本 1 100

2383 **评点叶案存真类编**二卷 ［1746］
（清）叶桂（天士、香岩、南阳先生）撰
叶万青（讷人）编 周学海评
（1）清道光十六年丙申（1836）刻本 2
（2）清光绪十九年癸巳（1893）序刻本 1
（3）清光绪间刻本 7 48

2384 **傲曙斋医案举隅** 1753
（清）柴潮生（屿青）撰
清乾隆十八年癸酉（1753）刻本 2 21 51

2385 **洄溪医案** 1757
（清）徐大椿（灵胎、洄溪老人）撰 王士雄（孟英、潜斋、随息居士）编
（1）清咸丰五年丁卯（1855）咸丰七年丁巳（1857）海昌蒋氏族芬草堂刻本 1 2 21 22 38 51 60 100
（2）清咸丰间刻本 2 60
（3）清光绪二年丙子（1876）刻本 37
（4）清光绪四年葛氏啸园刻本 71
（5）清光绪十五年乙丑（1889）上海江左书林刻本 1
（6）清光绪十七年辛卯（1891）湖北官书处刻本 6
（7）清光绪二十六年庚子（1900）刻本 2 60
（8）石印本 50
（9）民国间铅印本 1

2386 **续名医类案**三十六卷 1770
（清）魏之琇（玉璜、柳州）撰 王士雄（孟英、潜斋、随息居士） 杨照黎同校
（1）清同治二年癸亥（1863）上海著易堂刻本 2
（2）清光绪十三年丁亥（1887）刻本 22
（3）抄本 2
（4）中医古籍出版社据台湾商务版文渊阁四库全书本复制本 1

2387 **名医类案**十二卷 1770
续名医类案三十六卷
（明）江瓘（民莹）编 （清）魏之琇（玉横、柳州）续编
（1）清同治间刻本（存名医类案）60
（2）清光绪十一年乙酉（1885）信述堂刻本（存名医类案）5 22
（3）清光绪二十年甲午（1894）上海著易堂刻本 2 50（存续名医类案）6 50（存名医类案）2
（4）清光绪二十二年丙申（1896）耕余堂刻本 21（存续名医类案）50 70（存名医类案）51
（5）清宣统元年已酉（1909）上海书局石印本 51（存名医类案）1 2 37
（6）1916 年上海鸿文书局石印本 1

2388 **医案类语**十二卷 1774
（日）淇园先生 中川熺编
中医古籍出版社据日本永安三年京都书林天王寺刻本复制本 1

2389 **松心医案** 1775
（清）缪遵义（方彦、宜亭、松心居士）撰
（1）1915 年张存存斋石印本 6 21
（2）1925 年无锡文元书局据陈莲舫抄本石印本 6

2390 **古今医案按**十卷 1778
（清）俞震（东扶、惺斋）编 李龄寿校辑
（1）清乾隆四十三年戊戌（1778）酌古堂刻本 6
（2）清光绪九年癸未（1883）吴江李氏刻本 2 6
（3）清光绪九年癸未（1883）吴江李氏刻本光绪二十四年重印本乌程庞氏藏板 1 21 60
（4）清光绪九年癸未（1883）上海会文堂石印本 2 5 6
（5）1912、1917 年上海会文堂石印本 2 5 6 50 51
（5）1945 年上海会文堂铅印本 2
（6）抄本 1

2391 **赤崖医案** 1782
又名新安医案
（清）汪廷元（瓒禾赤崖）撰
清乾隆四十七年壬寅（1782）刻本 2

2392 **立斋医案疏**四卷 1782
(清) 钱临 (北山、淮可) 疏 孙本瑜辑注
清乾隆四十七年壬寅 (1782) 刻本 1 6
(附方一卷) 21

2393 **奇症汇**八卷 1786
(沈) 沈源 (岷源、抱元子) 编
抄本 6

2394 **锦芳太史医案求真初编**五卷 1799
附戒子八则
(清) 黄宫锈 (锦芳) 撰
清嘉庆四年已未 (1799) 刻本 1 2

2395 **南雅堂医案**八卷 1800
(清) 陈念祖 (修园) 撰
1920、1929 年上海群学书社石印本 1 22 36 50

2396 **杏轩医案** 1804
又名程杏轩医案
(清) 程文囿 (杏轩、观泉) 撰
子目:
1. 医案初集
2. 医案续录
3. 医案辑录
民国间上海大东书局铅印本 58

2397 **李翁医记**二卷 1805
(清) 焦循 (理堂) 撰
(1) 1929 年上海回澜社影印本 2
(2) 抄本 6

2398 **齐氏医案崇正辨讹**六卷 1806
又名齐氏医案
(清) 齐秉慧 (有堂) 撰
(1) 清道光十二年壬辰 (1832) 刻本 6
(2) 1922 年上海千顷堂书局石印本 1 2 5 50
(3) 刻本 21

2399 **五峰医案** [1813]
(清) 王九峰 (之政、献廷) 撰 赵筑农编
抄本 1

2400 **吴门治验录**四卷 1821
又名顾晓澜先生医案
(清) 顾金寿 (晓澜) 撰
(1) 清道光五年乙酉 (1825) 青霞斋吴学圃刻本澄怀堂藏板 2
(2) 清光绪十二年丙戌 (1886) 刻本扬州文富堂藏板 21
(3) 民国间上海千顷堂书局石印本 1 5 50

2401 **医案辑录**二卷 1829
(清) 冯伯贤撰
清道光九年已丑 (1829) 刻本 2

2402 **三家医案合刻** 1831
又名三家医案摘抄
附医效秘传三卷温热赘言一卷
(清) 吴金寿 (子音) 编
子目:
1. 叶氏医案 (清) 叶桂撰
2. 薛氏医案 (清) 薛雪撰
3. 缪氏医案 (清) 缪遵义撰
(1) 清道光十一年辛卯 (1831) 刻本吴氏贮春仙馆藏板 5 22 37 70
(2) 清道光十二年壬辰 (1832) 刻本 6
(3) 清道光刻本文聚堂藏板 51 100
(4) 清道光苏州绿润堂刻本 51
(5) 清道光间刻本 21
(6) 清光绪二十七年辛丑 (1901) 上海汉渎楼石印本 31
(7) 清光绪三十三年丁未 (1907) 上洋江左书局石印本 1 50
(8) 清扫叶山房刻本 1 2
(9) 清刻本 21

2403 **叶氏临证指南医案精华** 1832
(清) 叶桂 (天士、香岩、南阳先生) 撰
无名氏辑
抄本 2

2404 **医验录** 1832
原题 (清) 叶桂 (天士、香岩、南阳先生) 撰
抄本 2

2405 **仿寓意草**二卷 1835
(清) 李文荣 (冠仙、如眉老人) 撰
清光绪十三年丁亥 (1887) 刻本淮扬宋德成书铺藏板 1

2406 **张千里医案**五卷 1836
(清) 张千里 (梦庐、子方) 撰 邵庆槐编
(1) 抄本 6
(2) 抄本 32

2407 **临证医案笔记**六卷 1836
(清) 吴篪 (渭泉) 撰
(1) 清道光十六年丙申 (1836) 刻本树慈堂藏板 1 2 5
(2) 1919 年上海集古阁石印本 6 21 50
(3) 民国上海鸿宝斋书局石印本 1

2408 **王氏医案**二卷 1843
又名回春录
(清) 王士雄 (孟英、潜斋、随息居士) 撰

周镂（光远）辑
(1) 清道光二十三年癸卯（1843）刻本（仅存正编）21
(2) 清道光三十年庚戌（1850）浙江宝晋斋刻本 47（仅存续编）2
(3) 清光绪三十一年乙巳（1905）绍兴奎照楼石印本 1

2409 **医旨遗珠** [1843]
（清）张心悟撰
抄本（曹炳章抄录）2

2410 **爱庐医案** 1846
（清）张大爔（仲华）撰
清光绪二十五年己亥（1899）上海时中书局石印本 21

2411 **尚友堂医案**二卷 1846
（清）方略（南薰）撰
(1) 清道光二十六年丙午（1846）尚友堂刻本 1
(2) 抄本 1
(3) 上海古籍出版社据清道光二十六年刻本复制本 21

2412 **王氏医案**二卷 1850
王氏医案续编八卷
附霍乱论二卷
（清）王士雄（孟英、潜斋、随息居士）撰
周镂（光远） 张鸿（柳吟）辑
(1) 清咸丰元年辛亥（1851）吟香书屋刻本 1 6 51（仅存续编）2
(2) 清光绪十八年壬辰（1892）锡林书斋刻本 100
(3) 清光绪二十二年丙申（1896）上海图书集成印书局铅印本 5 37
(4) 清光绪三十年甲辰（1904）石印本 26 37
(5) 清宣统二年庚戌（1910）刻本（存续编四～八卷）38
(6) 清浙江宝晋斋刻本 2
(7) 清刻本杭州湖墅纸行藏板 5
(8) 刻本（仅存类编）36
(9) 1915 年普新书店石印本 38
(10) 1921 年上海文瑞堂石印本 1
(11) 1935 年上海千顷堂书局石印本 1
(12) 民国间石印本 1 50 59
(13) 抄本（周笼远手录）39

2413 **问斋医案**五卷 1850
（清）蒋宝素（问斋）撰
(1) 清道光三十年庚戌（1850）镇江蒋氏快志堂刻本 2 21
(2) 1916 年上海石竹山房石印本 1 50
(3) 1923 年上海铸记书局石印本 1

2414 **心太平轩医案** 1850
（清）徐锦（炳南、澹安）撰
清抄本 6

2415 **古今医案按选**四卷 1853
（清）俞震（东扶、惺斋）编 王士雄（孟英、潜斋、随息居士）选
(1) 清光绪三十年甲辰（1904）会稽董氏取斯堂刻本 1 6 60 71
(2) 1917 年上海会文堂粹记石印本 50
(3) 抄本 1

2416 **王氏医案**三编 1854
（清）王士雄（孟英、潜斋、随息居士）撰
徐然石（亚枝）编
(1) 清咸丰四年甲寅（1854）刻本潜斋藏板 2
(2) 抄本 6

2417 **王氏医案绎注**十卷 1854
附录一卷
（清）王士雄（孟英）撰 石念祖（兰孙）注
1917、1919、1920 年商务印书馆铅印本 1 2 6 47

2418 **（评选）继志堂医案**三卷 1859
（清）曹存心（仁伯、乐山）撰 柳宝治（谷孙、冠群）评
清光绪三十年甲辰（1904）上海文瑞楼石印本 50

2419 **得心集医案**六卷 1861
（清）谢星焕（映庐）撰
(1) 清咸丰十一年辛酉（1861）浒湾延寿堂刻本 1 21
(2) 清光绪间旧学山房刻本 2 50

2420 **王旭高临证医案**四卷 1862
又名王氏医案
（清）王泰林（旭高、退思居士）撰 方仁渊（耕霞）编
清光绪二十四年戊戌（1898）琴川方氏倚云吟馆活字本 1

2421 **（评选）环溪草堂医案**三卷 [1862]
（清）王泰林（旭亭、退思居士）撰 柳宝治（谷朴、冠群）选编
清光绪三十年甲辰（1904）江阴柳氏惜余小

舍刻江阴柳氏医学丛书本 2

2422 **费伯雄医案** 1863
(清) 费伯雄（晋卿、砚云子）撰
1916 年上海萃英书局石印本 1

2423 **寿芝医案** 1867
(清) 王廷俊（寿芝）撰
清同治六年丁卯（1867）浙省翰墨斋刻本 5

2424 **医案梦记**二卷 1868
附案一卷
(清) 徐守禺（锦城、聊尔居士）撰
1919 ~ 1920 年刻本绍兴裘氏藏板 1 2 50

2425 **寓意草注释**四卷 1877
附校勘记、续记各一卷
(清) 喻昌（嘉言、西昌老人）撰（清）谢甘澍注释
(1) 清光绪四年戊寅（1878）刻本（无附）21
(2) 1917 年南昌豫章书局刻本 40 71
(3) 1936 年上海三民公司铅印本 6

2426 **吴东旸医案** 1879
(清) 吴达（东旸）撰
清光绪十一年巳酉（1885）申江萍庐刻本 1 2

2427 **医案类录** 1881
(清) 罗定昌（茂亭）撰
1917 年上海千顷堂书局石印本 1 2 37 66

2428 **治验论案** 1885
(清) 杨毓斌（爵臣）撰
清光绪十八年壬辰（1892）南京王吉源石印本 1

2429 **周氏医案** 1893
(清) 周家驹撰
清光绪十九年癸巳（1893）抄本 1

2430 **金子久医案**四卷 1895
又名金氏门诊方案
(清) 金有恒（子久）撰 姚益华编
1927 年上海江东书局铅印本 1 5 46

2431 **医验辨似**二卷 1896
(清) 蒋希曾（啸渔）撰
清光绪二十二年丙申（1896）杭州西湖瑞元堂刻本 6

2432 **张氏医案**二十卷 1897
又名张聿青医案
(清) 张聿青（乃修）撰
(1) 1918 年江阴吴氏铅印本 1 32
(2) 1929、1935 年上海萃英书局石印本 1 5 51

2433 **诊余举隅录**二卷 1897
(清) 陈廷儒（匊生）撰
清光绪二十四年戊戌（1898）铅印本 2 38

2434 **张梦庐学博医案** 1898
(清) 张梦庐撰 宋汝桢录
抄本 1

2435 **柳选四家医案** 1900
(清) 柳宝诒（谷孙、冠群）编
子目：
1.（评选）静香楼医案二卷（清）尤怡撰
2.（评选）继志堂医案二卷（清）曹存心撰
3.（评选）爱庐医案（清）张大爔撰
4.（评选）环溪草堂医案三卷（清）王泰林撰
(1) 清光绪三十年甲辰（1904）惜余小舍刻本 6 21 50
(2) 清宣统二年庚戌（1910）时中书局石印本 21
(3) 民国间上海文瑞楼石印本 1 2
(4) 1941 年上海千顷堂书局铅印本 1

2436 **丁授堂先生医案**三卷 1900
(清) 丁授堂撰
抄本 6

2437 **崇实堂医案** 1901
(清) 姚龙光（晏如）撰
清光绪二十七年辛丑（1901）刻本 6

2438 **昼星楼医案** 1902
(清) 孙西台（言言）撰
上海震东学社石印本 2

2439 **雪雅堂医案**二卷 1903
附类中秘旨
(清) 张士骧（伯龙）撰
清光绪三十年甲辰（1904）申江铅印本 21

2440 **圣余医案诠解**四卷 1903
(清) 刘子维撰 李俊（子俊）编
1945 年成都德胜印刷社铅印本 1

2441 **诊余集** 1906
又名余听鸿医案
(清) 余景和（听鸿）撰
(1) 1918 年海虞寄舫铅印本 1 2 6 32
(2) 1935 年上海南岛千顷堂书局石印本 1

2442 **药园医案** 1908
(清) 杜钟骏（子良）撰
1920 年京华印书局石印本 2 50

2443 **邵兰荪医案真迹** 1910

(清) 邵兰荪 (兰生) 撰 曹炳章(赤电)编
稿本 1

2444 **萧评郭敬三医案** 1910
(清) 郭敬三撰 萧尚之编
1944 年泸县嘉明镇正光石印局石印本 2

2445 **鲜山草堂医案**二卷 1911
(清) 何其伟撰
1980 年上海古籍书店据上海中医学院藏清抄本影印本 1 6

2446 **曹沧州医案** 1911
(清) 曹沧州 (智涵) 撰 (民国) 屠锡洪编
1924 年上海江左书林石印本 1 2 21 50

2447 **医案摘要** [1911]
著者佚名
清末拾翠轩抄本 6

2448 **医案全书**十卷 [1911]
宋郎怀撰
抄本 2

2449 **瘦吟医赘**二卷 [1911]
(清) 薛福 (查瘦吟) 撰
清抄本 2

2450 **近诊医案** [1911]
(清) 过金铸撰
(1) 刻本 21
(2) 石印本 2

2451 **元明医验案**二卷 [1911]
著者佚名
抄本 2

2452 **一瓢医案** [1911]
不著撰人
抄本 2

2453 **冯氏医案**二卷 [1911]
(清) 陈应亨编
抄本 6

2454 **吴氏医案征信录** [1911]
著者佚名
抄本 2

2455 **上池医案** [1911]
著者佚名
抄本 2

2456 **吴氏医案** [1911]
吴树人撰
抄本 6

2457 **醴泉医案汇编五种** [1912]
黄醴泉撰 张寿祥编
抄本 (存一、三卷) 1

2458 **丛桂草堂医草**四卷 1914
袁焯 (桂生) 撰
(1) 1914、1915 年袁氏自刻本 1 2 6 21
(2) 抄本草纲目

2459 **重古三何医案**三卷 1916
陆锦燧 (晋笙) 编
子目:
1. 何元长先生方案 (清) 何世仁撰
2. 何书田先生方案 (清) 何其伟撰
3. 何鸿舫先生方案 (清) 何长治撰
1918 年石印本 1

2460 **惜分阴轩医案**四卷 1916
周镇 (小农) 撰
1916 年绍兴医药学报社刻本绍兴裘氏藏板 6

2461 **吴鞠通先生医案**四卷 1916
又名吴鞠通先生方案
(清) 吴瑭 (鞠通) 撰 裘庆元 (吉生、激生) 编
(1) 1916 年杭州有益山房铅印本 2 6 (五卷) 7 38
(2) 民国间上海世界书局石印本 2 31 50 59
(3) 1936 年上海大东书局石印本 46
(4) 抄本 (存幼科, 曹炳章藏书) 2

2462 **丁氏临证指南** 1917
丁福保 (仲祐、畴隐居士) 撰
1917 年上海医学书局石印本 2

2463 **薛生白医案** 1918
陆士谔 (守先) 编
1923、1925 年上海世界书局石印本 1 32

2464 **(增补重编) 叶天士医案**四卷 1919
(清) 叶桂撰 陆士谔 (守先) 编
1. 1920 年上海广文书局石印本 46
2. 民国间上海世界书局石印本 1 2 60

2465 **医学杂俎** 1920
陈在山撰
抄本 21

2466 **陈莲舫医案秘抄** 1921
董韵笙编
(1) 1921 年上海图书集成公司铅印本 1 6
(2) 抄本 1

2467 **分类王孟英医案**二卷 1921
陆士谔 (守先) 编
1935 年上海世界书局铅印本 1 51

2468 **医学实验** [1922]
周声溢 (蓤生) 撰
1925 年上海铅印本 6

2469 **药龛医案全集**八卷 1925
恽铁樵（树珏）撰
（1）1936年上海民友印刷公司铅印本 1
（2）民国间上海恽氏医学讲义第1~10期本 1

2470 **孟河丁氏医案**八卷 1926
附喉痧症治概要
丁泽周（甘仁）撰 丁济万编
（1）1927、1928、1931年孟河崇礼堂铅印本 1 6 50
（2）1927年上海华丰印刷铸字所铅印本（十五卷）6 21 50

2471 **阮氏医案** 1927
阮怀清撰
1927年抄本 2

2472 **全国名医验案类编**十四卷 1927
何廉臣（炳元、印岩）编
1929、1933、1934、1936年间上海大东书局铅印本 1 38 50 51

2473 **全国名医验案类编正篇**十四卷 1927
全国名医验案类编续篇二十六卷
何廉臣（炳元、印岩）编 郭奇远编
1929~1936年间上海大东书局铅印本 1 6

2474 **潘氏医案** 1927
潘申甫撰
抄本 2

2475 **清代名医医案菁华** 1928
秦伯未（之济、谦斋）撰
1929年上海新中医书局铅印本 1 6 21

2476 **逸仙医案** 1929
龚香圃（六一子）编
1926年上海六一草堂铅印本 6

2477 **古今医案平义第二种** 1930
张寿颐（山雷）撰
民国间铅印本 1、22

2478 **当代名医验案精华** 1930
上海卫生报编
1930年上海卫生报馆铅印本 1

2479 **现代医验案第一集** 1930
叶劲秋编
1930年上海少年中医社铅印本 2

2480 **张氏医案** 1932
附经验方
张国华（生甫）撰
1929年上海萃英书局石印本 50

2481 **治验医案** 1934
范烈光撰
1936年铅印本 7

2482 **宋元明清名医类案正续篇** 1934
徐衡之 姚若琴（乐琴）合编
1934年上海国医印书馆铅印本 1 6

2483 **万病处方例案** 1934
陈景岐编
1939年上海中西书局铅印本 5

2484 **慈溪魏氏验案类编初集** 1935
魏文耀撰
1935年慈溪魏文耀医室铅印本 5 21

2485 **圣方治验录** 1935
邹趾痕编
1936年铅印本 6

2486 **叶案疏证**二卷 1936
（清）叶桂（天士、香岩、南阳先生）原撰
李启贤编
1937年上海求恒医社铅印本 2

2487 **包氏医案** 1936
（清）包识生（一虚、德逮）撰
1930年包氏医宗出版社铅印本 50

2488 **经方实验录**三卷卷首一卷 1937
附录一卷
曹颖甫（家达）撰 姜佐景编
1937年上海大东书局铅印本 1 32 51

2489 **越舲上人医案** 1938
张尧昌撰
抄本 2

2490 **新光医案存要** 1949
裘庆元辑
民国间绍兴医药学报社铅印本 1

2491 **澄心斋医案** 1949
薛逸山编
抄本 1

2492 **医案** [1949]
著者佚名
抄本 21

2493 **王香岩先生临症方案** [1949]
王普秋撰
抄本 2

2494 **医案学** [1949]
不著撰人
抄本 7

2495 **门诊籍** [1949]
不著编者
抄本 21

10.2 医话、医论

2496 **褚氏遗书** 483
(南齐) 褚澄 (彦道) 撰
(1) 清顺治三年李氏宛委山堂刻本 71
(2) 清嘉庆二年丁巳 (1797) 汀州张氏励志斋据天一阁本重校本 2
(3) 清有余师斋刻本 6
(4) 石印本 50

2497 **医经正本书**一卷 1176
附札记一卷
(宋) 程迥撰
清光绪间陆氏刻十万卷楼丛书本 71

2498 **太医局诸科程文**九卷 [1279]
(宋) 太医局编 (清) 四库全书馆辑
(1) 清光绪四年戊寅 (1878) 丁氏当归草堂刻本 22 50
(2) 清光绪三十一年乙巳 (1905) 上海六艺书局石印本 1 6 21
(3) 中医古籍出版社据台湾商务版文渊阁四库全书本复制本 1

2499 **格致余论** 1347
(元) 朱震亨 (彦修、丹溪) 撰
(1) 明刻本 7
(2) 清光绪七年辛巳 (1881) 广州云林阁刻本 7
(3) 清刻本 21
(4) 石印本 50
(5) 1924 年胡氏梦选楼刻续金华丛书本 40 71
(6) 中医古籍出版社据台湾商务版文渊阁四库全书本复制本 1

2500 **局方发挥** [1347]
(元) 朱震亨 (彦修、丹溪) 撰
(1) 明嘉靖八年已丑 (1529) 辽藩朱宠瀼梅南书屋刻本 6
(2) 日本元禄二年己巳 (1689) 书肆武林新兵卫刻本 5
(3) 清江阴朱氏校刻古今医统正脉全书本 1
(4) 1924 年胡氏梦选楼刻续金华丛书本 40 71
(5) 中医古籍出版社据台湾商务版文渊阁四库全书本复制本 1

2501 **医经溯洄集** 1368
(元) 王履 (安道) 撰
(1) 清光绪七年辛巳 (1881) 广州云林阁刻本 7
(2) 清江阴朱氏校刻古今医统正脉全书本 1
(3) 清刻本 32 37 60
(4) 石印本 50
(5) 中医古籍出版社据台湾商务版文渊阁四库全书本复制本 1

2502 **陶节庵先生六书辨疑** 1445
(明) 陶华 (尚文、节庵) 编 徐树荣录
(1) 民国间杭州三三医社第一集第三部 1
(2) 清抄本 2

2503 **医论问答** 1502
(明) 王纶 (汝言、节斋) 撰
明嘉靖二年癸未 (1523) 刻本 6

2504 **韩氏医通**二卷 1522
(明) 韩愗 (天爵、飞霞子) 撰
(1) 清光绪三年丁丑 (1877) 刻本 7
(2) 据 1936 年建德周学海录刻本影印本 1
(3) 石印本 32 50

2505 **医贯**六卷 1617
又名赵氏医贯
(明) 赵献可 (养葵、医巫闾子) 撰
(1) 明崇祯六年戊辰 (1628) 书林张起鹏刻本 6 (吕留良评)
(2) 清初刻本 2 (吕留良评)
(3) 清康熙二十六丁卯 (1687) 天盖楼刻本 5 6 22 (吕留良评)
(4) 清道光二十八年戊申 (1848) 刻本 2
(5) 清同治六年丁卯 (1867) 文英堂刻本 5
(6) 清刻本 2 6
(7) 1926 年大德书局石印本 6 50
(8) 上海古籍书店据《邯郸遗稿》本附刻本 20 50

2506 **质疑录**二卷 [1624]
(明) 张介宾 (会卿、景岳、通一子) 撰
(1) 清康熙二十七年戊辰 (1688) 刻医林指月丛书本 22
(2) 清乾隆间刻本 26
(3) 清抄本 2

2507 **折肱漫录**七卷 1635
(明) 黄承昊 (履素、闇斋) 撰
(1) 清乾隆五十九年甲寅 (1794) 活字本 5
(2) 清乾隆五十九年甲寅 (1794) 程永培跋心导楼刻本修敬堂藏板 51
(3) 石印本 50

2508 **裴子言医**四卷 1644

(明) 裴一中 (兆期) 撰
清抄本 2

2509 **古今医家经论汇编五卷** 1644
(明) 徐常吉 (士彰) 撰
抄本 (余姚江郇高氏小壶天医庐藏书) 1

2510 **医衡二卷** 1746
(清) 叶桂 (天士、香岩) 著
抄本 2

2511 **侣山堂类辨二卷** 1663
(清) 张志聪 (隐庵) 撰
(1) 清乾隆四十五年庚子 (1780) 刻医林指月丛书本 6
(2) 清乾隆间刻本 1
(3) 清刻本 2 26

2512 **医暇卮言二卷** 1676
(清) 程林 (云来、静观居士) 撰
(1) 清康熙十六年丁巳 (1677) 刻本 6
(2) 1936 年上海大东书局铅印本 1

2513 **笔谈** 1694
(清) 陈嘉璴 (树玉、友松) 撰
清康熙三十三年甲戌 (1694) 刻本 2

2514 **名医疑问集** [1722]
著者佚名
清康熙间抄本 1

2515 **高鼓峰医论** 1725
(清) 高斗魁 (旦中、鼓峰) 撰
清稿本 2

2516 **医贯砭二卷** 1741
(清) 徐大椿 (灵胎、洄溪老人) 撰
(1) 清乾隆六年辛酉 (1741) 刻本 50
(2) 清光绪间刻本 60
(3) 清刻本 2 36 60 66

2517 **叶选医衡二卷** [1746]
原题 (清) 叶桂 (天士、香岩、南阳先生) 编
(1) 清光绪二十四年戊戌 (1898) 上海图书集成印书局铅印本 21
(2) 清宣统二年庚戌 (1910) 上海文瑞楼石印本 1 2 50 59

2518 **杏林笔谈二卷** 1749
(日) 古林长乔 (贝桃) 撰
抄本 2

2519 **医学源流论二卷** 1757
(清) 徐大椿 (灵胎、洄溪老人) 撰
(1) 清乾隆二十二年丁丑 (1757) 半松斋刻本 6 36 39 51 70
(2) 清刻 1 50 66
(3) 上海大成书局石印本 100

2520 **菉堂节录二十卷** 1765
(清) 徐时作辑
清乾隆三十年乙酉 (1765) 崇文堂刻本 2

2521 **柳州医话** 1770
又名柳州医话良方
(清) 魏之琇 (玉璜、柳洲) 撰
(1) 清咸丰元年辛亥 (1851) 刻本重庆堂藏板 2
(2) 1917 年石印本 50

2522 **吴医汇讲十一卷** 1792
(清) 唐大烈 (笠山) 编
(1) 清乾隆五十七年壬子 (1792) 刻本 1 2 6 22 51 60
(2) 清乾隆五十七年壬子 (1792) 校经山房刻本 1 6 50
(3) 清乾隆五十八年癸丑 (1793) 刻本 22
(4) 清嘉庆元年丙辰 (1796) 刻本 1 5
(5) 清嘉庆六年辛酉 (1801) 十九年甲戌 (1814) 校经山房刻本 1 6 39
(6) 清宣统二年庚戌 (1910) 上海扫叶山房石印本 37 50

2523 **吴鞠通先生杂论** 1798
(清) 吴瑭 (鞠通) 撰
抄本 26

2524 **医医病书二卷** 1798
(清) 吴瑭 (鞠通) 撰 曹炳章集注
1915 年绍兴育新书局石印本 1 2 5 6 70

2525 **友渔斋医话** 1812
(清) 黄凯钧 (南薰、退庵) 撰
子目:
1. 一览延龄一卷
2. 橘旁杂论二卷
3. 上池涓滴一卷
4. 肘后偶钞二卷
5. 证治指要一卷
6. 药笼小品一卷
(1) 清嘉庆十七年壬申 (1812) 嘉善黄氏刻本 1 2
(2) 石印本 58
(3) 抄本 1 2

2526 **医门棒喝初集** 1825
(清) 章楠 (虚谷) 撰
(1) 清道光十九年己亥 (1839) 聚文堂刻本 47

（2）清宣统元年己酉（1909）石印本 50

2527 **琉球百问** 1827
（清）曹存心（仁伯、乐山）撰
清咸丰九年己未（1859）刻本 1

2528 **（增订）一夕话新集** 1832
（清）咄咄夫撰
清道光十二年壬辰（1832）经国堂刻本 1

2529 **约退斋医说**二卷 1844
（清）胡述稣（新侪）撰
清道光二十四年甲辰（1844）刻本 1

2530 **三家医话** 1851
（清）王士雄（孟英、潜斋、随息居士）编
子目：
1. 愿体医话良方（清）史典撰
2. 柳州医话（清）魏之琇撰
3. 潜斋简效方（清）王士雄撰
清咸丰元年辛亥（1851）重庆堂刻本 2 6 32

2531 **研经言**四卷 1856
（清）莫枚士（文泉）撰
（1）清同治十年辛未（1871）月河莫氏刻本（存一、二卷）70
（2）清光绪五年己卯（1789）月河莫氏刻本 1 2 6 21 51 71
（3）1916 年绍兴医药报社石印本 1
（4）1923 年杭州三三医报社刻本 1 2

2532 **冷庐医话**五卷 1858
（清）陆以湉（敬安定圃）撰
（1）清咸丰八年戊午（1858）乌程庞氏刻本 2
（2）清光绪二十三年丁酉（1897）刻本乌程庞氏藏板箱本 2 5 6 51
（3）1916、1934 年上海千顷堂书局石印本 1 6 47 50

2533 **医原**三卷 1861
（清）石寿棠（芾南、湛棠）撰
清光绪十七年辛卯（1891）铅印本 1

2534 **先哲医话** 1866
（日）浅田惟常（粟园、宗伯）撰
日本明治十三年庚辰（1880）勿误药室刻本 6

2535 **医理真传**四卷 1869
（清）郑寿全（钦安）撰
（1）清同治八年己巳（1869）宏道堂刻本 2
（2）清光绪十七年辛卯（1891）宏道堂刻本（附医法圆通）2
（3）清光绪二十九年癸巳（1903）七星会刻本 2

2536 **引经证医**四卷 1873
（清）程梁（汀茵）撰
清光绪八年壬午（1882）刻本 2 6

2537 **医法圆通**四卷 1874
（清）郑寿全（钦安）编
（1）清光绪十七年辛卯（1891）刻本宏道堂藏板 2
（2）清光绪二十九年癸卯（1903）刻本 21
（3）石印本 50

2538 **医学求是初集**一卷二集二卷 1879
附医案
（清）吴达（东旸）撰
（1）清光绪六年庚辰（1880）至十一年乙（1885）江阴吴氏家刻本 5 6
（2）清光绪十一年乙酉（1885）申江寄萍庐刻本 50
（3）1919 年江阴方桥宝文堂书庄刻本 1 2
（4）1921 年上海大成书局石印本 2 6

2539 **存存斋医话稿**二卷 1881
（清）赵晴初（彦晖）撰
（1）清光绪七年辛巳（1881）活字本 2 5 6 22
（2）1915 年绍兴裘氏刻本 1
（3）1920 年广文书局石印本 2

2540 **医法心传** 1882
（清）程芝田（瘦樵）撰
清光绪十三年丁亥（1887）养鹤山房刻本柯城慎修堂藏板 1 2 6 21 50 51

2541 **医故**二卷 1893
（清）郑文焯（俊臣、小坡）撰
清光绪间平江梓文阁刻书带草堂丛书本 1 2

2542 **医理略述**二卷 1893
（清）尹端模 撰
清光绪十九年癸巳（1893）羊城博济医局刻本 6 51 60

2543 **医学问答**四卷 1895
（清）梁玉瑜（特岩）传 陶保廉（拙存）录
（1）清光绪二十一年乙未（1895）二十三年丁酉（1897）太原任氏刻本兰州固本书局藏板 2 5 32
（2）清末石印本 22
（3）抄本 6

2544 **医粹精言**四卷 1896
附医意二卷

(清) 徐延祚 (龄臣) 撰
清光绪二十二年丙申 (1896) 奉天徐氏铁如意轩刻本 1

2545 **医医琐言二卷** 1897
续医医琐言一卷
(清) 徐延祚 (龄臣) 撰
清光绪二十三年丁酉 (1897) 奉天徐氏铁如意
轩刻本 5

2546 **医理信述六卷** 1899
(清) 夏子俊编
(1) 清光绪二十五年己亥 (1899) 黄城柯树德堂刻本 6 100
(2) 据清光绪二十五年己亥 (1899) 黄城柯树德堂复制本 1

2547 **医理信述补遗二卷** 1899
(清) 夏子俊编
(1) 清刻本 100
(2) 据清光绪十一年刻本复制本 1

2548 **医法还丹** 1907
(清) 宋文 (瑞农) 撰
清光绪三十三年丁未 (1907) 仁杏书房刻本 2

2549 **医话丛存** 1909
丁福保 (仲祜 、畴隐居士) 撰
清宣统二年庚戌 (1910) 文明书局铅印本 6

2550 **医学问津** [1911]
著者佚名
抄本 38

2551 **医学折衷二卷** [1911]
曹鉴开撰
抄本 2

2552 **医略便读** [1911]
(清) 周仲昭撰
清稿本 7

2553 **岐黄余议** [1911]
著者佚名
抄本 2

2554 **景景医话** 1913
附医谈录旧
陆锦燧 (晋笙) 撰
1921 年绍兴医药学报社铅印本 60

2555 **桐阴清话八卷** 1914
倪鸿撰
1914 年扫叶山房石印本 70

2556 **(增订) 医医病书二卷** 1915
(清) 吴瑭 (鞠通) 撰 (民国) 曹炳章 (赤电) 注
1915、1924 年绍兴育新书局石印本 1 2 5

2557 **言医选评** 1917
(明) 裴一中 (兆期) 原撰 杨素圆编
1917 年石印本 50

2558 **中西医话十卷** 1918
毛景义 (退之) 编
1922 年上海江东茂记书局石印本 2 51

2559 **医源** [1919]
芬余氏撰
抄本 21

2560 **嫩园医话** 1921
傅崇黻 (箟笙、本善、嫩园) 撰
1921 年浙江中医专门学校铅印本 6

2561 **鲧溪医论选中编五卷** 1922
陆平一 (培治) 选
1922 年上海文敬斋石印本 1 51

2562 **证治精辨** 1923
裘庆元 (吉生) 编
民国间绍兴医药学报社铅印本 1

2563 **和汉医学真髓** 1927
又名东洋和汉医学实验集
(日) 波边熙 (松园) 撰 沈松平译
1931 年上海昌明医药学社铅印本 5

2564 **余氏医述** 1928
余岩 (云岫) 撰
1928 年上海社会医学报馆铅印本 1 6

2565 **灵机笔谈** 1929
原题 (梁) 陶宏景 (通明、华阳居士、华阳真人、贞白先生) 撰
1929 年张真空醒庐精舍刻本 1 37

2566 **籀簃医话** 1932
张寿颐 (山雷) 撰
1932 年浙江兰溪中医学校石印本 1

2567 **陆氏论医集四卷** 1933
陆渊雷 (彭年) 撰 沈本琰编
(1) 1933 年上海陆渊雷医室铅印本 6 51
(2) 1939 年上海民光印刷公司铅印本 1 2 5 32 70

2568 **医论选粹** 1934
曹炳章 (赤电) 撰
抄本 2

2569 **勉斋医话** 1937
许勉斋 (勤勋) 撰
(1) 稿本 2

(2) 1937 年杭州中国印书馆许氏铅印本 1 2 5 6 37

2570 **医论** 1937
张寿颐（山雷）撰
民国间兰溪中医专门学校油印本 6 47

2571 **医家名论选读**四卷 1937
张寿颐（山雷）撰
民国间兰溪中医专门学校油印本（缺卷三）1

2572 **止园医话**四卷 1938
续集四卷
罗止园（文杰、亦才、未若）撰
1927、1932 年北京止园学社铅印本 6

2573 **释名病释** 1938
余岩（云岫）编
1938 年上海华丰出版社铅印本 6

2574 **范氏医论集** 1947
范守渊撰
1947 年上海九九医学社铅印本 5

2575 **医学摘要** [1949]
著者佚名
抄本 2

10.3 笔记、杂录

2576 **推求师意**二卷 1443
（明）戴思恭（原礼）撰 汪机（省之、石山居士）编
(1) 明嘉靖十三年甲午（1534）陈桷刻本 22 70
(2) 清石印本 50
(3) 中医古籍出版社据台湾商务版文渊阁四库全书本复制本 1

2577 **郁冈斋笔尘** 1602
（明）王肯堂（宇泰、损庵、念西居士）撰
(1) 1929 年中医书局铅印本 6
(2) 1930 年北平图书馆铅印本 2

2578 **尤氏医学读书记**三卷 1729
医学续记一卷
附静得楼医案三十一条
（清）尤怡（在泾、饲鹤山人）撰
(1) 清光绪十四年戊子（1888）刻本行素草堂藏板 2 51
(2) 清光绪十四年戊子（1888）朱记荣刻槐庐丛书本（附续江静香楼医案）71
(3) 清抄本 6
(4) 1936 年上海文瑞楼石印本 1

2579 **慎疾刍言** 1767
又名医砭
（清）徐大椿（灵胎、洄溪老人）撰
(1) 清乾隆三十九年甲子（1774）新疆军装局刻本 32
(2) 清光绪十八年戊戌（1838）刻本蔡氏涵虚阁藏板 2
(3) 清道光三十年庚戌（1850）王氏潜斋刻本 2
(4) 清同治十二年癸酉（1873）海昌义芳南舍刻本 6
(5) 清光绪元年乙亥（1875）乌程汪日桢刻本 21 71
(6) 清光绪九年癸未（1883）归安姚氏刻本 6 71
(7) 清光绪十一年乙酉（1885）经畬书屋刻本（附随山宇方抄）6
(8) 清光绪十一年宋泽之刻忏花盦丛书本 71
(9) 清光绪二十四年戊戌（1898）蔡氏涵虚阁刻本 2
(10) 清刻本 32 100
(11) 民国间上海宏大善书局石印本 37

2580 **藤氏医谈**二卷 1802
（日）近藤明（昌隆）撰
(1) 日本享和三年癸亥（1803）浪华书铺河内屋喜兵卫刻本 2 6
(2) 日本享和三年癸亥（1803）浪华书铺柳原积玉圃森本文金堂合刻本 2

2581 **重庆堂随笔** 1808
（清）王秉衡（学权）撰 王国祥（永嘉）注
(1) 清光绪三十一年乙巳（1905）上海书局石印本 2
(2) 1916 年上海书局石印本 2 50（存卷下）66
(3) 抄本 2

2582 **金镜录**三卷 1817
著者佚名
清光绪十四年戊子（1888）上海陶务本堂刻本 70

2583 **学医随笔** 1821
（清）顾淳庆（古生）撰
1929 年金佳石好楼铅印顾氏家集本 51 71

2584 **医辙**四卷补述一卷 1832

（清）怀远撰
清嘉庆十三年戊辰（1808）云间郑文华刻本 6

2585 **归砚录**四卷 1855
（清）王士雄（孟英、潜斋、随息居士）撰
（1）稿本 1
（2）清咸丰九年己未（1859）刻本归砚草堂藏板 51
（3）清同治元年壬戌（1862）归砚草堂刻本 38 51 60
（4）1917 年石印本 50
（5）抄本 2

2586 **医学一得**四卷 1874
附补遗
（清）荣春年（汝棻）撰
1933 年锡山荣氏绳武楼丛书铅印本 32 71

2587 **王氏医存**十七卷 1874
（清）王燕昌（汉皋）撰
（1）清同治十年辛未（1871）同治十三年甲戌（1874）皖城黄竹友斋刻本 2 5 21 50 51
（2）清光绪元年乙亥（1875）刻本潘萼斋藏板 51
（3）清光绪二十五年己亥（1899）石印本 50

2588 **牛渚漫录**四卷 1876
续牛渚漫录不分卷
（日）浅田惟常（粟园、采伯）撰
日本明治二十五年壬辰（1892）东京吉川书房铅印本 5

2589 **苏门秘录** 1889
（清）王苏门撰
清光绪十五年己丑（1889）抄本 21

2590 **读医随笔**六卷 1891
又名分类医学菁华
（清）周学海（澂之）撰 皖南建德
（1）清光绪二十四年戊戌（1898）周学海刻周氏医学丛书本 6 7 48
（2）1928 年上海广益书局石印本 1 5

2591 **医学发微论** 1897
（清）程祖植撰
清光绪二十三年丁酉（1897）刻本 2

2592 **管窥一得** 1908
杜钟骏（子良）撰
民国间北京商务印书馆铅印本 2 60

2593 **博爱堂医学气化录要** 1909
（清）陈廷儒（匊生）撰
清宣统元年己酉（1909）刻本 2

2594 **医界之铁椎二编** 1911
（日）和田启十郎撰 丁福保（仲祜、畴隐居士）译
1920 年上海医学书局铅印本 1

2595 **香祖笔记** 1911
（清）王渔洋撰
清宣统三年辛亥（1911）石印本 50

2596 **聪训斋语** 1911
（清）张英撰
上海医学书局石印本 37

2597 **剑镜羰旧存稿三篇** 1911
（清）谢家驹撰
清宣统三年辛亥（1911）并垣华石印本 5

2598 **包氏研究录** 1911
包岩（蘅村）撰
1912 年上海商务印书馆铅印本 2

2599 **回生录** [1911]
著者佚名
抄本 6

2600 **纳机医尘**二卷 [1911]
（清）颂远辑
抄本（存下卷）6

2601 **医腋** [1911]
（清）张方泌撰
抄本 6（有图）

2602 **医学总诀** [1911]
不著撰人
抄本 21

2603 **考证集** 1916
张寿颐（山雷）撰
张氏体仁堂稿本 2

2604 **言医** 1918
王秉衡撰
1918 年石印本 47

2605 **医量** 1923
附医案一卷
陈无咎（淳白、茂弘、无垢居士）撰
1923 年上海丹溪学社铅印本 21

2606 **医学达变内外编** 1924
张国华（生甫）撰
1924 年铅印本 2

2607 **医医医病集** 1924
尤学周撰
1924 年石印本 2

2608 **翠竹山房诊暇录稿二卷** 1927
曹惕寅（契敬）撰
1927年上海翠竹山房石印本1 2

2609 **恽铁樵演讲录** 1927
恽铁樵（树珏）撰
（1）1935年上海铁樵医药事务所铅印本6 38
（2）1935年上海新群印刷社铅印本51

2610 **医学管见二卷** 1928
沈德修撰
1928年石印本1

2611 **国医学粹** 1930
包识生（一虚、德逮）撰
1933年上海民光印刷公司铅印本51

2612 **拯瘼轩医学就正录** 1933
周禹锡撰 王慎轩批校
1933年苏州国医社铅印本6 21

2613 **秦氏同门集** 1933
秦氏同门会编
1933年铅印本6

2614 **医群精华录二卷** 1935
鲍常伯撰
抄本（曹炳章藏书）2

2615 **医楔二卷** 1935
张雨三撰
1935年太原成文斋铅印本2 51

2616 **中医改进之路** 1935
高德明撰
民国间铅印本6

2617 **中医指导录** 1935
张春水撰 中医指导社编
1930~1931年上海中医书局铅印本（第一卷1~12期）1 6

2618 **医学易诵随笔** 1937
张寿颐（山雷）撰
民国间兰溪中医专门学校油印本1

2619 **得意偶录** ［1937］
著者佚名
抄本6

2620 **医事丛刊二卷** 1939
黄维翰（竹斋）撰
1939年张钫刻本南阳医圣祠藏板2

2621 **苏元泰医学论文** ［1949］
苏元泰撰
民国间油印本38

2622 **何氏秘诀海底眼** ［1949］
何氏撰
抄本2

2623 **删订原先论** ［1949］
赵炇峰撰
抄本2

2624 **钩虫病研讨集** 1949
张觉人录
抄本7

11 医史、工具书

11.1 医史

2625 **医说**十卷 1224
(宋) 张杲 (季明) 撰
(1) 明嘉靖二十二年癸卯 (1543) 张子立刻本 6
(2) 明嘉靖二十九年庚戌 (1550) 傅凤翱刻本 22
(3) 明吴中珩校刻本 6
(4) 清宣统三年辛亥 (1911) 上海文明书局铅印本 (附续医说十卷) 1 5 37
(5) 1933 年南京国学图书馆陶风楼钵山影宋本 2
(6) 抄本 7
(7) 中医古籍出版社据台湾商务版文渊阁四库全书本复制本 1

2626 **古今医史**九卷 1697
附吕沧洲医评、王氏医案
(清) 王宏翰 (惠源、浩然子) 撰
抄本 6

2627 **明医小史** 1724
(日) 望月三英 (鹿门) 撰
据嵩山房刻本抄本 2

2628 **古书医言**四卷 1773
又名医方古言
(日) 吉益为则 (公言、东洞) 撰
中医古籍出版社据日元治六年唤成堂刻本复制本 1

2629 **医賸**三卷 1795
附录一卷
(日) 丹波元简 (廉夫) 编
清光绪十年甲申 (1884) 杨守敬据日本聿修堂刻本重印本 2

2630 **处阴杂志** 1804
(日) 饭贞密退藏述
日本文化元年甲子 (1804) 刻本 6

2631 **医学考辨**十二卷 1844
(清) 罗绍芳 (林一) 撰 方问经 (史臣) 校订
清咸丰二年壬子 (1852) 罗氏粹白斋刻本 1

2632 **皇国名医传前编**三卷 1851
附粟园浅田先生著述目录
(日) 浅田惟常 (识此、粟园、宗伯) 撰
日本明治四年辛未 (1871) 勿误药室刻本 6

2633 **医事啟源** 1862
(日) 今邨亮 (柢卿、了庵) 撰
(1) 日本文久二年壬戌 (1862) 敬业馆刻本 6
(2) 1929 年上海回澜社据日本文久二年敬业馆刻本影印本 2

2634 **太医院志** 1863
(清) 任锡庚 (修如) 编
(1) 刻本 2
(2) 1923 年石印本 6

2635 **历代名医列传** 1909
丁福保 (仲祐、畴隐居士) 编
清宣统元年己酉 (1909) 上海文明书局铅印丁氏医学丛书本 1 6

2636 **何鸿舫医方墨迹** 1911
(清) 何鸿舫手稿
上海石樵书店据何时常藏书复制本 1

2637 **明史方技传** [1911]
(清) 王鸿诸辑
清敬慎堂刻本 2

2638 **中国医学史** 1919
陈邦贤 (冶愚、红杏老人) 撰
(1) 1920 年上海医学书局铅印本 6
(2) 1937 年上海商务印书馆铅印中国文化史丛书本 5

2639 **国医小史** 1925
秦伯未撰
1926 年上海学海书局石印本 6

2640 **中国历代医学之发明** 1928
王吉民撰
1928 年上海新中医社铅印本 6

2641 **杭州医学公会汇刊** 1929
杭州医学公会汇编
1929 年铅印本 6 7

2642 **中国药物学史纲** 1930
何霜梅撰
1930 年上海中医书局铅印本 6

2643 **中国历代医学史略** 1933
张赞臣编
1933年上海中国医药书局铅印本6

2644 **子华子医道篇注** 1933
（春秋）程本（子华）撰（民国）张骥（先识）注
1935年成都义生堂刻本2 6 32

2645 **左氏秦和传补论** 1933
张骥（先识）补注
1935年成都张氏义生堂刻本51

2646 **中国医学源流论** 1935
谢观（利恒）撰
1936年上海澄斋医社铅印本7 32 51

2647 **医林尚友录** 1936
章巨膺（寿栋）编
1936年上海章氏医室铅印本6

2648 **余姚县中医公会一周年纪念特刊** 1936
余姚县中医公会编印
1936年铅印本6

2649 **浙江省立医药专科学校一览** 1937
省立医药专科学校编印
1937年该校铅印本6

2650 **鄞县中医师公会会刊** 1937
鄞县中医师公报编印
1937年铅印本6

2651 **吴兴中医先正事略** [1938]
宋汝桢（鞠舫）撰
稿本1

2652 **中国医学史纲要** 1947
陈永梁撰
1947年广州光华图书印务公司铅印本6

2653 **尚友录** [1949]
廖用贤撰 张伯宗补辑
民国间石印本50

2654 **眉寿堂师友传薪录** [1949]
张觉人录
抄本7

2655 **青囊琐记** [1949]
张觉人手录
抄本7

2656 **杂记** [1949]
不著撰人
抄本7

2657 **医源类要** [1949]
不著撰人
抄本38

2658 **先公手录杂方墨迹** [1949]
不著撰人
处方汇集本2

11.2 工具书

2659 **医藏书目** 1618
（明）殷仲春（方叔、东皋子）编 陈继儒（仲醇）校
清抄本6

2660 **古今图书集成医部全录** 1723
（清）蒋廷锡（扬孙、西谷）等纂
（1）清光绪十年甲申（1884）上海图书集成印书局铅印本1 26
（2）清光绪二十至二十三年丁酉（1897）缩印本2 6 21
（3）1934年中华书局影印本1 2
（4）1937年上海会文堂书局铅印本1 6

2661 **医官玄稿**三卷 1752
（日）望月三英（君彦、鹿门）撰
日本宝历三年癸酉（1753）苏岭山刻本2 6

2662 **医籍考**八十卷 1819
又名中国医籍考
（日）丹波元胤（绍翁）编
1936年上海中西医药研究社影印本2 6

2663 **医学薪传** 1892
（清）凌奂（晓五、维正、晓邬、折肱老人）撰
清光绪十九年癸巳（1893）铅印本6 7

2664 **历代医学书目提要** 1910
丁福保（仲佑、畴隐居士）编
（1）清宣统二年庚戌（1910）上海文明书局铅印本6
（2）1918年上海医学书局铅印本6

2665 **中外病名对照表** 1914
武建原撰
1933年上海医学书局铅印本2

2666 **新旧病名汇释** [1949]
不著撰人
抄本7

12 综合性著作

12.1 通论

2667 **心印绀珠经**二卷 [1368]
(明) 李汤卿撰
(1) 明嘉靖二十一年当涂邢址福建刻本 6
(2) 上海古籍出版社据明嘉靖二十六年赵瀛刻本复制 1

2668 **医学纲目**四十卷 1389
附运气占候补遗
(明) 楼英 (全善、公爽) 编
(1) 清抄本 6
(2) 1937 年上海世界书局铅印本 6

2669 **古今医统大全**一百卷 1556
(明) 徐春甫 (汝元、东皋) 编
(1) 明嘉靖二十六年丁巳 (1557) 古吴陈长卿刻本 6
(2) 据明嘉靖陈长卿刻本复制本 1

2670 **医经大旨**八卷 [1556]
(明) 贺岳撰
明嘉靖三十五年丙辰 (1556) 余氏敬贤堂刻本 (存卷首一卷, 一卷) 7

2671 **医学入门**七卷首卷一卷 1575
(明) 李梴 (健斋) 编
(1) 明万历三年乙亥 (1575) 刻本崇祯九个补刻本 6 65 66
(2) 清同治九年庚午 (1870) 红杏山房刻本 6
(3) 清光绪十八年壬辰 (1892) 奥东佛镇翰宝楼刻本 2 51
(4) 清佛山金玉楼刻本 50
(5) 清玉凤楼刻本 70
(6) 清刻本 66
(7) 1912、1931 年上海扫叶山房石印本 1 51
(8) 1941 年上海锦章书局石印本 2

2672 **医学源流肯綮大成**十六卷 1583
(明) 龚信 (瑞芝) 编 余应奎补遗
清刻本 2 (残)

2673 **杏苑生春**八卷 1610
(明) 芮经 纪梦德编 龚廷贤 (子才、云林、悟真子) 校正
南京中医学院据明万历蒋氏石渠阁刻本复制本 1 6

2674 **东医宝鉴**二十三卷目录二卷 1611
(朝) 许浚等撰
(1) 明万历四十一年癸巳 (1613) 朝鲜内医院刻本 51 (存外形篇) 1
(2) 日本享保九年甲辰 (1724) 大坂书林刻本 1
(3) 清乾隆二十八年癸未 (1763) 壁鱼堂沃根园刻本 60
(4) 清乾隆三十一年丙戌 (1766) 刻本广东 1 21
(5) 清嘉庆元年丙辰 (1796) 江宁敦化堂刻本 11
(6) 清嘉庆元年丙辰 (1796) 英德堂刻本 70
(7) 清嘉庆元年丙辰 (1796) 聚盛堂刻本 6
(8) 清嘉庆二年丁巳 (1797) 刻本书业堂藏板 51
(9) 清道光十一年辛卯 (1831) 富春堂刻本 1 5 39 51 100
(9) 清光绪十六年庚寅 (1890) 朱氏刻本 1
(10) 清光绪三十四年戊申 (1908) 扫叶山房铅印本 50
(11) 清光绪间上海校经山房石印本 1 7 32 51
(12) 清刻本 2
(13) 皮纸抄本 21
(14) 抄本 1

2675 **医学汇函**十三卷卷首一卷 1616
(明) 聂尚恒 (久吾、惟贞) 撰
(1) 明带月楼刻本 5
(2) 明刻本 6

2676 **颐生微论**四卷 1618
(明) 李中梓 (士材、念莪、尽凡居士) 撰
明崇祯十五年壬午 (1642) 金阊传万堂刻本 2

2677 **医宗必读**十卷 1637
(明) 李中梓 (士材、念莪、尽凡居士) 撰
(1) 明崇祯十年丁丑 (1637) 刻本 65

(2) 清康熙四十九庚寅(1710)敦古堂刻本 70
(3) 清乾隆二十一年丙子(1756)宝章堂刻本 51
(4) 清乾隆五十八年癸丑(1793)映雪堂刻本 5 100
(5) 清嘉庆六年辛酉(1801)聚瀛堂刻本 1
(6) 清嘉庆二十三年戊寅(1818)三益堂刻本 66
(7) 清道光三十年庚戌(1850)千顷堂石印本 51
(8) 清光绪六年庚辰(1880)刻本 6
(9) 清光绪九年癸未(1883)奎照楼刻本群玉山房藏板 26 71 80 100
(10) 清光绪十四年戊子(1888)扫叶山房刻本 30 38 65 100
(11) 清光绪二十六年庚子(1900)上海文宜书局石印本 6
(12) 清光绪三十一年乙巳(1905)上海千顷堂书局石印本 37 51
(13) 清三益堂刻本 1
(14) 清尚友堂刻本 32
(15) 清文秀堂刻本 6
(16) 清江阴宝文堂刻本 51
(17) 清两仪堂刻本 50
(18) 清上海蒋春记书局石印本 66
(19) 清丽文堂书局石印本 32
(20) 清刻本 2 38 66
(21) 1913 年上海书局石印本 38
(22) 1914 年上海锦章书局石印本 38
(23) 1920 年上海会文堂石印本 6
(24) 民国间石印本 28 38

2678 **古今名医汇粹八卷** 1675
(清)罗美(澹生、东逸)编
(1) 清嘉庆六年辛酉(1801)刻本五柳居藏板 21
(2) 清道光三年癸未(1823)嘉兴盛新甫刻本 5 6 32
(3) 1924 年上海大成书局石印本 2

2679 **医学辨害十二卷** 1681
附医家非说目录
(日)宇治田(云庵)撰
甘肃中医学院据日本廷宝九年辛酉(1801)刻本复制本 1 6

2680 **宝命真诠** 1683
附前贤医案
(清)吴楚(天士、畹庵)编
清乾隆六十年乙卯(1795)刻本 21

2681 **嵩崖尊生书十五卷** 1696
(清)景日昣(冬阳)撰
(1) 清渔古山房刻本 51
(2) 清扫叶山房刻本 21 50
(3) 清刻本 1 11
(4) 1919、1923 年上海锦章书局石印本 1 2

2682 **证治合参十八卷** 1729
(清)叶盛(公于)撰
(1) 清雍正七年己酉(1729)刻本一经楼藏板 21
(2) 清刻本 2

2683 **景岳全书发挥** 1746
原题(清)叶桂(天士、香岩、南阳先生)撰
(1) 清道光二十四年甲辰(1844)吴郡叶眉寿堂刻本 21 47
(2) 清光绪五年已卯(1879)吴氏醉六堂刻本 1 2 26 37 50 51 60 70 71
(3) 1917 年上海竞进书局石印本 1 6
(4) 1936 年上海千顷堂书局石印本 1
(5) 抄本 6

2684 **罗氏会约医镜二十卷** 1789
(清)罗国纲(振召)编
清乾隆五十四年已酉(1789)大成堂刻本 2 5 21 50

2685 **医书汇参辑成二十四卷** 1789
(清)蔡宗玉(茗庄、象贞)编
(1) 清嘉庆十二年丁卯(1807)刻本次知斋藏板 2 6 51
(2) 清道光十九年丁亥(1827)崇让堂刻本 1 6
(3) 清聚文堂刻本 2

2686 **天医汇要** 1814
(清)田间来(是菴)撰
清嘉庆十九年甲戌(1814)刻本 6 51

2687 **医钞类编二十四卷** 1830
(清)翁藻(稼江)编
清光绪二十一年乙未(1895)奉新许氏刻本 6 51

2688 **寿身小补九卷** 1832
(清)黄兑楣编
(1) 清光绪十四年戊子(1888)佛山镇字林书局铅印本 6
(2) 1916 年上海董宝善堂石印本 6

(3) 中医古籍出版社据清道光十三年刻本复制本 1

2689 **活人心法**四卷 1838
(清) 刘以仁撰 王锡鑫 (文选、席珍子、亚拙山人) 编
(1) 清道光间三义堂刻本 2
(2) 中医古籍出版社据明嘉靖间朝鲜安滨刻本复制本 1

2690 **素仙简要** 1842
(清) 奎英 (素仙) 撰
(1) 清道光二十四年甲辰 (1844) 明道堂刻本 5
(2) 1914 年上海石竹山房石印本 2 22

2691 **医学集成**四卷 1873
又名医学指南
(清) 刘仕廉 (清臣) 撰
(1) 清同治十二年癸酉 (1873) 醉吟山房刻本 1 5 21
(2) 清光绪十二年丙戌 (1886) 益元堂刻本 70
(3) 1921 年渝城清明会刻本 6
(4) 1923 年光明山房刻本 2
(5) 民国间益新书局石印本 46 60

2692 **医药补略**四卷 1882
附死侯概要卷
(清) 程芝田撰
1930 年六一草堂刻本 2

2693 **医学摘粹**八卷 1896
(清) 庆恕 (云阁) 撰
清光绪二十三年丁酉 (1897) 上海著易堂铅印本 2

2694 **余氏总集** 1906
(清) 余懋 (啸松) 辑 许兆奎校
清光绪间巾箱本 32

2695 **元汇医镜**五卷 1908
(清) 敲蹻道人 (盼蟾子) 撰
(1) 清光绪三十四年戊申 (1908) 刻本 5
(2) 清宣统二年庚戌 (1910) 刻本 2
(3) 1929 年北京永盛斋刻本 5

2696 **医学衷中参西录** 1909
(清) 张锡纯 (寿甫) 撰
1921、1942 年天津中西汇通医社铅印本 37

2697 **松龄医铎** 1911
(清) 徐润之编
清宣统三年辛亥 (1911) 温州务本石印局石印本 51

2698 **医学精言** [1911]
不著撰人
清抄本 6

2699 **指掌摘要** [1911]
不著撰人
梅鹤轩抄本 51

2700 **树滋堂秘传医要** [1911]
不著撰人
抄本 6

2701 **(重刻) 指迷编** [1911]
志学主人撰
刻本 60

2702 **医学纲要** 1915
丁福保评述
1915 年上海医学书局石印本 66

2703 **壶隐片片录** 1931
虞绍光撰
1931 年温州新墨林印刷铅印本 51

2704 **中医书** [1949]
不著撰人
民国抄本 7

2705 **中医杂抄** [1949]
不著撰人
抄本 7

2706 **何氏家学** [1949]
不著撰人
抄本 32

2707 **抄本医书** [1949]
不著撰人
抄本 7

2708 **医学总诀** [1949]
不著撰人
抄本 7

2709 **医学杂纂** [1949]
不著撰人
抄本 1

2710 **医药汇抄** [1949]
不著撰人
抄本 51

2711 **医镜必旨** [1949]
不著撰人
抄本 2

2712 **活人宝笺** [1949]
小川氏辑抄
抄本 1

2713 **黄氏珍藏** [1949]

不著撰人
抄本 1

12.2 合刻、合抄、丛书

2714 **（新刊）仁斋直指** 1264
（宋）杨士瀛（等父、仁斋）撰
子目：
1.（新刊）仁斋直指附遗方论二十六卷
2.（新刊）医脉真经二卷
3.（新刊）伤寒类书活人总括七卷
4.（新刊）仁斋直指小儿附遗方论五卷
（1）元刻本（残）22
（2）明嘉靖二十九年庚戌（1550）黄镀刻本 1
（3）明书林熊咸初校刻本（存附遗方论）2（存附遗方论、小儿方论）6
（4）日本抄本 1

2715 **济生拔粹** 1308
（元）杜思敬（宝善老人）编
子目：
1. 针经节要一卷（元）杜思敬节抄
2. 云岐子论经络迎随补泻法一卷（元）张璧撰
3. 窦太师流注指要赋一卷（金）窦杰撰
4. 针经摘英集一卷
5. 云岐子七表八里九道脉诀论并治法一卷（元）张璧撰
6. 洁古老人珍珠囊一卷（金）张元素撰
7. 医学发明一卷（金）李杲撰
8. 脾胃论一卷（金）李杲撰
9. 洁古家珍一卷（金）张元素撰
10. 海藏老人此事难知一卷（元）王好古撰
11. 医垒元戎一卷（元）王好古撰
12. 阴证略例一卷（元）王好古撰
13. 云岐子保命集论类要二卷（元）张璧撰
14. 海藏瘢论萃英一卷（元）王好古撰
15. 田氏保婴集一卷
16. 兰室秘藏一卷（金）李杲撰
17. 活法机要一卷（元）朱震亨撰
18. 卫生宝鉴一卷（元）罗天益撰
19. 杂类名方一卷（元）杜思敬撰
1938 年上海涵芬楼据元刻本影印本 1 2 6 7

2716 **刘河间伤寒三书** [1368]
（金）刘完素（守真、河间居士、通玄处士）撰
子目：
1. 黄帝素问宣明论方十五卷（金）刘完素撰
2.（新刊）注释素问玄机原病式（金）刘完素（元）薛时平注
3. 素问病机气宜保命集三卷（金）刘完素撰
（1）明宣德六年辛亥（1431）刻本 2
（2）明万历十三年乙酉（1585）吴涑据绣谷吴继宗刻本重刻本映旭斋藏板 5
（3）清宣统元年已酉（1909）上海千顷堂石印本 5 36 50
（4）清刻本 7 60 70 100

2717 **刘河间医学六书** [1373]
又名刘河间伤寒六书
（金）刘完素（守真、河间居士、通玄处士）等撰
子目：
1. 黄帝素问宣明论方十五卷（金）刘完素撰
2. 素问玄机原病式（金）刘完素撰
3. 素问病机气宜保命集三卷（金）刘完素撰
4. 伤寒直格论方三卷（金）刘完素撰
5. 伤寒标本心法类萃二卷（金）刘完素撰
6. 刘河间伤寒医鉴（元）马宗素撰
附：
1. 伤寒心要（明）镏洪编
2. 张子和伤寒心镜别集（金）张从正撰 常德编
（1）明万历间吴勉学校刊本映旭斋藏板 21
（2）明步月楼刻本 6
（3）清宣统元年已酉（1909）上海千顷堂石印本 5 6 50 51
（4）清刻本 2 21

2718 **图注难经脉诀** 1510
附脉诀附方
（明）张世贤（天成、静斋）图注
子目：
1. 图注八十一难经辨真四卷
2. 图注脉诀辨真四卷
（1）清康熙三十九年庚辰（1700）刻本 1
（2）清乾隆四十五年庚子（1780）武林万卷堂刻本 6
（3）清乾隆间玉树堂刻本（存二卷）6
（4）清光绪间浙江亦西斋刻本 1 100

(5) 清文瑞楼刻本 26
(6) 清三让堂刻本 6
(7) 清善从堂刻本 6
(8) 清二録堂刻本 2
(9) 清刻本 1 21 38 51 60 100

2719 **汪石山医书** 1519

又名汪氏医学丛书
(明) 汪机 (省之、石山居士) 等撰
子目:
1. 脉诀刊误集解二卷附录二卷 (元) 戴起宗撰 (明) 汪机补订
2. 石山医案三卷附录一卷 (明) 汪机撰
3. 读素问钞四卷 (元) 滑寿编 (明) 汪机续注
4. 运气易览三卷 (明) 汪机编
5. 针灸问对三卷 (明) 汪机编
6. 外科理例七卷附方一卷 (明) 汪机编
7. 痘治理辨一卷附方一卷 (明) 汪机编
8. 推求师意二卷 (明) 戴原礼撰 汪机编
(1) 明嘉靖元年壬午 (1522) 至崇祯六年癸酉 (1633) 祁门朴墅汪氏祠堂刻本 1 2
(2) 1921 年上海石竹山房石印本 1 2 6 50

2720 **薛氏医案二十四种** 1529

又名薛院判医案二十四种、薛院判医书二十四种、薛立斋医案全集
(明) 吴琯辑
子目:
1. 十四经发挥三卷 (元) 滑寿撰
2. 难经本义二卷 (元) 滑寿撰
3. 本草发挥四卷 (明) 徐彦纯编
4. 平治会萃三卷 (元) 朱震亨撰
5. 内科摘要二卷 (明) 薛己撰
6. 明医杂著六卷 (明) 王纶编 薛己注
7. 伤寒钤法 (元) 马宗素撰
8. 外科金镜录 (明) 薛己注
9. 原机启微二卷附一卷 (元) 倪维德撰
10. 保婴撮要二十卷 (明) 薛铠编
11. 钱氏小儿药证直诀四卷 (宋) 钱乙撰 (明) 薛己注
12. 陈氏小儿痘疹方论 (宋) 陈文中撰 (明) 薛己注
13. 保婴金镜录 (宋) 钱乙撰 (明) 薛己注
14. 妇人良方二十四卷 (宋) 陈自明编 (明) 薛己注
15. 女科撮要二卷 (宋) 陈自明编 (明) 薛己注
16. 外科发挥八卷 (宋) 陈自明编 (明) 薛己注
17. 外科心法七卷 (宋) 陈自明编 (明) 薛己注
18. 外科枢要四卷 (宋) 陈自明编 (明) 薛己注
19. 痈疽神秘验方 (明) 陶华编
20. 外科经验方 (明) 薛己撰
21. 外科精要三卷 (宋) 陈自明编 (明) 薛己注
22. 正体类要二卷 (明) 薛己撰
23. 口齿类要 (明) 薛己撰
24. 疠疡机要三卷 (明) 薛己撰
(1) 明万历间刻本 6
(2) 明陈第卿刻本 6
(3) 明刻本 2 100
(4) 清初刻本 1
(5) 清嘉庆十四年己巳 (1809) 书业堂刻本 51 70
(6) 清两仪堂刻本 21
(7) 清养生堂刻本 66
(8) 清刻本 2
(9) 清石印本 71
(10) 1921 年大成书局石印本 5 6 50

2721 **薛氏医案十六种** 1529

又名薛氏全书
(明) 薛己 (新甫、立斋) 等撰
子目:
1. 妇人良方大全二十四卷 (宋) 陈自明编 (明) 薛己注
2. 保婴撮要二十卷 (明) 薛铠编
3. 明医杂著六卷 (明) 王伦编 薛己注
4. 外科精要三卷 (宋) 陈自明编 (明) 薛己注
5. 外科枢要四卷 (宋) 陈自明编 (明) 薛己注
6. 钱氏小儿药证直诀 (宋) 钱乙撰 (明) 薛己注
7. 原机启微三卷 (元) 倪维德撰
8. 内科摘要二卷 (明) 薛己撰
9. 女科撮要二卷 (宋) 陈自明编 (明) 薛己注
10. 疠疡机要三卷 (明) 薛己撰
11. 正体类要二卷 (明) 薛己撰
12. 陈氏小儿痘疹良方论 (宋) 陈文中 (明) 薛己注

13. 保婴粹要（明）薛己撰
14. 口齿类要（明）薛己撰
15. 保婴金镜录（宋）钱乙撰（明）薛己注
16. 敖氏伤寒金镜录（元）杜本撰
(1) 明崇祯元年戊辰（1628）三径草堂朱明刻本 32
(2) 日本承应三年甲辰（1654）武郫市兵卫刻本 6
(3) 清刻本 36 100
(4) 中医古籍出版社据台湾商务版文渊阁四库全书复制本复制 1

2722 **家居医录** 1529
（明）薛己（新甫、立斋）撰
子目：
1. 内科摘要二卷（明）薛己撰
2. 女科撮要二卷（宋）陈自明编（明）薛己注
3. 正体类要二卷（明）薛己撰
4. 疠疡机要三卷（明）薛己撰
5. 陈氏小儿痘疹良方论（宋）陈文中撰（明）薛己注
6. 保婴金镜录（宋）钱乙撰（明）薛己注
7. 口齿类要（明）薛己撰
8. 保婴粹要二十卷（明）薛己撰
明嘉靖间刻本 2

2723 **东垣十书** 1529
又名医学十书
辑者佚名
子目：
1. 脉诀（宋）崔嘉彦撰
2. 局方发挥（元）朱震亨撰
3. 脾胃论三卷（金）李杲撰
4. 格致余论（元）朱震亨撰
5. 兰室秘藏三卷（金）李杲撰
6. 内外伤辨惑论三卷（金）李杲撰
7. 此事难知二卷（元）王好古撰
8. 汤液本草三卷（元）王好古撰
9. 医经溯洄集（元）王履撰
10. 外科精义二卷（元）齐德之撰
附：
1. 医垒元戎（元）王好古撰
2. 瘢论萃英（元）王好古撰
(1) 明新安吴勉学校岁月楼刻本映旭斋藏板刊本 21
(2) 清光绪七年辛巳（1881）陈璞辑羊城云林阁刻本 1 2 7
(3) 清光绪上海文盛书局石印本 2 51
(4) 清文奎堂刻本 6 26 51
(5) 清敦化堂刻本 6
(6) 清海南坊刻本 21 32
(7) 清刻本 2 46 60 70
(8) 清石印本 60
(9) 1913 年石印本 50
(10) 1914 年上海鸿文书局石印本 1
(11) 1929 年上海中一书局受古书店石印本 5 6

2724 **丹溪心法**五卷 1536
丹溪心法附余
（明）吴中衍辑校
附余子目：
1. 医学发明（金）李杲撰
2. 脉诀指掌（元）朱震亨撰
3. 金匮钩玄三卷（元）朱震亨撰
4. 证治要诀十二卷（明）戴原礼撰
5. 活法机要（元）朱震亨撰
6. 证治要诀类方四卷（明）戴原礼撰
(1) 明万历二十九年辛丑（1601）新安吴勉学 校步月楼刻本映旭斋藏板 2
(2) 清文奎堂刻本 2 51（存附余）
(3) 清光绪二十五年己亥（1899）杭州巨樽书局石印本（存附余）70
(4) 清坊刻本（存附余）21
(5) 清刻本（存心法）2
(6) 民国间文瑞楼石印本 38 50

2725 **心印绀珠经**二卷 1542
二难宝鉴
（明）李荣（岚溪、樵阳子）编
中医古籍出版社据清人抄自明万历间虎林文会堂刻本复制本 1

2726 **体仁汇编** 1544
（明）彭用光撰
子目：
1. 太素运气脉诀
2. 王叔和脉诀
3. 十二经络脏腑病情药性
4. 试效要方并论
清刻本 60

2727 **赤水玄珠全集** 1573
（明）孙一奎（文垣、东宿、生生子）撰
子目：
1. 赤水玄珠三十卷
2. 医旨绪余二卷

3. 三吴医案二卷
4. 新都医案二卷
5. 宜兴医案一卷
（1）明万历二十四年丙申（1596）刻本 22
（2）明万历孙泰来、孙朋来刻本（存医旨绪余）5 7（残）22
（3）明刻本 2
（4）清康熙间刻本 32（残）
（5）清东佛镇天宝楼刻本 1 6 51
（6）清刻本 32 48 70
（7）1914 年上海著易堂铅印本 1 2 6 37 50 70
（8）1931 年浙东草堂铅印本 1
（9）民国间广文书局铅印本 21
（10）中医古籍出版社据台湾商务版文渊阁四库全书本复制本 1

2728 **万密斋医学全书** 1579
又名万密斋医书十种
（明）万全（密斋）撰
子目：
1. 保命歌括三十五卷
2. 伤寒摘锦二卷
3. 养生四要五卷
4. 万氏女科三卷
5. 幼科发挥二卷
6. 片玉新书五卷
7. 育婴秘诀四卷
8. 痘疹心法二十三卷
9. 片玉痘疹十三卷
10. 广嗣纪要十六卷
（1）清乾隆四十三年戊戌（1778）忠信堂重印本 1
（2）清刻本 2

2729 **医家萃览** 1592
（明）胡文焕（德甫、全庵、抱琴居士）编
子目：
1. 素问心得二卷
2. 灵枢心得二卷
3. 新刻脉诀（宋）崔嘉彦撰
4. 新刻太素秘诀秘书
5. 新刻太素心要二卷
6. 食经本草
7. 食物本草
8. 医学便览
9. 医学权舆
10. 轩辕皇帝治病秘法
11. 新刻孙真人海上仙方
12. 新刻温隐居海上仙方
13. 新刻应急良方
14. 新刻怪症奇方二卷杂录附一卷
中医古籍出版社据明万历间胡文焕汇印本复制本 1

2730 **古今医统正脉全书** 1601
又名医统正脉全书
（明）王肯堂（宇泰、损庵、念西居士）辑
子目：
1. 黄帝内经素问二十四卷附素问遗篇（唐）王冰注
2. 黄帝内经灵枢十二卷
3. 黄帝针灸甲乙经十二卷（晋）皇甫谧编
4. 中藏经八卷（汉）华佗撰
5. 脉经十卷（晋）王叔和撰
6. 难经本义二卷（元）滑寿注
7. 金匮要略方论三卷（汉）张机撰
8. 伤寒论十卷（汉）张机撰（金）成无己注
9. 伤寒明理论四卷（金）成无己撰
10. 脉诀（宋）崔嘉彦撰
11. 类证活人书二十二卷（宋）朱肱撰
12. 素问玄机原病式（金）刘完素撰
13. 黄帝素问宣明论方十五卷（金）刘完素撰
14. 伤寒直格论方三卷（金）刘完素撰
15. 伤寒标本心法类萃二卷（金）刘完素撰
16. 伤寒心镜（金）张从正撰 常德编
17. 伤寒心要（金）刘完素撰 镏洪编
18. 素问病机气宜保命集三卷（金）刘完素撰
19. 儒门事亲十五卷（金）张从正撰
20. 内外伤辨惑论三卷（金）李杲撰
21. 脾胃论三卷（金）李杲撰
22. 兰室秘藏三卷（金）李杲撰
23. 医垒元戎（元）王好古撰撰
24. 此事难知二卷（元）王好古撰
25. 汤液本草三卷（元）王好古编
26. 癍论萃英（元）王好古撰
27. 丹溪心法五卷附录一卷（元）朱震亨撰
28. 脉诀指掌病式图说（金）李杲撰
29. 格致余论（元）朱震亨撰
30. 局方发挥（元）朱震亨撰
31. 医学发明（元）朱震亨撰
32. 金匮钩玄三卷（元）朱震亨撰

33. 活法机要（元）朱震亨撰
34. 外科精义二卷（元）齐德之撰
35、医经溯洄集（元）王履撰
36. 伤寒医鉴（元）马宗素撰
37. 证治要诀十二卷（明）戴原礼编
38. 证治要诀类方四卷（明）戴原礼编
39. 伤寒琐言（明）陶华撰
40. 伤寒家秘的本（明）陶华撰
41. 伤寒杀车搥法（明）陶华撰
42. 伤寒一提金（明）陶华撰
43. 伤寒截江网（明）陶华撰
44. 伤寒明理续论（明）陶华撰
（1）明万历二十九年辛丑（1601）新安吴勉学校步月楼刻本映旭斋藏板 1 5 6
（2）清江阴朱文震校刻本光绪三十三年京师医局修补印本 5

2731 **六科证治准绳** 1602
（明）王肯堂（宇泰、损庵、念西居士）辑
子目：
1. 杂症准绳八卷
2. 伤寒准绳八卷
3. 类方准绳八卷
4. 外科准绳八卷
5. 幼科准绳九卷
6. 女科准绳五卷
（1）明万历三十年壬寅（1602）至三十六年戊甲刻本 6
（2）清康熙三十八年己卯（1699）金坛虞氏修补本 70
（3）清康熙五十八年癸丑（1793）程永培校敬修堂刻本 21
（4）清雍正七年己酉（1729）一经楼刻本（存十四卷）38
（5）清光绪十八年壬辰（1892）广州石经堂刻本 2 6
（6）清光绪十八年壬辰（1892）上海图书集成印书局铅印本 1 21 32 38 70
（7）清光绪二十五年己亥（1899）西蜀善成堂刻本 50
（8）清刻本 100
（9）1912、1914、1925、1928 年上海鸿宝斋石印本 1 5 21 50 51 65
（10）1935 年上海扫叶山房石印本 50
（11）民国间石印本 51

2732 **医学六要** 1609
又名医学准绳六要
（明）张三锡（叔承、嗣全）撰 王肯堂（宇泰、损庵、念西居士）校
子目：
1. 经络考
2. 四诊法
3. 病机部二卷
4. 治法汇八卷
5. 本草选六卷
6. 运气略
（1）明万历刻崇桢十七年张维翰重修刻本 6
（2）明崇桢十二年已卯（1639）刻本 21

2733 **医种子** 1620
又名芷园种子
（明）卢复（不远）撰
子目：
1. 医经种子
2. 医论种子
3. 医方种子
4. 医案种子
明天啟四年甲子（1624）刻本 6

2734 **医四书** 1620
（明）许兆桢（培元）撰
子目：
1. 诊翼
2. 药准
3. 方纪
4. 医镜
1980 年上海古籍书店据清顺治十四年刻本影印本 1 6

2735 **景岳全书**六十四卷 1624
（明）张介宾（景岳、会卿、通一子）撰
子目：
1. 传忠录三卷
2. 脉神章三卷
3. 伤寒典二卷
4. 杂证谟二十九卷
5. 妇人规二卷
6. 小儿则二卷
7. 痘疹诠四卷
8. 外科钤二卷
9. 本草正二卷
10. 新方八略
11. 新方八阵
12. 古方八阵八卷
13. 妇人规古方一卷
14. 小儿则古方一卷

15. 痘疹诠古方一卷
16. 外科钤古方一卷
(1) 明刻本 65
(2) 清初刻本 65
(3) 清康熙四十九年庚寅（1710）会稽鲁超刻本 6 21 38
(4) 清康熙五十年辛卯（1711）瀛海贾堂刻本 5
(5) 清乾隆二十一年丙子（1756）英德堂刻本 51
(6) 清乾隆三十三年戊子（1768）越郡蔡明楼刻本 32 100
(7) 清嘉庆十八年癸酉（1813）越郡蔡明楼刻本 100
(8) 清嘉庆二十四年己卯（1819）金阊书业堂刻本 51 60
(9) 清道光元年辛巳（1821）扫叶山房刻本 26
(10) 清同治二年癸亥（1863）聚文堂刻本 1
(11) 清光绪二十年甲午（1894）上海图书集成公司铅印本 1 2 38 50 51
(12) 清光绪间刻本 32
(13) 清大文堂刻本 2 6
(14) 清嘉兴九思堂刻本 66
(15) 清岳峙楼刻本 6
(16) 清文光堂刻本 1
(17) 清经纶堂刻本 51
(18) 清广州十八甫石经堂刻本 60
(19) 清刻本 32 36 37 60 66
(20) 1914 年育文书局石印本 28 51
(21) 民国间广益书局石印本 1
(22) 中医古籍出版社据台湾商务版文渊阁四库全书本复制本 1

2736 **摄生总要** [1638]
又名摄生秘剖选要四种
(清) 洪基（九有）等撰
子目:
1. 石渠阁精订摄生秘剖四卷
2. 种子合编
3. 精订摄生种子秘剖二卷
4. 陈希夷房术玄机中萃纂要（又名房术奇书）
清光绪三十二年丙午（1906）上洋海左书局刻本 37

2737 **雪潭居医约** 1641
(明) 陈彻（三山、雪潭）编 徐世荫校
子目:
1. 格致要论
2. 脉色解微
3. 疾病阐疏
4. 六淫分类
5. 内伤条辨
6. 杂症汇考
7. 女科正录
8. 药症忌宜
明崇祯十四年辛巳（1641）著者自刻本 6

2738 **医药镜** 1641
(明) 王肯堂（宇泰、损庵、念西居士）等撰
子目:
1. 医镜四卷（明）王肯堂撰
2. 药镜四卷（明）蒋仪撰
明崇祯十四年辛巳（1641）古吴成裕堂清康熙三年重修本 1 2

2739 **医要集览** 1643
著者佚名
子目:
1. 脉赋
2. 脉诀
3. 复真刘三点先生脉诀
4. 用药歌诀
5. 药性赋（金）张元素撰
6. 伤寒活人指掌提纲（元）吴恕撰
7. 诸病论
8. 难经原题（战国）秦越人撰
中医古籍出版社据明内府刻本复制本 1

2740 **喻氏医书三种** 1661
又名喻氏遗书三种
(清) 喻昌（嘉言、西昌老人）撰
子目:
1. 医门法律六卷
2. 尚论篇四卷尚论后篇四卷
3. 寓意草
(1) 清乾隆间刻本 6
(2) 清光绪二十六年庚子（1900）上海扫叶山房刻本 6
(3) 清光绪三十一年乙巳（1905）经元书室刻本 51
(4) 清光绪间上海简青斋书局石印本 1
(5) 清光绪同文堂刻本 1 6 21

2741 **士材三书** 1667

又名合镌增补士材三书、善成堂增订士材三书
（明）李中梓（士材、念莪、尽凡居士）撰
（清）尤乘（生洲、无求子）增辑
子目：
1. 诊家正眼三卷
2. 本草通玄二卷
3. 病机沙篆二卷
附：
寿世青编二卷（清）尤乘编
（1）清康熙六年丁未（1667）间文盛堂刻本 70 100
（2）清康熙间文英堂刻本 51
（3）清康熙间刻本 5 6
（4）清光绪三十一年乙巳（1905）善成堂刻本 1
（5）清宏道堂刻本 2
（5）清刻本 2 21 60
（6）1918 年上海校经山房石印本 51

2742 **傅青主男科**二卷 1684
傅青主女科二卷
（清）傅山（青主、公它、朱衣道人）撰
子目：
1. 傅青主男科
2. 傅青主女科附产后编
（1）清光绪七年辛巳（1881）和天倪堂藏板 21 100
（2）清光绪九年癸未（1883）上海扫叶山房石印本 21 50
（3）清光绪九年癸未（1883）刻本 6
（4）清光绪十三年丁亥（1887）湖北崇文官书局刻本 21 37 71
（5）清光绪三十年甲辰（1904）刻本（附经验良方、十药神书）6
（6）清光绪三十一年乙巳（1905）上海校经山房石印本 1
（7）清光绪间刻本 60
（8）清焕文书局刻本 66
（9）1916 年上海炼石斋书局石印本 2

2743 **博物知本** 1691
（清）尤乘（生洲、无求子）编
子目：
1. 脏腑性鉴二卷（清）尤乘增补
2. 经络全书二卷 前编（明）沈子禄撰 后编（明）徐师鲁撰
3. 药品辨义三卷（明）贾所学撰（清）尤乘增补抄本 21

2744 **图注难经脉诀** 1693
（明）张世贤（天成、静斋）图注
（清）沈镜（薇垣）删注
子目：
1. 图注八十一难经辨真四卷（明）张世贤图注
2. 删注脉诀规正二卷（清）沈镜删注
（1）清两仪堂刻本 38
（2）清善成堂刻本 6
（3）清务本堂刻本 6
（4）清刻本 21
（5）1934 年上海沈鹤记书局石印本 1
（6）民国间章福记石印本 80

2745 **医学粹精** 1694
又名医家秘奥
（清）陈嘉楚（树玉、友松）辑
子目：
1. 周慎斋先生脉法解二卷（明）周子干撰（清）陈嘉楚注
2. 周慎斋先生三书三卷（明）周子干撰
3. 查了吾先生正阳篇选录一卷（清）陈嘉璴选录
4. 胡慎柔先生五书要语一卷（明）释住想撰
5. 笔谈一卷（清）陈嘉璴撰
（1）清乾隆十四年己巳（1749）道南堂刻本 2
（2）清刻本 2
（3）1930 年北京翰文斋据明抄本影印本 1 2
（4）抄本［题：（明）高德因撰］1

2746 **本草医方合编** 1694
（清）汪昂（讱庵）编
子目：
1. 本草备要八卷
2. 医方集解三卷
（1）清乾隆五年庚申（1740）绣谷胡宗文芸生堂刻本 47
（2）清乾隆间经元堂刻本 6
（3）清咸丰元年辛亥（1851）上海扫叶山房刻本 21
（4）清光绪九年癸未（1883）长沙遐龄精舍刻本 60 100
（5）清大文堂刻本 1
（6）清爱日堂刻本 1
（7）清刻本尚古堂藏板 21

（8）清宏道堂刻本 100
（9）清刻本 47 65

2747 **冯氏锦囊秘录** 1694
（清）冯兆张（楚瞻）撰
子目：
1. 内经纂要二卷（清）顾世澄撰
2. 杂症大小合参十四卷（清）冯兆张撰
3. 脉诀纂要一卷（清）冯兆张撰
4. 女科精要三卷（清）冯兆张撰
5. 外科精要（清）冯兆张撰
6. 药按（清）冯兆张撰
7. 痘疹全集十五卷（清）冯兆张撰
8. 杂症痘疹药性主治合参十二卷（清）冯兆张撰
（1）清康熙间刻本 1 70
（2）清嘉庆十八年癸酉（1813）刻本会成堂藏板 51
（3）清道光二十二年壬寅（1842）福文堂刻本 65
（4）清刻本 38 100
（5）民国间上海千顷堂石印本 1 2 50 60

2748 **脉草经络五种会编** ［1694］
（清）汪昂（讱庵）撰 刁凤岩编
子目：
1. 增订本草备要四卷
2. 经络歌诀一卷
3. 改正内景五脏六腑经络图说一卷
4. 医方汤头歌诀一卷
5. 濒湖二十七脉歌一卷
清光绪七年辛巳（1881）京都老二酉堂刻本 60

2749 **张氏医书七种** 1695
（清）张璐（路玉、石顽老人）等撰
子目：
1. 张氏医通十六卷（清）张璐撰
2. 本经逢原四卷（清）张璐撰
3. 诊宗三昧（清）张璐撰 张登等编
4. 伤寒绪论二卷（清）张璐撰
5. 伤寒缵论二卷（清）张璐撰
6. 伤寒舌鉴（清）张登撰
7. 伤寒兼证析义（清）张倬撰
（1）日本文化元年甲子（1804）思德堂刻本浙江亦雨斋藏板 6
（2）日本文化元年甲子（1804）思德堂刻本清光绪二十五年浙江官书局重印本 5 6 7 21
（3）清光绪二十年甲午（1894）上海图书集成印书局铅印本 2 21
（4）清同德堂刻本 21
（5）1925 年上海锦章书局石印本 1

2750 **证治大还** 1697
（清）陈治（三农）撰
子目：
1. 医学近编二十卷
2. 伤寒近编前集五卷 后集五卷
3. 幼幼近编四卷
4. 济阴近编五卷
5. 诊视近纂二卷
6. 药理近考二卷
清康熙间云间贞白堂刻本 2

2751 **济世全书** 1701
（清）汪启贤（肇开） 汪启圣（希贤）撰 汪大年（自培）等增补
子目：
一集
1. 悟真指南二卷
2. 添油接命金丹大道一卷
3. 女娲氏炼石补天
4. 清净金丹大道
5. 六种应验神方
6. 虚劳汇选应验良方
7. 女科汇选应验良方
8. 幼科汇选应验良方
9. 外科汇选应验良方
10. 动功按摩秘诀
11. 中风瘫痪验方
12. 蛊膈汇选验方
13. 汇选方外奇方
14. 汇选增补应验良方
15. 广嗣秘诀验方
16. 脏腑辨论
二集
1. 性命道统
2. 道体源流
3. 金丹撮要四卷
4. 三峰祖师秘诀
5. 醒世理言
6. 养生须知
7. 食物须知
8. 汤液须知
9. 脉诀宗机
10. 明医治验

11. 医学碎金
(1) 清刻本（残）6
(2) 中医古籍出版社据日本宽永十三年刻本复制本 1

2752 **经验四种** 1717
(清) 年希尧（允恭、偶斋主人）编
子目：
1. 集验良方六卷（清）梁文科编
2. 经验痘疹不求人方论（明）朱栋隆撰
3. 一草亭眼科附异授眼科（明）邓苑撰
4. 吴又可瘟疫论二卷补遗一卷（明）吴有性撰
清乾隆十四年乙巳（1749）黄晓峰刻本 2

2753 **顾氏医镜** 1722
(清) 顾靖远（松园）撰
子目：
1. 素灵摘要二卷
2. 内景图解
3. 脉法删繁
4. 格言汇纂二卷
5. 本草必用二卷
6. 症方发明八卷
(1) 1921 年杭城武林印书馆铅印本 1
(2) 1934 年上海扫叶山房石印本 1 6 50 51

2754 **医宗已任编** 1725
(清) 杨乘六（以行、云峰）编
子目：
1. 四明心法三卷（清）高鼓峰撰
2. 四明医案（清）高鼓峰撰
3. 东庄医案（清）吕用晦撰
4. 西塘感症三卷（清）董废翁撰
(1) 清道光十年庚寅（1830）涵古堂刻本 6 32
(2) 清光绪十年甲申（1884）有鸿斋刻本 2 6 21
(3) 清光绪十七年辛卯（1891）南京李光明庆刻本 2 6 21
(4) 清刻本 21 100

2755 **（御纂）医宗金鉴** 1742
(清) 吴谦（六吉）等撰
子目：
1. 订正伤寒论注十七卷
2. 订正金匮要略注八卷
3. 删补名医方论八卷
4. 四诊心法要诀一卷
5. 运气要诀一卷
6. 伤寒心法要诀三卷
7. 杂病心法要诀五卷
8. 妇科心法要诀六卷
9. 幼科杂病心法要诀六卷
10. 痘疹心法要诀六卷
11. 幼科种痘心法要旨一卷
12. 外科心法要诀十六卷
13. 眼科心法要诀二卷
14. 刺灸心法要诀八卷
15. 正骨心法要旨四卷
(1) 清乾隆间武英殿聚珍版 1 37
(2) 清乾隆间湖南坊刻本 100
(3) 清光绪二年丙子（1876）江西书局刻本 6 21 51 60
(4) 清光绪九年癸未（1883）扫叶山房刻本 2
(5) 清光绪十八年壬辰（1892）上海图书集成印书馆铅印本 1 6 21 51 71
(6) 清光绪二十五年己亥（1899）上海文澜书局石印本 50
(7) 清光绪二十八年壬寅（1902）上海醉六堂石印本 26
(8) 清光绪二十九年癸卯（1903）上海飞鸿阁书林石印本 51 100
(9) 清光绪三十二年丙午（1906）上海文新书局石印本 5 26
(10) 清光绪三十二年丙午（1906）上海商务印书馆铅印本 26 38
(11) 清宣统元年己酉（1909）简青斋书局石印本 41
(12) 清三元堂刻本 100
(13) 清聚奎堂刻本 100
(14) 清湖南刻本 21
(15) 清扫叶山房刻本 2 70
(16) 清刻本 21 36 66 100
(17) 1912、1949 年商务印书馆铅印本 5 20 65
(18) 1925、1929 年上海鸿宝斋石印本 2 32 38 41 46
(19) 1916、1934 年上海锦章书局石印本 32 38
(20) 民国间上海啟新书局石印本 50
(21) 民国间上海广益书局石印本 47
(22) 中医古籍出版社据台湾商务版文渊阁四库全书本复制本 1

2756 **盘珠集** 1761

（清）施雯（澹宁、文澍）等撰
子目：
1. 气运摘要
2. 脉法大成二卷
3. 胎产证治三卷
4. 虚损启微二卷
5. 得配本草十卷
清嘉庆九年甲子（1804）刻本雪香书屋藏板 21

2757 **徐氏医书六种** 1764
（清）徐大椿（灵胎、洄溪老人）撰
子目：
1. 难经经释二卷 原题（战国）秦越人撰（清）徐大椿释
2. 神农本草经百种录一卷（清）徐大椿撰
3. 医贯砭二卷（清）徐大椿撰
4. 医学源流论二卷（清）徐大椿撰
5. 伤寒论类方（清）徐大椿撰
6. 兰台轨范八卷（清）徐大椿撰
（1）清雍正五年丁未（1727）至乾隆二十九年甲申（1764）半松斋刻本 51
（2）清乾隆间松风斋刻本 6
（3）清同治十二年癸酉（1873）湖北崇文书局刻本 6 26 60

2758 **徐灵胎医略六书** [1764]
（清）徐大椿（灵胎、洄溪老人）撰
子目：
1. 内经诠释
2. 脉诀启悟二卷附经络诊视图
3. 药性切用六卷
4. 伤寒约编八卷附舌鉴图
5. 杂病证治九卷
6. 女科指要六卷附女科治验
清光绪二十九年癸卯（1903）上海赵翰香居铅印本 1 2 5 6 21

2759 **徐氏医书八种** [1764]
（清）徐大椿（灵胎、洄溪老人）撰
子目：
1. 难经经释二卷
2. 神农本草经百种录
3. 医贯砭二卷
4. 医学源流论二卷
5. 伤寒类方
6. 兰台轨范八卷
7. 慎疾刍言
8. 洄溪医案
（1）清光绪四年戊寅（1878）上海江左书林刻本 6
（2）清光绪四年戊寅（1878）上海扫叶山房刻本 21 38
（3）清光绪十五年已丑（1889）至二十年丁酉（1807）上海江左书林刻本 2 5 21 51
（4）清光绪十六年庚寅（1890）岭南刻本 100
（5）清光绪十八年壬辰（1892）湖北官书局刻本 1 6 21 32 37 38 51
（6）清光绪十九年癸巳（1893）上海图书集成印书局铅印本（附杂著四种、外科正宗）1 2 51
（7）清光绪二十二年丙申（1896）珍艺书局石印本 1 6 38 51
（8）清光绪间著易堂书局铅印本 6
（9）1921 年上海锦文堂书局石印本 5 50

2760 **徐灵胎十二种全集** [1764]
（清）徐大椿（灵胎、洄溪老人）撰
子目：
1. 难经经释二卷
2. 神农本草经百种录
3. 伤寒论类方
4. 医学源流论二卷
5. 医贯砭二卷
6. 兰台轨范八卷
7. 慎疾刍言
8. 洄溪医案
9. 洄溪道情
10. 阴符经注
11. 乐府传声
12. 老人道德经二卷
（1）清善成堂刻本 1
（2）清刻本 36

2761 **徐灵胎医学全书** [1764]
（清）徐大椿（灵胎、洄溪老人）撰
子目：
前集
1. 难经经释二卷
2. 神农本草经百种录
3. 医贯砭二卷
4. 医学源流论二卷
5. 伤寒论类方
6. 兰台轨范八卷
7. 慎疾刍言
8. 洄溪医案

后集
9. 内经诠释
10. 脉诀启悟注释
11. 伤寒约编六卷
12. 杂病源
13. 洄溪脉学
14. 六经病解
15. 舌鉴总论
16. 女科医案
（1）清光绪三十三年丁未（1907）上海章福记书局石印本 2
（2）清光绪三十三年丁未（1907）上海六艺书局石印本 1 26 50 51
（3）1920～1935 年上海锦文堂石印本 5 51

2762 **徐灵胎医书三十二种** ［1764］
（清）徐大椿（灵胎、洄溪老人）撰
子目：
1. 难经经释二卷
2. 神农本草经百种录
3. 医贯砭二卷
4. 医学源流论二卷
5. 伤寒论类方
6. 兰台轨范八卷
7. 慎疾刍言
8. 洄溪医案
9. 内经诠释
10. 脉诀启悟注释
11. 伤寒约编六卷
12. 杂病源
13. 洄溪脉学
14. 六经病解
15. 舌鉴总论
16. 女科医案
17. 道德经注
18. 阴符经注
19. 洄溪道情
20. 乐府传声
21. 证治指南八卷
22. 药性切用
23. 古方集解
24. 种子要方
25. 中风大法
26. 六经脉诊
27. 舌胎图说
28. 药性诗解
29. 叶案批缪
30. 女科指要
31. 汤引总义
32. 经络诊视图
（1）民国间上海锦文堂书局石印本 1 32
（2）民国间上海图书集成印书局铅印本 1

2763 **医林指月** 1769
（清）王琦（载韩、琢崖、胥山老人）编
子目：
1. 医学真传一卷（清）高世栻撰
2. 质疑录一卷（明）张介宾撰
3. 医家心法一卷（清）高鼓峰撰
4. 易氏医案一卷（明）易大艮撰
5. 芷园臆草存案一卷（卢复）撰
6. 伤寒金镜录一卷（元）杜本撰
7. 痎论疏附痎症疏方一卷（明）卢之颐撰
8. 达生篇二卷（清）亟斋居士撰
9. 扁鹊心书三卷附神方一卷 原题（战国）扁鹊传（宋）窦材编
10. 本草崇原三卷（清）张志聪撰 高世栻编
11. 侣山堂类辨二卷（清）张志聪撰
12. 学古诊则四卷（明）卢之颐撰
（1）清乾隆三十四年已丑（1769）宝笏楼刻本 6 31
（2）清光绪二十二年丙申（1896）上海图书集成印书局铅印本 1 2 6 21 31 37 50 51 60
（3）清刻本 2 21 51
（4）石印本 50

2764 **沈氏尊生书** 1773
（清）沈金鳌（芊绿、汲门、尊生老人）撰
子目：
1. 杂病源流犀烛三十卷卷首二卷
2. 伤寒论纲目十六卷
3. 幼科释选六卷
4. 妇科玉尺六卷
5. 要药分剂十卷
（1）清乾隆三十九年甲午（1774）刻本 70
（2）清乾隆四十九年甲辰（1784）无锡沈氏师俭堂刻本 51
（3）清同治元年壬戌（1862）刻本醉六堂藏板 21
（4）清同治十三年甲戌（1874）湖北崇文书局刻本 1 2 5 6 7 21 30 37
（5）清光绪二十一年乙未（1895）上海图书集成印书局铅印本 2 21 26 38

（6）清宣统元年己酉（1909）上海锦章书局石印本 1 6 50 51 60
（7）清刻本 2 36 46
（8）民国初铅印本 7

2765 **六醴斋医书** 1794
（清）程永培（瘦樵）编
子目：
1. 褚氏遗书一卷（南齐）褚澄编
2. 肘后备急方八卷（晋）葛洪撰
3. 元和纪用经一卷（唐）王冰撰
4. 苏沈内翰良方十卷（宋）沈括等撰
5. 十药神书一卷（元）葛可久编
6. 加减灵秘十八方一卷（明）胡嗣廉纂
7. 韩氏医通二卷（明）韩懋撰
8. 痘疹传心录十八卷附种痘一卷（明）朱惠明撰
9. 折肱漫录七卷（明）黄承昊撰
10. 慎柔五书五卷（明）胡慎柔述 石震订
（1）清乾隆五十九年甲寅（1794）修敬堂刻本 2 6 21
（2）清乾隆间於然堂刻本 6
（3）清光绪十七年辛卯（1891）广州儒雅堂刻本 1 2 5
（4）清刻本 2 70
（5）1925 年上海千顷堂书局石印本 1

2766 **脉药联珠合刻** 1795
（清）龙柏（佩芳、青霏子）编
子目：
1. 脉药联珠古方考三卷附脉诀一卷
2. 脉动药联珠药性考四卷
3. 脉动药联珠食物考一卷
1931 年上海江左书林石印本（附古方考）1 6

2767 **黄氏医书八种** ［1795］
（清）黄元御（坤载、研农、玉楸子）撰
子目：
1. 四圣心源十卷
2. 素灵微蕴四卷
3. 四圣悬枢五卷
4. 伤寒悬解十四卷
5. 伤寒说意十卷卷首一卷
6. 金匮悬解二十二卷卷首一卷卷末一卷
7. 长沙药解四卷
8. 玉楸要解八卷
（1）清咸丰十年庚申（1860）长沙徐树铭燮和精舍刻本 6 60
（2）清同治元年壬戌（1862）湘乡左氏刻本 6 51
（3）清同治五年丙寅（1866）陈爱竹山房刻本 21
（4）清同治五年丙寅（1866）同治七年戊辰（1868）成都彭汝宗刻本 21 51 100
（5）清光绪二十年甲午（1894）上海图书集成印书局铅印本 51
（6）清光绪二十六年庚子（1900）源记书庄石印本 6
（7）清刻本 1
（8）1915 年上海泳记书局石印本 37 51
（9）1915、1920 年铸记书局石印本 2 6
（10）1921 年上海锦章书局石印本 2 5 60

2768 **遵生集要** 1799
又名醒医六书
（清）杨润（浣亭）校刊 曹施周（沛霖）参定
子目：
1. 瘟疫论附补遗（明）吴有性撰
2. 舌镜附舌苔诸方（元）杜清碧撰
3. 增补方论（清）景冬阳撰
4. 村村书屋摘抄（清）戴天章撰
5. 咽喉总论 著者佚名
6. 产宝家传（清）倪东溟撰
清嘉庆十二年丁卯（1807）豫章王琦云刻本 1

2769 **公余医录六种** 1803
又名陈修园医书六种
（清）陈念祖撰
子目：
1. 神农本草经读四卷
2. 医学三字经四卷
3. 时方妙用四卷
4. 时方歌括二卷
5. 女科要旨四卷
6. 景岳新方砭四卷
清两仪堂刻本 2

2770 **宗圣要旨** 1810
著者佚名
子目：
1. 伤寒贯珠集八卷（清）尤怡撰
2. 古方选注（清）王子接编
3. 本草钞一卷（明）方有执编
4. 运气总论（明）李挺编
5. 脉确（清）黄琳编
清光绪二年丙子（1875）刻本 1

2771 **邵氏医书三种** 1815
(清) 邵登瀛 (步青) 编
子目:
1. 四时病机十四卷
2. 温毒病论一卷
3. 女科歌诀六卷
清宣统元年己酉 (1909) 江南医学公会石印本 2

2772 **南雅堂医书全集** 1820
又名公余十六种
原题 (清) 陈念祖 (修园) 撰
子目:
1. 灵素节要浅注十二卷
2. 金匮要略浅注十卷
3. 金匮方歌括六卷
4. 伤寒论浅注六卷
5. 长沙方歌括六卷
6. 医学实在易八卷
7. 医学从众录八卷
8. 女科要旨四卷
9. 神农本草经读四卷
10. 医学三字经四卷
11. 时方妙用四卷
12. 时方歌括二卷
13. 景岳新方砭四卷
14. 伤寒真方歌括六卷
15. 伤寒医诀串解六卷
16. 十药神书注解一卷
清同治五年丙寅 (1866) 渔古山房刻本南雅堂藏板 1 2

2773 **公余医录五种** [1820]
又名陈修园医书五种
(清) 陈念祖 (修园) 撰
子目:
1. 神农本草经读四卷
2. 医学三字经四卷
3. 时方妙用四卷
4. 时方歌括二卷
5. 女科要旨四卷
1941 年上海锦章书局石印本 1

2774 **陈修园医书十五种** [1820]
原题 (清) 陈念祖 (修园) 撰
子目:
1. 灵素节要浅注十二卷
2. 金匮要略浅注十卷
3. 金匮方歌括六卷
4. 伤寒论浅注六卷
5. 长沙方歌括六卷
6. 医学实在易八卷
7. 医学从众录八卷
8. 女科要旨四卷
9. 神农本草经读四卷
10. 医学三字经四卷
11. 时方妙用四卷
12. 时方歌括二卷
13. 伤寒真方歌括六卷
14. 伤寒医诀串解六卷
15. 十药神书注解
清石印本 50

2775 **陈修园医书十六种** [1820]
原题 (清) 陈念祖 (修园) 撰
子目:
1. 灵素节要浅注十二卷
2. 金匮要略浅注十卷
3. 金匮方歌括六卷
4. 伤寒论浅注六卷
5. 长沙方歌括六卷
6. 医学实在易八卷
7. 医学从众录八卷
8. 女科要旨四卷
9. 神农本草经读四卷
10. 医学三字经四卷
11. 时方妙用四卷
12. 时方歌括二卷
13. 景岳新方砭四卷
14. 伤寒真方歌括六卷
15. 伤寒医诀串解六卷
16. 十药神书注解
附:
①急救经验经验良方 (清) 竹梅居士编
②急救异痧奇方 著者佚名 (清) 陈念祖评
③经验百病内外方 原题 (清) 陈念祖辑
④瘟疫明辨四卷卷末一卷 (清) 戴天章辨正
⑤咽喉脉证通论 著者佚名
⑥白喉治法忌表抉微 (清) 耐修子录
⑦太乙神针
⑧救迷良方 (清) 何其伟辑
⑨福幼编 (清) 庄一夔撰
(1) 清同治五年丙寅 (1866) 南雅堂藏板 1
(2) 民国间石印本 1

2776 **陈修园医书二十一种** [1820]
原题 (清) 陈念祖 (修园) 撰

子目：
1. 灵素节要浅注十二卷
2. 金匮要略浅注十卷
3. 金匮方歌括六卷
4. 伤寒论浅注六卷
5. 长沙方歌括六卷
6. 医学实在易八卷
7. 医学从众录八卷
8. 女科要旨四卷
9. 神农本草经读四卷
10. 医学三字经四卷
11. 时方妙用四卷
12. 时方歌括二卷
13. 景岳新方砭四卷
14. 伤寒真方歌括六卷
15. 伤寒医诀串解六卷
16. 十药神书注解
17. 急救异痧奇方一卷
18. 经验百病内外方一卷　著者佚名
19. 霍乱转筋二卷（清）王士雄撰
20. 绞肠痧证（清）王士雄撰
21. 吊脚痧证（清）王士雄撰

（1）清光绪十八年壬辰（1892）敦厚堂刻本 100

（2）清光绪十八年壬辰（1892）上海图书集成印书局铅印本 5 6 21 37

（3）清光绪二十五年己亥（1899）文澜书局石印本 100

2777 **陈修园医书二十三种** ［1820］

原题（清）陈念祖（修园）撰

子目：
1. 灵素节要浅注十二卷
2. 金匮要略浅注十卷
3. 金匮方歌括六卷
4. 伤寒论浅注六卷
5. 长沙方歌括六卷
6. 医学实在易八卷
7. 医学从众录八卷
8. 女科要旨四卷
9. 神农本草经读四卷
10. 医学三字经四卷
11. 时方妙用四卷
12. 时方歌括二卷
13. 景岳新方砭四卷
14. 伤寒真方歌括六卷
15. 伤寒医诀串解六卷
16. 十药神书注解
17. 急救异痧奇方
18. 经验百病内外方　著者佚名
19. 霍乱转筋（清）王士雄撰
20. 绞肠痧证（清）王士雄撰
21. 吊脚痧证（清）王士雄撰
22. 时疫证治　著者佚名
23. 喉科急证　著者佚名

（1）清光绪三十三年丁未（1907）巴蜀善成堂刻本 100

（2）清光绪三十四年戊申（1908）宝庆经元书局刻本 51

2778 **陈修园医书三十种** ［1820］

原题（清）陈念祖（修园）撰

子目：
1. 灵素节要浅注十二卷
2. 金匮要略浅注十卷
3. 金匮方歌括六卷
4. 伤寒论浅注六卷
5. 长沙方歌括六卷
6. 医学实在易八卷
7. 医学从众录八卷
8. 女科要旨四卷
9. 神农本草经读四卷
10. 医学三字经四卷
11. 时方妙用四卷
12. 时方歌括二卷
13. 景岳新方砭四卷
14. 伤寒真方歌括六卷
15. 伤寒医诀串解六卷
16. 十药神书注解
17. 急救异痧奇方
18. 经验百病内外方　著者佚名
19. 霍乱转筋（清）王士雄撰
20. 绞肠痧证（清）王士雄撰
21. 吊脚痧证（清）王士雄撰
22. 时疫证治　著者佚名
23. 喉科急证　著者佚名
24. 白喉治证诀微一卷（清）耐修子录
25. 喉痧正的一卷（清）曹心怡撰
26. 修园心案
27. 太乙神针方一卷（清）范培兰传
28. 救迷良方一卷（清）何其伟撰
29. 福幼篇一卷（清）庄一夔撰
30. 医学真传（清）高士宗撰

（1）清光绪三十一年乙巳（1905）上海商务

印书馆铅印本 6
(2) 清光绪三十一年乙巳（1905）上海文盛堂书局石印本 2

2779 **陈修园医书三十二种** ［1820］
原题（清）陈念祖（修园）撰
子目：
1. 灵素节要浅注十二卷
2. 金匮要略浅注六卷
3. 金匮方歌括六卷
4. 伤寒论浅注六卷
5. 长沙方歌括六卷
6. 医学实在易八卷
7. 医学从众录八卷
8. 女科要旨四卷
9. 神农本草经读四卷
10. 医学三字经四卷
11. 时方妙用四卷
12. 时方歌括四卷
13. 伤寒真方歌括六卷
14. 伤寒医诀串解六卷
15. 十药神书注解一卷
16. 景岳新方砭四卷
17. 急救异痧奇方一卷
18. 经验百病内外方一卷　著者佚名
19. 霍乱论（清）王士雄撰
20. 急救喉痧要法一卷　著者佚名
21. 喉痧正的一卷（清）曹心怡撰
22. 咽喉脉诀通论一卷　著者佚名
23. 春温三字诀一卷（清）张子培撰
24. 白喉治法忌表抉微一卷（清）耐修子录
25. 喉痧正的（清）曹心怡撰
26. 疟病论三卷（清）韩善征
27. 太乙神针方一卷（清）范培兰传
28. 救迷良方一卷（清）何其伟撰
29. 福幼篇一卷（清）庄一夔撰
30. 痢症三字诀一卷（清）唐宗海撰
31. 养生镜一卷（清）陆乐山撰
32. 原书缺

清光绪三十一年乙巳（1905）上海醉六堂书局石印本 36

2780 **陈修园医书四十种** ［1820］
又名：南雅堂医书全集
（清）陈念祖（修园）撰
子目：
1. 灵素节要浅注十二卷
2. 金匮要略浅注十卷
3. 金匮要方歌括六卷
4. 伤寒论浅注六卷
5. 长沙方歌括六卷
6. 医学实在易八卷
7. 医学从众录八卷
8. 女科要旨四卷
9. 神农本草经读四卷
10. 医学三字经四卷
11. 时方妙用四卷
12. 时方歌括二卷
13. 景岳新方砭四卷
14. 伤寒真方歌括六卷
15. 伤寒医诀串解六卷
16. 十药神书注解一卷
17. 急救异痧奇方一卷
18. 瘟疫明辨四卷（清）郑奠一撰
19. 经验百病内外方一卷　著者佚名
20. 白喉治法忌表抉微一卷（清）耐修子录
21. 福幼编一卷（清）庄一夔撰
22. 咽喉脉证通论一卷　著者佚名
23. 救迷良方一卷（清）何其伟撰
24. 太乙神针方一卷（清）范培兰传
25. 霍乱论二卷（清）王士雄撰
26. 吊脚痧方论一卷（清）徐子默撰
27. 烂喉痹痧辑要一卷（清）金德鉴撰
28. 疟疾论一卷（清）韩善征撰
29. 喉痧正的一卷（清）曹心怡撰
30. 外科证治全生集一卷（清）王维德撰
31. 伤寒舌鉴一卷（清）张登撰
32. 眼科捷径一卷
33. 养生镜一卷（清）陆乐山撰
34. 达生编一卷（清）亟斋居士撰
35. 春温三字诀一卷（清）张子培撰
36. 痢症三字诀一卷（清）唐宗海撰
37. 保婴要旨一卷（清）毓兰居士编
38. 引痘略一卷（清）邱熺撰
39. 湿热条辨一卷（清）薛雪撰
40. 急治喉痧要法一卷　著者佚名

(1) 清光绪三十年甲辰（1904）上海商务印书馆铅印本 50　51
(2) 上海萃文书局石印本 21　38　60

2781 **陈修园医书四十八种** ［1820］
（清）陈念祖（修园）撰
子目：
1. 灵素节要浅注十二卷
2. 金匮要略浅注十卷

3. 金匮方歌括六卷
4. 伤寒论浅注六卷
5. 长沙方歌括六卷
6. 医学实在易八卷
7. 医学从众录八卷
8. 女科要旨四卷
9. 神农本草经读四卷
10. 医学三字经四卷
11. 时方妙用四卷
12. 时方歌括二卷
13. 伤寒真方歌括六卷
14. 伤寒医诀串解六卷
15. 十药神书注解一卷
16. 景岳新方砭四卷
17. 急救异痧奇方
18. 经验百病内外方 著者佚名
19. 霍乱论二论（清）王士雄撰
20. 绞肠痧证（清）王士雄撰
21. 吊脚痧证（清）王士雄撰
22. 时疫证治 著者佚名
23. 喉科急证 著者佚名
24. 白喉治法忌表抉微一卷（清）耐修子录
25. 喉痧正的一卷（清）曹心怡撰
26. 修园心案
27. 太乙神针方一卷（清）范培兰传
28. 救迷良方一卷（清）何其伟撰
29. 福幼篇一卷（清）庄一夔撰
30. 伤寒舌诊（元）杜本增订
31. 引痘略一卷（清）邱熺撰
32. 达生编一卷（清）亟斋居士撰
33. 妇科杂症一卷（清）文晟编
34. 眼科捷径 著者佚名
35. 春温三字诀（清）张子培撰
36. 痢症三字诀（清）唐容川撰
37. 温热赘言一卷（清）寄瓢子
38. 疟疾论三卷（清）韩善征撰
39. 本草经百种录注解一卷（清）徐大椿撰
40. 增补食物秘书一卷 著者佚名
41. 平辨脉法歌诀一卷（清）黄钰撰
42. 本经便读一卷（清）黄钰撰
43. 名医别录一卷（清）黄钰撰
44. 局方发挥一卷（元）朱震亨撰
45. 医垒元戎一卷（元）王好古撰
46. 医法心传一卷（清）程芝田撰
47. 古今医论一卷 著者佚名
48. 刺疔捷法一卷（清）张镜撰

（1）清光绪三十一年乙巳（1905）上海文盛堂书局石印本 21
（2）清光绪三十四年戊申（1908）上海章福记石印本 66
（3）刻本 5
（4）1917、1929、1935 年上海三星书店石印本 1 21 51
（5）民国间上海锦章书局石印本 1

2782 **陈修园医书五十种** ［1820］

（清）陈念祖（修园）撰

子目：

1. 灵素节要浅注十二卷
2. 金匮要略浅注十卷
3. 金匮方歌括六卷
4. 伤寒论浅注六卷
5. 长沙方歌括六卷
6. 医学实在易八卷
7. 医学从众录八卷
8. 女科要旨四卷
9. 神农本草经读四卷
10. 医学三字经四卷
11. 时方妙用四卷
12. 时方歌括二卷
13. 景岳新方砭四卷
14. 伤寒真方歌括六卷
15. 伤寒医诀串解六卷
16. 十药神书注解一卷
17. 急救异奇痧方一卷
18. 瘟疫明辨四卷（清）郑奠一撰
19. 经验百病内外方一卷 著者佚名
20. 霍乱论二卷（清）王士雄撰
21. 吊脚痧方论一卷（清）徐子默撰
22. 伤寒舌鉴一卷（清）张登撰
23. 外科正治全生集（清）王维德撰
24. 白喉治法抉微一卷（清）耐修子录
25. 喉痧正的（清）曹心怡撰
26. 咽喉脉证通论一卷 著者佚名
27. 太乙神针方一卷（清）范培兰传
28. 救迷良方一卷（清）何其伟撰
29. 福幼篇一卷（清）庄一夔撰
30. 烂喉痹痧辑要一卷（清）金德鉴撰
31. 养生镜一卷（清）陆乐山撰
32. 眼科捷径一卷 著者佚名
33. 春温三字诀（清）张子培撰
34. 痢症三字诀（清）唐容川撰
35. 温热赘言（清）寄瓢子

36. 疟疾论一卷（清）韩善征撰
37. 神农本草经百种录（清）徐大椿撰
38. 增补食物秘书一卷　著者佚名
39. 平辨脉法歌诀一卷（清）黄钰撰
40. 本经便读一卷（清）黄钰撰
41. 名医别录一卷（清）黄钰撰
42. 局方发挥一卷（元）朱震亨撰
43. 医垒元戎一卷（元）王好古撰
44. 医法心传一卷（清）程芝田撰
45. 温热条辨一卷（清）薛雪
46. 急治喉痧要法一卷
47. 引痘略一卷（清）邱熺撰
48. 达生编一卷（清）亟斋居士撰
49. 妇科杂症一卷（清）文晟编
50. 保婴要旨一卷（清）毓兰居士撰

清光绪三十一年乙巳（1905）上海商务印书馆铅印本 6　65

2783 **陈修园医书六十种** ［1820］

原题（清）陈念祖（修园）撰

子目：

1. 灵素节要浅注十二卷
2. 金匮要略浅注十卷
3. 金匮方歌括六卷
4. 伤寒论浅注六卷
5. 长沙方歌括六卷
6. 医学实在易八卷
7. 医学从众录八卷
8. 女科要旨四卷
9. 神农本草经读四卷
10. 医学三字经四卷
11. 时方妙用四卷
12. 时方歌括二卷
13. 景岳新方砭四卷
14. 伤寒真方歌括六卷
15. 伤寒医诀串解六卷
16. 十药神书注解
17. 急救异痧奇方一卷
18. 经验百病内外方　著者佚名
19. 霍乱论三卷（清）王士雄撰
20. 外科证治全生集一卷（清）王维德撰
21. 吊脚痧方论一卷（清）徐子默撰
22. 急治喉痧要法一卷　著者佚名
23. 白喉治法忌表抉微一卷（清）耐修子录
24. 喉痧正的一卷（清）曹心怡撰
25. 太乙神针方一卷（清）范培兰传
26. 救迷良方一卷（清）何其伟撰
27. 福幼篇一卷（清）庄一夔撰
28. 养生镜一卷（清）陆乐山撰
29. 眼科捷径一卷　著者佚名
30. 春温三字诀一卷（清）张子培撰
31. 痢症三字诀一卷（清）唐容川撰
32. 温热赘言一卷（清）寄瓢子
33. 疟疾论三卷（清）韩善征撰
34. 本草经百种录一卷（清）徐大椿撰
35. 增补食物秘书一卷　著者佚名
36. 平辨脉法歌诀一卷（清）黄钰撰
37. 本经便读一卷（清）黄钰撰
38. 名医别录一卷（清）黄钰撰
39. 局方发挥一卷（元）朱震亨撰
40. 医垒元戎一卷（元）王好古撰
41. 医法心传一卷（清）程芝田撰
42. 古今医论一卷　著者佚名
43. 内科简效方一卷（清）王士雄
44. 外科简效方一卷（清）王士雄
45. 女科简效方一卷（清）王士雄
46. 幼科简效方一卷（清）王士雄
47. 刺疔捷法一卷（清）张镜撰
48. 引痘略一卷（清）邱熺撰
49. 颅囟经二卷　著者佚名
50. 达生编一卷（清）亟斋居士撰
51. 妇科杂症（清）文晟编
52. 保婴要旨一卷（清）毓兰居士撰
53. 医学论十种一卷　著者佚名
54. 急救经验良方（清）竹梅居士编
55. 烂喉丹痧辑要一卷（清）金德鉴撰
56. 瘟疫明辨四卷（清）郑奠一
57. 湿热条辨一卷（清）薛雪撰
58. 幼科简效方（清）王士雄撰
59. 伤寒舌鉴一卷（清）张登撰
60. 咽喉脉证通论一卷　著者佚名

（1）1919 年上海鸿宝斋石印本 2　21

（2）1935 年上海扫叶山房石印本 1　2　6　65

2784 **陈修园医书七十种** ［1820］

又名南雅堂医书全集

原题（清）陈念祖（修园）撰

子目：

1. 灵素节要浅注十二卷
2. 金匮要略浅注十卷
3. 金匮方歌括六卷
4. 伤寒论浅注六卷
5. 长沙方歌括六卷
6. 医学实在易八卷

7. 医学从众录八卷
8. 女科要旨四卷
9. 神农本草经读四卷
10. 医学三字经四卷
11. 时方妙用四卷
12. 时方歌括二卷
13. 景岳新方砭四卷
14. 伤寒真方歌括六卷
15. 伤寒医诀串解六卷
16. 十药神书注解
17. 急救异痧奇方
18. 经验百病内外方 著者佚名
19. 霍乱论二卷（清）王士雄撰
20. 绞肠痧证（清）王士雄撰
21. 吊脚痧证（清）王士雄撰
22. 时疫证治 著者佚名
23. 喉科急证 著者佚名
24. 白喉治法忌表抉微（清）耐修子录
25. 喉痧正的一卷（清）曹心怡撰
26. 伤寒舌诊一卷（元）杜本增订
27. 太乙神针一卷（清）范培兰传
28. 救迷良方一卷（清）何其伟撰
29. 福幼篇一卷（清）庄一夔撰
30. 养生镜一卷（清）陆乐山撰
31. 眼科捷径 著者佚名
32. 春温三字诀一卷（清）张子培撰
33. 痢症三字诀一卷（清）唐容川撰
34. 温热赘言一卷（清）寄瓢子
35. 疟疾论三卷（清）韩善征撰
36. 神农本草经百种录一卷（清）徐大椿撰
37. 增补食物秘书一卷 著者佚名
38. 平辨脉法歌诀一卷（清）黄钰撰
39. 本经便读一卷（清）黄钰撰
40. 名医别录一卷（清）黄钰撰
41. 局方发挥一卷（元）朱震亨撰
42. 医垒元戎一卷（元）王好古撰
43. 医法心传一卷（清）程芝田撰
44. 古今医论一卷 著者佚名
45. 刺疔捷法一卷（清）张镜撰
46. 引痘略一卷（清）邱熺撰
47. 颅囟经二卷 著者佚名
48. 达生编一卷（清）亟斋居士撰
49. 妇科杂症一卷（清）文晟编
51 至 70 附医学论二十种
（1）清光绪三十四年戊甲（1908 上海章福记书局石印本 1 38 39
（2）民国间石印本 60

2785 **陈修园医书七十二种** ［1820］
又名南雅堂医书全集
原题（清）陈念祖（修园）撰
子目：
1. 灵素节要浅注十二卷
2. 金匮要略浅注十卷
3. 金匮方歌括六卷
4. 伤寒论浅注六卷
5. 长沙方歌括六卷
6. 医学实在易八卷
7. 医学从众录八卷
8. 女科要旨四卷
9. 神农本草经读四卷
10. 医学三字经四卷
11. 时方妙用四卷
12. 时方歌括二卷
13. 景岳新方砭四卷
14. 伤寒真方歌括六卷
15. 伤寒医诀串解六卷
16. 十药神书注解
17. 急救异痧奇方一卷
18. 经验百病内外方一卷 著者佚名
19. 霍乱论二卷（清）王士雄撰
20. 绞肠痧证一卷（清）王士雄撰
21. 吊脚痧证一卷（清）王士雄撰
22. 急救喉疹要法一卷
23. 咽喉脉症通论一卷
24. 白喉治法忌表抉微（清）耐修子录
25. 喉痧正的（清）曹心怡撰
26. 伤寒舌诊一卷（元）杜本增订
27. 太乙神针方一卷（清）范培兰传
28. 救迷良方一卷（清）何其伟撰
29. 福幼篇一卷（清）庄一夔撰
30. 养生镜一卷（清）陆乐山撰
31. 眼科捷径一卷 著者佚名
32. 春温三字诀一卷（清）张子培撰
33. 痢症三字诀一卷（清）唐容川撰
34. 温热赘言一卷（清）寄瓢子
35. 疟疾论三卷（清）韩善征撰
36. 神农本草经百种录一卷（清）徐大椿撰
37. 增补食物秘书一卷 著者佚名
38. 平辨脉法歌诀一卷（清）黄钰撰
39. 本经便读一卷（清）黄钰撰
40. 名医别录一卷（清）黄钰撰
41. 局方发挥一卷（元）朱震亨撰

42. 医垒元戎一卷（元）王好古撰
43. 医法心传一卷（清）程芝田撰
44. 古今医论一卷　著者佚名
45. 刺疔捷法一卷（清）张镜撰
46. 引痘略一卷（清）邱熺撰
47. 颅囟经二卷　著者佚名
48. 达生编一卷（清）亟斋居士撰
49. 妇科杂症一卷（清）文晟编
50. 养生镜一卷（清）陆乐山撰
52. 原书缺
53 至 72 附医学方论二十种
民国间上海锦章书局石印本 21 38

2786 **医门棒喝** 1825
（清）章楠（虚谷）撰
子目：
1. 医论四卷
2. 伤寒论本旨九卷
（1）清道光九年己丑（1829）广东大生药局刻本 21 26
（2）清道光十五年乙未（1835）刻本 21 70
（3）清同治六年丁卯（1867）聚文堂刻本 1 2 5 6 21 26 51 100
（4）清宣统元年己酉（1909）蠡城三友斋石印本 1 21 37 50 100
（5）清刻本 2
（6）1919 年绍兴裘氏刻本 1

2787 **医述** 1826
（清）程文囿（杏轩、观泉）撰
子目：
1. 医学溯源二卷
2. 伤寒提钩二卷
3. 伤寒析疑四卷
4. 杂证汇参八卷
5. 女科原旨一卷
6. 幼科集要一卷
7. 痘疹精华一卷
8. 方药备考一卷
9. 医案辑录一卷
清光绪十七年辛卯（1891）汉上刻本 2

2788 **医学五则** 1844
（清）廖云溪编
子目：
1. 医门初步
2. 药性简要
3. 汤头歌括
4. 切总伤寒
5. 增补脉诀
（1）清光绪六年庚辰（1880）刻本崇兴会藏板 51
（2）清光绪十三年丁亥（1887）刻本兴发堂藏板 2
（3）清光绪十五年乙丑（1889）宏道堂刻本 6

2789 **医学切要全集三种** 1847
（清）王锡鑫（文选、席珍子、亚拙山人）撰
子目：
1. 医学切要一卷
2. 痘科切要一卷
3. 外科切要一卷
清光绪八年壬午（1882）古渝蔚文山房刻本 6 51

2790 **医学切要全集六种** 1847
（清）王锡鑫（文选、席珍子、亚拙山人）撰
子目：
1. 医学切要一卷
2. 痘科切要一卷
3. 外科切要一卷
4. 幼科与要一卷
5. 眼科切要一卷
6. 奇方纂要一卷
清道光二十七年丁未（1847）、光绪八年壬午（1882）重庆饶氏山房刻本 1 5

2791 **六种新编** 1850
又名萍乡文氏所刻医书六种、萍乡文延庆堂六种新编、医方十种汇编
（清）文晟（叔来）编
子目：
1. 内科摘录四卷卷首一卷
2. 外科摘录二卷补遗一卷附急救便方一卷
3. 慈幼便览一卷附痘疹摘录一卷
4. 增订达生编二卷附妇科杂症一卷
5. 偏方补遗七卷
6. 药性摘录一卷附常用药物一卷食物一卷
清道光三十年庚戌（1850）上海千顷堂刻本 2

2792 **医要三书** 1852
（清）李耕春编
子目：
1. 伤寒六经定法（清）舒诏撰
2. 胎前产后证治（清）李耕春撰

3. 福幼编遂生编（清）庄一夔撰
清贻砚堂套色刻本 1

2793 **（稿本）医书五种** 1858
（清）蒋杏桥（锡荣）撰
子目：
1. 救急
2. 便易 附良方举要
3. 诸痛
4. 妇女 附保儿举要
5. 痘疹附麻疹
清咸丰八年戊午（1858）抄本 1

2794 **费氏全集** 1863
（清）费伯雄（晋卿、砚云子）撰
子目：
1. 医醇賸义四卷
2. 医方论四卷
3. 留云山馆文抄
4. 留云山馆诗抄二卷
1912 年孟河费氏耕心堂铅印本 6

2795 **司命秘籍** 1863
原题（唐）孙思邈（清）李守永删定
子目：
1. 龙宫三十禁方
2. 华祖外症十方
3. 枕中秘要
清同治四年乙丑（1865）扬州近文堂刻本 2

2796 **世补斋医书** [1866]
（清）陆懋修（九芝、勉旃、林屋山人）撰
子目：
前集
1. 文集十六卷
2. 不谢方一卷
3. 伤寒论阳明病释四卷
4. 内经运气病释九卷附内经遗篇病释一卷
5. 内经运气表一卷
6. 内经难字音义一卷
后集
7. 重订傅青主女科九卷（清）傅山撰
8. 重订戴北山广温热论五卷（清）戴天章撰
9. 重订绮石理虚元鉴五卷（清）绮石先生撰
10. 校正王朴庄伤寒论注六卷（清）王丙撰
附：
1. 伤寒论附余二卷（清）王丙撰
2. 伤寒例新注一卷（清）王丙撰
3. 读伤寒论新注一卷（清）王丙撰
4. 回澜说一卷（清）王丙撰
5. 时节气候决病法一卷（清）王丙撰
（1）清光绪十年甲申（1884）刻本 1 21 50
（2）清光绪十二年丙戌（1886）山左书局重印光绪十年刻本 1 2 5 6 21 39 51 60 100（存前集）7 66
（3）清宣统二年庚戌（1910）陸润庠刻本 71
（4）清刻本 2 26 70
（5）1912～1994 年上海江东书局石印本 1 50 59
（6）1931 年上海中医书局铅印本 38

2797 **寿世汇编** 1867
又名增辑普济应验良方
（清）祝韵梅（连理薇馆主人）编
子目：
1. 普济应验良方八卷（清）德轩氏编
2. 达生编一卷（清）亟斋居士编
3. 福幼篇一卷（清）庄一夔撰
4. 遂生编一卷（清）庄一夔撰
5. 时疫白喉捷要一卷（清）张绍修撰
（1）清光绪十一年乙酉（1885）金陵李光明庄刻本杨宅藏板 2 6 21
（2）清光绪三十一年乙巳（1905）绍兴德裕堂刻本 6 26
（3）中医古籍出版社据清光绪十一年金陵刻本复制本 1

2798 **小耕石斋医书** 1868
又名金氏医书四种
（清）金德鉴（保三、蒯释老人）编
子目：
1. 喉科枕秘二卷
2. 急救霍乱方一卷（清）华岳撰
3. 烂喉痧辑要一卷
4. 十药神书（元）葛可元撰
清同治七年戊辰（1868）金云斋刻本 51

2799 **医学三书合刻** 1875
（清）陶慰农编
子目：
1. 慎疾刍言（清）徐大椿撰
2. 洄溪医案（清）徐大椿撰
3. 摘录叶天士经验方 著者佚名
清光绪元年乙亥（1875）古莲池书院刻本 6

2800 **医苑** 1875
辑者佚名
子目：
1. 玉函经三卷（唐）杜光庭撰

2. 注解胎产大通论（梁）杨子健撰
3. 秘传离娄经 著者佚名
4. 小儿痘疹经验良方（清）魏君用编
5. 医萃（明）肖昂撰
6. 医抄（玉笈方抄、经验抄）著者佚名
7. 胤嗣录（明）刘玚撰
8. 轩辕黄帝补生后嗣论 著者佚名
清抄本 38

2801 当归草堂医学丛书初编 1878
又名医学丛书初编
（清）丁丙（嘉鱼）编
子目：
1. 颅囟经二卷（宋）著者佚名
2. 传信适用方四卷（宋）吴彦夔撰
3. 卫济宝书二卷（宋）东轩居士撰
4. 太医局诸科程文九卷 宋太医局编
5. 产育宝庆集方二卷（宋）李师圣等编
6. 济生方八卷（宋）严用和撰
7. 产宝诸方一卷（宋）著者佚名
8. 急救仙方六卷（宋）著者佚名
9. 瑞竹堂经验方五卷（元）沙图穆苏编
10. 痎疟论疏一卷（明）卢之颐撰
（1）清光绪四年戊寅（1878）钱塘丁氏当归草堂刻本 1 2 5 6 21 32 37 51 60 70 100
（2）广陵陵古籍刻印社据清光绪四年丁氏刻本复印本 1

2802 逮南轩谢蘧乔先生医书二种 1882
（清）谢应材（蘧乔）撰
子目：
1. 咽喉论（清）逯南轩撰
2. 谢氏医书二种（清）谢应材撰
附：
扬州存济堂药局膏药方
清光绪八年壬午（1882）状元第庄刻本 6

2803 雷氏慎修堂医书三种 1883
又名医学三书、雷氏三种
（清）雷丰（少逸）撰
子目：
1. 时病论八卷（清）雷丰撰
2. 医家四要四卷（清）程羲等撰
3. 医法心传一卷（清）程芝田撰
清光绪十三年丁亥（1887）三巨雷慎修堂养鹤山房刻本 6

2804 韡园医学六种 1883
（清）潘霨（伟如、韡园居士）编
子目：
1. 伤寒论类方四卷附长沙方歌括（清）徐大椿编 潘霨增辑
2. 医学金针八卷（清）陈念祖撰
3. 女科要略附产宝（清）潘霨撰
4. 理瀹外治方要二卷附应验诸方（清）吴尚先撰
5. 外科证治全生集四卷（清）王维德编
6. 十药神书一卷（元）葛可久撰
附霍乱吐泄方论、官药局示谕、夏令施诊歌诀（元）葛可久编（清）潘霨校注
清光绪九年癸未（1883）至十年甲申（1884）江西书局刻本 1 5 6 21 37

2805 聿修堂医学丛书 1884
又名聿修堂丛书
（日）丹波元简（廉夫）等撰（清）杨守敬辑
子目：
1. 素问识八卷（日）丹波元简撰
2. 难经疏证二卷（日）丹波元胤撰
3. 伤寒论辑义七卷（日）丹波元简撰
4. 伤寒论述义五卷（日）丹波元坚撰
5. 伤寒广要十二卷（日）丹波元坚撰
6. 金匮要略辑义六卷（日）丹波元简撰
7. 金匮述义三卷（日）丹波元坚撰
8. 药治通义十二卷（日）丹波元坚撰
9. 脉学辑要三卷（日）丹波元简撰
10. 救急选方二卷（日）丹波元简撰
11. 医賸三卷（日）丹波元简撰
12. 医略抄（日）丹波雅忠撰
13. 经穴篡要五卷（日）小阪元祐撰
（1）清光绪十年甲申（1884）宜都杨守敬据日本文化三年至天保十年刻本汇印本 1
（2）1935 年上海中医书局皇汉医学编译社铅印本 1 2 6

2806 中西汇通医书五种 1884
（清）唐宗海（容川）撰
子目：
1. 中西汇通医经精义二卷
2. 金匮要略浅注补正九卷
3. 伤寒论浅注补正七卷卷首一卷
4. 血证论八卷
5. 本草问答二卷
（1）清光绪三十二年丙午（1906）善成堂刻本 6
（2）清光绪三十四年戊申（1908）上海千顷

堂书局石印 6 21 28 50
(3) 清光绪三十三年丁未（1907）上海焕文书局石印本 70
(4) 清刻本 36
(5) 1914 年百草庐校刊上海千顷堂书局石印本 6
(6) 1935 年上海千顷堂书局铅印本 21
(7) 1937 年上海中国文学书局铅印本 6 21

2807 **桃坞谢氏汇刻方书九种** 1885
(清) 谢家福（绥之）编
子目：
1. 慎疾刍言（清）徐大椿撰
2. 世补斋不谢方（清）陆懋修撰
3. 良方集腋二卷附一卷（清）谢元庆撰
4. 良方集腋合璧二卷附一卷（清）谢元庆撰
5. 拔萃良方 原题（清）张昭撰（清）恬素氏编
6. 妇婴至宝 原题（清）亟斋居士编 潘理斋增补
7. 产宝（清）倪枝维撰 潘霨增补
8. 痧症十药神书（元）葛可九编
9. 外科证治全生集（清）王维德编
清光绪二十一年乙未（1895）苏州谢氏望饮楼刻本 5

2808 **述古斋幼科新书三种** 1888
又名述古斋医书三种
(清) 张振鋆（醴泉、筱衫、惕厉子）编
子目：
1. 厘正按摩要术四卷（明）周子蕃撰（清）张振鋆撰
2. 鬻婴提要说卷
3. 痧喉正义一卷附录一卷（清）张振鋆编
(1) 清光绪十四年戊子（1888）刻本 6
(2) 清光绪十五年己丑（1889）邗上张氏刻本 21

2809 **周氏医学丛书** 1891
又名周澂之校刻医学丛书
(清) 周学海（澂之）撰辑
子目：
初集
1. 本草经三卷（魏）吴普等撰
2. 本草经疏三十卷（明）缪希雍撰
3. 王叔和脉经十卷（晋）王叔和撰
4. 脉诀刊误二卷（元）戴起宗撰
5. 难经本义二卷（元）滑寿撰（清）周学海增辑
6. 中藏经三卷附方一卷 原题（汉）华陀撰
7. 内照法（汉）华佗撰
8. 诸病源侯论五十卷（隋）巢元方撰
9. 脉因证治四卷（元）朱震亨撰
10. 钱氏小儿药证直诀三卷（宋）钱乙撰
11. 阎氏小儿方论（宋）阎孝忠撰
12. 董氏小儿瘢疹备急方论一卷（宋）董汲撰
二集
13. 脉义简摩八卷
14. 脉简补义二卷
15. 诊家直诀二卷
16. 辨脉平脉章句二卷（汉）张机撰（清）周学海章句
17. 内经评文三十六卷
18. 读医随笔六卷
19. 诊家枢要一卷附录一卷（元）滑寿撰（清）周学海评注
20. 藏腑标本药式一卷（金）张元素撰（清）周学海校正
21. 金匮钩玄三卷（元）朱震亨撰（清）周学海评注
22. 三消论一卷（金）刘完素撰（清）周学海注
23. 温热论一卷（清）叶桂撰 周学海注
24. 幼科要略二卷（清）叶桂撰 周学海注
25. 叶案存真类编二卷（清）叶桂撰 周学海类评
26. 印机草（清）马元仪撰 周学海评注
三集
27. 评注史载之方二卷
28. 慎柔五书五卷（清）胡慎柔撰 周学海评注
29. 韩氏医通二卷（明）韩懋撰
30. 伤寒补例二卷
31. 形色外诊简摩二卷
32. 重订诊家直诀二卷
(1) 清光绪十七年辛卯（1891）至清宣统三年辛亥（1911）池阳周氏福慧双修馆刻本 1 2 7 21 71
(2) 1936 年建德周学熙据清宣统三年池阳周氏刻本复制本 5 50

2810 **古今医学会通** 1891
又名医学十种
原题（清）华岫云（南田）编
子目：

1. 颅囟经二卷 著者佚名
2. 卫济宝书二卷（宋）东轩居士撰
3. 脏腑标本药式一卷（金）张元素撰
4. 三消论一卷（金）刘完素撰（清）周学海注
5. 诊家枢要一卷（元）滑寿撰（清）周学海注
6. 疟疏论疏一卷（明）卢之颐撰
7. 金匮钩玄三卷（元）朱震亨撰（清）周学海注
8. 幼科要略二卷（清）叶桂撰（清）周学海注
9. 温热论注一卷（清）叶桂撰（清）周学海注
10. 客尘医话三卷（清）计楠编
11. 太医局诸种程文九卷（清）四库全书馆辑

1918 年上海大东书局铅印本 6

2811 **潜斋医书五种** 1892

又名潜斋遗书五种

（清）王士雄（孟英、潜斋、随息居士）撰

子目：

1. 王氏医案二卷（清）周镁编
2. 王氏医案续编八卷（清）张鸿编
3. 随息居重订霍乱论四卷（清）王士雄撰
4. 温热经纬五卷（清）王士雄撰
5. 随息居饮食谱八卷（清）王士雄撰

（1）清光绪十八年壬辰（1892）上海醉六堂刻本 1
（2）清光绪二十二年丙申（1896）图书集成印书局铅印本 1 6 22 51
（3）清光绪三十年甲辰（1904）上海鸿文书局石印本 38 51
（4）清纬文堂刻本 21
（5）清重庆堂刻本 2（残）
（6）清刻本 21
（7）1912 年上海文瑞楼石印本 59
（8）1916 年上海千顷堂书局石印本 5
（9）1918 年集古阁石印本 51
（10）民国间上海锦章书局石印本 38

2812 **医学薪传饲鹤亭集方合刊** 1892

又名吴兴凌氏二种

（清）凌奂（晓五、维正、晓邬、折肱老人）撰

子目：

1. 医学薪传
2. 饲鹤亭集方

清光绪十九年癸巳（1893）著者铅印本 1 7

2813 **潜斋医学丛书八种** [1892]

（清）王士雄（孟英、潜斋、随息居士）撰

子目：

1. 言医一卷（清）斐一中撰 王士雄评选
2. 愿体医话良方一卷（清）史典撰 俞世贵补
3. 慎疾刍言（清）徐灵胎撰 张鸿补辑
4. 霍乱论二卷（清）王士雄撰
5. 潜斋简效方一卷附医话（清）王士雄撰
6. 柳州医话良方一卷（清）魏之琇撰
7. 女科辑要二卷（清）沈尧封编
8. 重庆堂随笔二卷（清）王学权撰 王国祥注

（1）清刻本 2 6
（2）1912 年上海李钟珏铅印本 1 21

2814 **潜斋医学丛书十四种** [1892]

（清）王士雄（孟英、潜斋、随息居士）撰辑者佚名

子目：

1. 重庆堂随笔二卷（清）王学权撰 王国祥注
2. 慎疾刍言（清）徐灵胎撰 张鸿补辑
3. 言医一卷（清）斐一中撰 王士雄评选
4. 愿体医话良方一卷（清）史典撰 俞世贵补
5. 柳州医话良方一卷（清）魏之琇撰 王士雄编
6. 潜斋简效方一卷附医话（清）王士雄撰
7. 四科简效方四卷（清）王士雄撰
8. 霍乱论二卷（清）王士雄撰
9. 女科辑要二卷（清）沈尧封编 徐政杰 王士雄注
10. 古今医案按选四卷（清）俞震撰 王士雄选 杨照藜评
11. 王氏医案二卷（清）周镁编
12. 王氏医案续编八卷（清）张鸿编
13. 王氏医案三编三卷（清）徐然石编
14. 归砚录（节录）四卷（清）王士雄撰

（1）1914 年上海世界书局石印本 50
（2）1918 年集古阁石印本 1 2 5 6 38 51

2815 **（新增）医方药性捷径合编** 1893

又名医门初学万金一统要诀分类、医方药性初学要诀

（明）太医院原本 罗必炜参订

子目：

1. 初学万金一统要诀十卷
2. 医方捷经四卷

3. 青囊药性赋五卷
4. 四言举要一卷
清光绪十四年戊子（1888）南京李光明庄刻本2 26

2816 **王旭高医书六种** 1897
（清）王泰林（旭高退思居士）编
子目：
1. 退思集类方歌一卷
2. 医方证治汇编歌诀一卷
3. 增订医方歌诀一卷
4. 医方歌括一卷
5. 薛氏湿热论歌诀一卷
6. 西溪书屋夜话录一卷
1920、1934年上海千顷堂书局石印本1 5 37 50

2817 **贻令堂医学三书** 1897
（清）黄保康（霄鹏）撰
子目：
1. 医林猎要四卷
2. 吴鞠通方歌
3. 陈修园方歌
清宣统三年辛亥（1911）贻令堂刻本6

2818 **中西医学丛书** 1897
原题（清）邃志庐陈氏汇辑
子目：
1. 中西内症玄机
2. 中西医学要论图考（英）合信氏撰
3. 花柳白浊各种治毒方（美）嘉约翰译
4. 中西眼科指南
5. 中西本草问答（清）唐宗海撰
6. 中西救急奇方（英）秀耀春撰
7. 泰西用药要法（清）孔健良撰
8. 泰西裹扎新法图解
9. 泰西割症大全
清光绪二十三年丁酉（1897）石印本2

2819 **中外医书八种合刻** 1901
辑者佚名
子目：
1. 脏腑图说（清）罗定昌编
2. 脏腑图说症治合璧（清）罗定昌撰
3. 脏腑全图 著者佚名
4. 症治要言（清）罗定昌撰
5. 医案类录（清）罗定昌撰
6. 中西医解二卷（清）唐宗海撰
7. 脉学辑要三卷（日）丹波元简撰
8. 皮肤新编（美）嘉约翰译
清光绪二十五年已亥（1899）至二十七年辛丑（1901）四川成都正字山房刻本2

2820 **中西医学群书** 1907
（清）陈侠君编
子目：
1. 颅囟经二卷（宋）著者佚名
2. 卫济宝书二卷（宋）东轩居士撰
3. 脏腑标本药式（金）张元素撰
4. 三消论（金）刘完素撰（清）周学海注
5. 诊家枢要（元）滑寿撰（清）周学海注
6. 痎疟论疏（明）卢之颐撰
7. 金匮钩玄三卷（元）朱震亨撰（清）周学海评注
8. 幼科要略二卷（清）叶桂撰 周学海注
9. 温热论（清）叶桂撰 周学海注
10. 客尘医话三卷（清）计楠撰
（1）清光绪三十三年丁未（1907）南洋医学社刻本2
（2）清光绪三十三年丁未（1907）上海六艺书局石印本6 32 51
（3）1918年上海大东书局影印本6

2821 **豫医双璧** 1909
（清）吴重熹（仲译）编
子目：
1. 伤寒补亡论二十卷（宋）郭雍撰
2. 儒门事亲十五卷（金）张从正撰
清宣统元年己酉（1909）海丰吴氏梁园节署铅印本5

2822 **中西医学全书** 1911
（清）羊城医学会辑
子目：
1. 脏腑图说症治合璧（清）罗定昌撰
2. 脏腑图说（清）罗定昌撰
3. 格致医理略述（英）傅兰祇编
4. 东西医法汇录（清）潘学祖编
5. 伤寒论浅注补正七卷（清）唐宗海撰
6. 皮肤新编（美）嘉约翰口译
7. 中西辨证医经精义二卷（清）唐宗海撰
8. 血证论八卷（清）唐宗海撰
9. 本草奥义问答二卷（清）唐宗海撰
10. 脉学精微辑要三卷（日）丹波元简撰
11. 医案类录（清）罗定昌撰
12. 论脉（英）舒高第译
1916年羊城医学研究所石印本5

2823 **医书六种** 1911
（清）姜国伊（尹人）编

刻本 2

2824 **医略六书十八卷** 1911
（清）赵翰香编
刻本 36

2825 **范氏医籍丛钞** 1911
（清）范赓治辑
子目：
1. 四明宋博川产后全书
2. 叶天士家传课徒草
3. 济阴元机辑要七卷
4. 疫痧草
5. 喉科全书
6. 白喉全生集
7. 白喉忌表扶微
8. 大氏喉科
9. 时疫白喉捷要
10. 外科图药灵
范氏门人抄录本 21

2826 **沈氏尊生书撮要** [1911]
（清）沈金鳌（千绿、汲门、尊生老人）原撰
杨向船摘要
抄本 38

2827 **医药丛书十一种** 1916
裘庆元（吉生、激生）编
子目：
1. 研经言四卷（清）莫文泉撰
2. 周氏易简方集验方二卷（清）周璟编
3. 周氏集验方续编（清）周璟撰
4. 罗谦甫治验案二卷（元）罗天益撰
5. 吴鞠通先生医案四卷（清）吴瑭撰
6. 惜分阴轩医案四卷（清）周镇撰
7. 人参考一卷（清）唐秉钧撰
8. 知医必辨一卷（清）李文荣撰
9. 市隐庐医学杂著一卷（清）王德森撰
10. 徐批叶天士晚年方案真本二卷（清）叶桂撰 徐大椿评
11. 白喉证治通考 张采田撰
1916、1921 年绍兴医药学报社刻本绍兴裘氏藏板 1 5 6

2828 **国医百家** 1918
裘庆元（吉生、激生）辑
子目：
1. 琉球百问一卷（清）曹存心撰
2. 薛案辨疏二卷（清）徐莲塘撰
3. 叶氏伏气解一卷（清）叶霖撰
4. 胎产指南七卷卷首一卷卷末一卷（清）单南山撰
5. 重订幼科金鉴评（清）费养庄撰
6. 雪雅堂医案二卷附类中秘旨（清）张士骧撰
7. 简明眼科学一卷（清）程松崖撰 王桂林增注
1918、1921 年绍兴医药学报社铅印本 1 2

2829 **医学易知** 1919
又名学医捷径
中华书局编
1. 药性易知
2. 脉法易知
3. 内科易知
4. 妇科易知
5. 儿科易知
6. 外科易知
7. 眼科易知
8. 喉科易知
9. 急救易知
10. 兽医易知
11. 良方汇选
12. 推拿易知
13. 花柳易知
14. 针灸易知
1929 年上海文明书局铅印本 2

2830 **退思庐医书四种合刻** 1921
严鸿志（痴孙）编
子目：
1. 感症辑要四卷
2. 女科证治约旨四卷
3. 女科精华三卷
4. 女科医案选粹四卷
（1）1921 年上海千顷堂书局石印本 2 6 32 46
（2）1921 年宁波汲绠书庄石印本 2 5 6 32

2831 **三三医书** 1923
裘庆元（吉生、激生）编
子目：
第一集
1. 温热逢源三卷（清）柳宝诒撰
2. 医事启源一卷（日）今邨亮撰
3. 医经秘旨二卷（明）盛寅编
4. 医病简要一卷（清）张畹香撰
5. 医阶辨证一卷（清）汪必昌撰
6. 喉科秘诀二卷（原题）破头黄真人撰 何光编
7. 疠科全书一卷（清）梁希曾撰

8. 重订时行伏阴刍言一卷 田云槎撰
9. 村居救急方七卷附余一卷 魏祖清编
10. 瓯蛊燃犀录一卷（清）燃犀道人撰
11. 外科方外奇方四卷（清）凌奂编
12. 咳论经旨四卷（清）凌德撰
13. 临症验舌法二卷 杨云峰撰
14. 沈氏经验方一卷附胎产良方一卷（清）沈维基撰
15. 重订痧疫指迷一卷（清）费养庄编 顾晓澜评
16. 重订灵兰要览二卷（明）王肯堂编 顾金寿重订
17. 凌临灵方一卷（清）凌奂撰
18. 推蓬寤语一卷（明）李豫亨撰（民国）王兰远节录
19. 旧德堂医案一卷（清）李用粹撰 唐玉书记
20. 内经辨言一卷（清）俞樾撰
21. 新刊诊脉三十二辨三卷（清）管玉衡编
22. 专治麻痧初编六卷（清）凌德编
23. 评注产科心法二卷（清）汪喆编（民国）徐召南评
24. 本草衍句一卷 著者佚名 金山农录
25. 先哲医话二卷（日）浅田惟常撰
26. 陈氏幼科秘诀一卷 苏州世医陈氏传
27. 秋疟指南二卷 林天佑编
28. 备急灸法一卷（宋）闻人耆年编
29. 医源一卷（清）芬余氏撰 卢育和录
30. 马培之医录一卷（清）马培之撰
31. 类证普济本事方续集十卷（宋）许叔微撰
32. 曹仁伯医案论一卷（清）曹存心撰
33. 南病别鉴三卷续集一卷（清）叶桂撰 宋兆祺增注

第二集

34. 医脉摘要二卷（清）萧涣唐编
35. 崇实堂医案一卷（清）姚龙光撰
36. 千里医案五卷（清）张千里撰
37. 医学课儿策一卷（清）高鼎汾撰 王泰林注
38. 经历杂论一卷（清）刘恒瑞撰
39. 痢疾明辨一卷（清）吴士瑛撰
40. 伏邪新书一卷（清）刘恒瑞撰
41. 鬼遗方五卷（南齐）龚庆宣撰
42. 医医医三卷（清）孟今氏撰
43. 察病指南三卷（宋）施发撰
44. 温证指归四卷（清）周魁撰
45. 女科折衷纂要一卷（清）凌德撰
46. 延陵弟子纪要一卷（清）曹存心撰 吴元善录
47. 过庭录存一卷（清）曹存心撰
48. 医中一得一卷（清）顾仪卿撰
49. 医学说约一卷（清）秋田散人撰
50. 医学妙谛三卷（清）何其伟撰
51. 发背对口治诀论一卷（清）谢应材撰
52. 脚气治法总要二卷（宋）董汲撰
53. 集验背疽方一卷（宋）李迅撰
54. 伏瘟证治实验谈 蒋树杞撰
55. 肯堂医论三卷（明）王肯堂撰
56. 伤科方书一卷（清）江考卿撰
57. 和缓遗风二卷（清）金子久撰
58. 证治心传一卷（明）袁班撰
59. 金氏门诊方案一卷（清）金子久撰
60. 长沙正经证汇附方一卷（日）田中荣信编
61. 治痢捷要新书一卷 丁国瑞编
62. 素问校义一卷（清）胡澍撰
63. 中风论一卷（清）熊笏撰
64. 琉球问答奇病论一卷（清）曹存心撰
65. 羊毛瘟证论一卷（清）随霖撰
66. 走马急疳真方一卷（宋）滕伯祥撰

第三集

67. 医学辑要四卷（清）吴燡编
68. 阴证略例一卷（元）王好古撰
69. 疡科纲要一卷 张寿颐撰
70. 沈鲐翁医验随笔一卷（清）沈祖复撰
71. 历验再寿编一卷 童月轩录
72. 仿寓意草二卷（清）李文荣撰
73. 毛对山医话一卷（清）毛祥麟撰
74. 沈氏女科辑要笺疏三卷（清）沈尧封编 徐政杰补注 张寿颐笺疏
75. 鲙残篇一卷（清）沈萍如撰
76. 重订喉科家训四卷 刁步忠撰 刁质明编
77. 外科学讲义一卷 刘丙生编
78. 医余三卷（日）尾台逸撰
79. 伤风证治约言一卷（日）后藤省撰
80. 解围元薮四卷（明）沈之问编
81. 丹溪脉诀指掌一卷（元）朱震亨撰
82. 医学体用三卷 王普耀编 沈仲圭录
83. 疝症积聚编一卷（日）大桥尚因撰
84. 医易一理一卷（清）邵同珍编
85. 馳后方（明）喻政编
86. 医津一筏一卷（清）江之兰撰
87. 许氏医案一卷（清）许恩普撰

88. 医经读四卷（清）沈又彭撰
89. 摄养枕中方一卷（唐）孙思邈撰
90. 灵药秘方二卷（清）师成子编
91. 药征三卷（日）吉益东洞编
92. 评琴书屋医略三卷（清）潘名熊撰
93. 重楼玉钥续编一卷（清）郑承瀚撰
94. 伤寒论读一卷（清）沈又彭撰
95. 药征续编二卷附录一卷（日）邨井杶撰
96. 上池杂说一卷（明）冯时可撰
97. 暑症发原一卷 李识侯参订
98. 徐渡渔先生医案一卷 徐渡渔撰
99. 行军方便便方三卷（清）罗世瑶编
1924 年杭州三三医社铅印本 1 6

2832 **陆筦泉医书十六种** 1923
（清）陆儋辰（筦泉、目乡）撰
子目：
1. 伤寒证治赋
2. 伤寒医方歌括
3. 风证证治赋
4. 暑湿证治赋
5. 瘟疫证治赋
6. 燥火证治赋
7. 风温辩治赋
8. 温热证治赋
9. 秋时晚发证治赋
10. 肿胀证治赋
11. 咳嗽证治赋
12. 痰饮证治赋
13. 虚劳证治赋
14. 虚劳医方歌括
15. 沙辨
16. 医方歌括
1923 年海陵丛刊铅印本 71

2833 **黄溪医垒** 1924
陈无咎（淳白、茂弘、无垢居士）撰
子目：
1. 医轨
2. 脏腑通诠
3. 妇科难题
1924 年上海丹溪学社铅印本 50

2834 **药盦医学丛书** 1928
恽铁樵（树珏）撰
子目：
第一辑
1. 论医集二卷
2. 医学平议
第二辑
3. 群经见智录三卷
4. 伤寒论研究四卷
5. 温病明理四卷
6. 热病学一卷
第三辑
7. 生理新语五卷
8. 脉学发微五卷
9. 病理概论一卷
10. 病理各论一卷
第四辑
11. 临证笔记一卷
12. 临证演讲录一卷
13. 金匮翼方选按五卷
14. 风劳臌病伦三卷
第五辑
15. 保赤新书四卷
16. 妇科大略一卷
17. 论药集一卷
第六辑
18. 十二经穴病侯撮要一卷
19. 神经系病理治疗一卷
20. 麟爪集四卷
第七辑
21. 伤寒论辑义案六卷
第八辑
22. 药盦医案全集八卷
（1）1928 年铅印本 37
（2）1936 年上海民友印刷公司铅印本 1
（3）1948 年章巨膺医室铅印本 6
（4）1948 年上海新中国医学社铅印本 6

2835 **回澜杜医书** 1929
汪绍达辑
子目：
1. 叶天士家传秘诀（清）叶桂撰
2. 慎疾刍言（清）徐大椿撰
3. 李翁医记二卷（清）焦循撰
4. 医事启源（日）今邨亮撰
1929 年上海迴澜社影印本 1

2836 **包氏医宗** 1930
（清）包桃初（育华、白髯叟）（民国）包识生（一虚、德逮）撰
子目：
第一集
（1）伤寒论章节
（2）伤寒方法附歌括

(3) 伤寒表
(4) 伤寒论讲义
(5) 伤寒方讲义
第二集
(6) 杂病论章节
(7) 杂病方法
(8) 杂病表
(9) 杂病论讲义
(10) 杂病方讲义
第三集
(11) 国医学粹经解
(12) 国医学粹脉学
(13) 国医学粹证论
(14) 国医学粹药性
1930～1936 年包氏医宗出版社铅印本 1 2 50

2837 **影印古本医学丛书** 1930
钱季寅编
子目:
第一集
1. 古本难经阐注二卷(清)丁锦注
2. 伤寒摄要四卷(清)王梦祖撰
3. 辨脉平脉章句二卷(清)周学海撰
4. 本草衍义二十卷(宋)寇宗爽撰
5. 女科秘旨八卷(清)释轮应撰
第二集
6. 难经悬解二卷(清)黄元御撰
7. 伤寒寻源三卷(清)吕震名撰
8. 金匮钩玄三卷(元)朱震亨撰
9. 医门科要三卷(清)赵濂撰
10. 针灸要旨三卷(明)高武撰
1930～1931 年上海中医书局影印本 6 50

2838 **太仓傅氏医学三书** 1930
(清)傅松元(耐寒、嵩园)撰 傅雍言编
子目:
1. 医经玉屑二卷
2. 医案摘奇四卷
3. 舌胎统志一卷附课艺刍议析疑
1930 年浏河傅氏学古堂铅印本 1

2839 **实用中医学** 1930
秦伯未(之济、谦斋)编
子目:
1. 生理学
2. 病理学
3. 诊断学
4. 药物学
5. 治疗学
6. 处方学
7. 内科学
8. 妇科学
9. 幼科学
10. 外科学
11. 五官科学
12. 花柳科学
1930 年上海中医书局铅印本 1

2840 **国医小丛书** 1931
国医书局辑
子目:
1. 时疫白喉捷要一卷(清)张绍修撰
2. 白喉治法忌表抉微一卷(清)耐修子录
3. 喉科十八证一卷(清)蔡钧撰
4. 刺疔捷法一卷(清)张镜撰
5. 七十四种疔疮图说一卷□叶氏传
6. 福幼编一卷(清)庄一夔撰
7. 遂生编一卷(清)庄一夔撰
8. 疫痧草一卷(清)陈耕道撰
9. 颅囟经一卷 著者佚名
10. 吊脚痧方论一卷(清)徐子默撰
11. 白喉辨症一卷(清)黄维翰撰
12. 集验背疽方一卷(宋)李迅撰
13. 脉诀秘传一卷(清)沈李龙撰
14. 发背对口治诀附外科秘法一卷(清)谢应材撰
15. 吐方考一卷(日)永富凤撰
16. 万病皆郁论一卷(日)源通魏撰
17. 伤寒捷径一卷 罗东生述
18. 喉科秘诀二卷(清)黄真人撰
19. 伏邪新书一卷 刘吉人撰
20. 疝症积聚编一卷(日)大桥尚因撰
21. 江氏伤科学一卷(清)江考卿撰
22. 证治心传一卷(明)袁班编
23. 上池杂说附经目屡验良方一卷(明)冯时可撰
24. 痧疫指迷一卷(清)费养庄撰
25. 霍乱平议一卷 凌禹声撰
26. 时疸论一卷 朱凤樨撰
27. 小儿病丛谈一卷 聂子因著
28. 痨病指南一卷 秦伯未撰
29. 伤寒论校勘记一卷 秦又安撰
30. 羚羊角辨一卷 张锡纯撰
31. 类伤寒辨一卷(清)吴钧编
32. 治疗录要一卷 九一老人编

33. 痧科全书一卷（清）梁希曾撰
34. 洄溪秘方一卷（清）徐大椿撰
1931 年上海国医书局铅印本 6

2841 **邱氏内科大纲** 1931
邱崇（宗山）撰
子目：
1. 伤寒论浅说
2. 金匮经浅说
3. 邱氏温病学
4. 邱氏脉学
1937 年北京和平印书局铅印本 1

2842 **孙氏医学丛书** 1932
孙鼎宜撰
子目：
1. 伤寒杂病论章句十六卷
2. 伤寒杂病论读本三卷
3. 难经章句三卷卷末一卷
4. 明堂孔穴一卷附针灸治要一卷
5. 脉经钞二卷卷末一卷
6. 医学三言
1936 年中华书局铅印本 1 2 5 6 51

2843 **铁樵函授医学讲义二十种** 1933
恽铁樵（树珏）编
子目：
1. 内经讲义
2. 金匮翼方选案
3. 金匮方论
4. 验方新按
5. 药物学讲义
6. 脉学讲义
7. 医学入门
8. 生理讲义
9. 神经系病理治要
10. 温病明理
11. 热病讲义
12. 幼科学
13. 梅疮见垣录
14. 病理概论
15. 病理各论
16. 临床笔记
17. 热病简明治法
18. 霍乱新论
19. 课先选刊
20. 医学史
1933 年上海新群印刷所铅印本 1

2844 **铁樵函授中医学校讲义十七种** [1933]
恽铁樵（树珏）撰
子目：
1. 伤寒论讲义
2. 药物学讲义
3. 伤寒广要讲义
4. 医家常识讲义
5. 脉学讲义
6. 新生理讲义
7. 温病讲义
8. 内经讲义
9. 金匮辑义讲义
10. 幼科讲义
11. 药盦医案讲义
12. 妇科大略讲义
13. 杂病讲义
14. 十二经经穴病侯撮要讲义
15. 章太炎霍乱论
16. 答问汇编
17. 金匮辑义
1934 年油印本 51

2845 **中国医学大成** 1936
曹炳章（赤电）编
子目：
第一集 医经类
1. 灵枢识六卷（日）丹波元简撰
2. 黄帝内经素问集注九卷（清）张志聪撰
3. 黄帝内经灵枢集注九卷（清）张志聪撰
4. 研经言四卷（清）莫枚士撰
5. 针灸甲乙经十二卷（晋）皇甫谧撰
第二集 药物类
6. 神农本草经三卷（清）孙星衍撰 孙冯翼编
7. 本草衍义二十卷（宋）寇宗奭撰
8. 雷公炮制药性赋四卷（金）李杲撰
9. 雷公炮制药性解六卷（明）李中梓撰
10. 药征三卷（日）吉益东洞撰
11. 药征续编二卷附录一卷（日）邨井杶撰
第三集 诊断类
12. 脉经十卷（晋）王叔和撰
13. 玉函经三卷（前蜀）杜光庭撰（宋）崔嘉彦注
14. 太素脉秘诀二卷（口）张太素撰 刘伯详注
15. 医灯续焰二十一卷（明）潘楫撰
16. 脉学辑要评三卷 廖平撰
17. 脉说二卷（清）叶霖撰
18. 重订诊家直诀二卷（清）周学海撰

19. 望诊遵经二卷（清）汪宏撰
20. 临症验舌法二卷　杨云峰撰
21. 察舌辨症新法一卷　刘恒瑞撰

第四集　方剂类

22. 圣济总录纂要二十六卷（清）程林摘编
23. 刘涓子鬼遗方五卷（齐）龚庆宣撰
24. 医方考六卷附脉语二卷（明）吴崑撰

第五集　通治类

25. 巢氏诸病源候论五十卷（隋）巢元方撰
26. 儒门事亲十五卷（金）张从正撰
27. 医林改错二卷（清）王清任撰

第六集　外感病类

伤寒丛刊

28. 伤寒九十论一卷（宋）许叔微撰
29. 伤寒六经辨证治法八卷（清）沈明宗撰
30. 张卿子伤寒论七卷（明）张遂辰撰
31. 伤寒明理论三卷（金）成无已撰
32. 伤寒来苏集八卷（清）柯琴撰
33. 伤寒兼证析义一卷（清）张倬撰
34. 伤寒贯珠集八卷（清）尤怡撰
35. 伤寒补例一卷（清）周学海撰

温暑丛刊

36. 增订叶评伤暑全书二卷（明）张鹤腾撰（清）叶霖订
37. 温热暑疫全书四卷（清）周扬俊撰
38. 温证指归四卷（清）周魁撰
39. 增补评注温病条辨六卷卷首一卷（清）吴瑭撰 王士雄等评注

附：

（1）温病条辨歌括二卷　颜芝馨撰
（2）辑补温热诸方一卷　方内散人编
（3）辑温病条辨论一卷　恒斋编
（4）温病医方撮要一卷（清）杨璿撰
（5）增补评注治温提要一卷（清）曹华峰撰
（6）温病三字经一卷（清）张子培撰
（7）温热经解一卷　沈鳞撰

40. 温热病指南集一卷（清）陈祖恭撰
41. 南病别鉴三卷续集一卷（清）宋兆淇撰
42. 温热逢源三卷（清）柳宝诒撰
43. 张氏温暑医旨一卷（清）张畹香撰
44. 伏气解一卷（清）叶霖撰
45. 伏邪新书一卷　刘恒瑞撰
46. 湿温时疫治疗法二卷　绍兴医学会撰
47. 疟疾论一卷（清）韩善征撰

瘟疫丛刊

48. 瘟疫论二卷补遗一卷（清）吴有性撰
49. 瘟疫明辨四卷附方一卷（清）戴天章撰　曹炳章评
50. （重订）医门普度瘟疫论三卷（明）吴有性撰（清）李砚庄订
51. 鼠疫抉微四卷（清）余德壎撰
52. 羊毛瘟论三卷（清）随霖撰
53. 阴证略例一卷（元）王好古撰
54. 随息居霍乱论一卷（清）王士雄撰
55. 瘟疫霍乱答问一卷附利济瘟疫录验方一卷（清）陈虬撰
56. 霍乱审证举要一卷（清）连文冲撰

附：

霍乱寒热辨正一卷　曹炳章撰
霍乱吐泻方论一卷

57. 伏阴论二卷（清）田宗汉撰
58. 痧胀玉衡三卷卷末一卷（清）郭志邃撰

第七集　内科类

59. （重刊）金匮玉函经二注二十二卷附补方一卷（元）赵以德衍义（清）周扬俊补注

附：

十药神书一卷（元）葛乾孙撰

60. 沈注金匮要略二十四卷（清）沈明宗撰
61. 金匮要略心典三卷（清）尤怡撰
62. 金匮翼八卷（清）尤怡撰
63. 脉因证治四卷（元）朱震亨撰
64. 韩氏医通二卷（明）韩悉撰
65. 慎斋遗书十卷（明）周子干撰
66. 症因脉治四卷卷首一卷（明）秦昌遇撰
67. 医学心悟六卷（清）程国彭撰
68. 医原三卷（清）石寿棠撰
69. 医学举要六卷（清）徐镛撰
70. （增订）十药神书一卷（元）葛乾孙撰（清）陈念祖注
71. 痰火点雪四卷（明）龚居中撰
72. 慎柔五书五卷（明）释住想撰（清）周学海评注
73. 理虚元鉴二卷（明）绮石先生撰
74. 虚损启微二卷（清）洪炜撰
75. 何氏虚劳心传一卷（清）何炫撰

第八集　外科类

外科丛刊

76. 徐评外科正宗十二卷（明）陈实功撰（清）徐大椿评
77. 马评陶批外科全生集四卷附新增马氏试

验秘方一卷（清）王维德撰 马文植评
陶祥忻批
78. 外科选要二卷附补遗方（清）唐黉编
79. 外科医镜一卷（清）张正撰
80. 疠科全书一卷（清）梁希曾撰
81. 痰疬法门一卷附杨梅验方一卷喉蛾捷诀一卷 李庆申撰

伤科丛刊

82. 正体类要二卷（明）薛己撰

喉科丛刊

83. 口齿类要一卷（明）薛己撰
84. 尤氏喉科秘书一卷（清）尤乘撰
85. （重刊）咽喉脉证通论一卷
86. 喉舌备要秘旨一卷附录一卷
87. （重订）囊秘喉书二卷附录验方一卷增录一卷（清）杨龙九撰 附录（清）王景华辑 增录（清）浦石师撰
88. 包氏喉证家宝一卷附方一卷附咽喉七十二证考一卷（清）包三鏸撰

眼科丛刊

89. 一草亭目科全书一卷附薛氏选方一卷（明）邓苑撰
90. 异授眼科一卷 著者佚名
91. 银海指南四卷（清）顾锡撰

第九集 妇科类

92. 经效产宝三卷附续编一卷（唐）昝殷撰 续编佚名
93. 校注妇人良方二十四卷（宋）陈自明撰（明）薛己注
94. 女科经纶八卷（清）萧壎撰
95. 女科切要八卷（清）吴道源撰
96. 盘珠集胎产症治三卷（清）施雯 严洁等撰
97. （重订）产孕集二卷附补遗一卷（清）张曜孙撰
98. 胎产指南八卷卷首一卷（清）单南山撰

第十集 儿科类

儿科丛刊

99. 小儿卫生总微论方二十卷
100. 活幼心书三卷（元）曾世荣撰
101. 慈幼新书十二卷卷首一卷（清）程云鹏撰
102. 幼科直言六卷（清）孟河撰
103. 幼幼集成六卷（清）陈复正撰

痘科丛刊

104. 原瘖要论一卷（清）袁氏撰
105. 麻疹备要方论一卷（清）吴亦鼎撰

第十一集 针灸类

针灸丛刊

106. 针灸素难要旨三卷（明）高武撰（日）冈本一抱子订

按摩丛刊

107. 巢氏病源补养宣导法二卷 廖平编

第十二集 医案类

108. 孙文垣医案五卷（明）孙一奎撰 孙泰来等编
109. 眉寿堂方案选存二卷（清）叶桂撰 郭濬维编
110. 三家医案合刻（清）吴金寿编
(1) 叶天士医案一卷（清）叶桂撰
(2) 缪宜亭医案一卷（清）缪遵义撰
(3) 薛生白医案一卷（清）薛雪撰
111. 程杏轩医案初集一卷附续录一卷辑录一卷（清）程文囿撰
112. 吴鞠通医案五卷（清）吴瑭撰
113. 何澹安医案一卷（清）何游撰
114. 张畹香医案二卷（清）张畹香撰
115. 邵兰荪医案四卷（清）邵兰荪撰 史久华评注

第十三集 杂著类

医论丛刊

116. 重订灵兰要览二卷（明）王肯堂撰（清）顾金寿订
117. 肯堂医论三卷（明）王肯堂撰
118. 医学源流论二卷（清）徐大椿撰
119. 慎疾刍言一卷（清）徐大椿撰
120. 叶选医衡二卷（明）沈时誉撰（清）叶桂编
121. 读医随笔六卷（清）周学海撰
122. 医学读书记三卷续记一卷附静香楼医案一卷（清）尤怡撰
123. 知医必辨一卷（清）李文荣撰
124. 市隐庐医学杂著一卷（清）王德森撰 曹炳章评

医话丛刊

125. 友渔斋医话六种（清）黄凯钧撰
(1) 一览延龄一卷
(2) 橘旁杂论二卷
(3) 上池涓滴一卷
(4) 肘后偶抄二卷
(5) 证治指要一卷
(6) 药笼小品一卷

126. 客尘医话三卷（清）计楠撰
127. 先哲医话二卷（日）浅田惟常撰
128. 对山医话四卷附补编一卷（清）毛祥麟撰
129. 冷庐医话五卷附补编一卷（清）陆以湉撰
130. 柳州医话一卷附方一卷（清）魏之琇撰 王士雄编
131. 鬲塘医话一卷附补编二卷（清）张景焘撰
132. 潜斋医话一卷（清）王士雄撰
133. 医暇卮言二卷（清）程林撰
134. 徐批叶天士晚年方案真本二卷（清）叶桂撰 徐大椿评

1936 年—1937 年上海大东书局铅印本 6

2846 **珍本医书集成** 1936

裘庆元（吉生、激生）编

子目：

医经类

1. 内经素问校义一卷（清）胡澍撰
2. 内经博义四卷（清）罗美撰
3. 难经古义二卷（日）滕万卿撰
4. 难经正义六卷（清）叶霖撰
5. 古本难经阐注二卷（清）丁锦撰

本草类

6. 神农本草经赞三卷附月令七十二候赞（魏）吴普等撰
7. 本草择要纲目一卷（清）蒋介繁撰
8. 本草撮要十卷（清）陈其瑞编
9. 本草思辨录四卷卷首一卷（清）周岩撰
10. 食鉴本草一卷（清）费伯雄撰

脉学类

11. 订正太素脉秘诀二卷（口）张太素撰 刘伯详注
12. 脉诀乳海六卷（清）王邦傅撰
13. 诊脉三十二辨一卷（清）管玉衡撰

伤寒类

14. 伤寒括要二卷（明）李中梓撰
15. 伤寒寻源三卷（清）吕震名撰
16. 伤寒捷诀一卷（清）严宫方撰
17. 伤寒法祖二卷（清）任越庵撰

通治类

18. 松厓医径二卷（清）程玠撰
19. 古今医彻四卷（清）怀远撰
20. 医略十三篇十三卷附列方一卷、关格考、人迎辨（清）蒋宝素撰
21. 医经小学六卷（明）刘纯撰
22. 通俗内科学一卷 张拯滋撰
23. 杂症会心录二卷（清）汪文绮撰
24. 鸡鸣录一卷（清）王士雄编
25. 医学传灯二卷（清）陈岐撰

内科类

26. 增订伤暑全书二卷（明）张鹤腾撰（清）叶霖增订
27. 辨疫琐言一卷附李翁医记一卷（清）李炳撰
28. 六气感证要义一卷（清）周岩撰
29. 鼠疫约编一卷（清）吴宣崇撰 罗汝兰增辑 郑奋扬参订
30. 湿温时疫治疗法一卷 绍兴医学会编
31. 温热经解一卷 沈麟撰
32. 温热论笺正一卷 陈光淞撰
33. 医寄伏阴论二卷（清）田宗汉撰
34. 霍乱燃犀说二卷（清）许起撰
35. 六因条辨三卷（清）陆廷珍撰
36. 瘴疟指南二卷附黑热病证治指南（明）郑全望撰
37. 疯门全书一卷附疯门辨症一卷（清）萧晓亭撰

外科类

38. 外科传薪集一卷（清）马文植撰
39. 外科方外奇方四卷（清）凌奂撰
40. 伤科方书一卷 江考卿撰

妇科类

41. 产宝一卷（清）倪枝维撰
42. 产宝集二卷（清）张曜孙撰
43. 胎产新书二十卷 竹林寺传
44. 女科百问二卷（宋）齐仲甫撰

儿科类

45. 儿科醒十二卷（清）芝屿樵客撰
46. 麻疹阐注四卷（清）张廉撰

方书类

47. 惠直堂经验方四卷（清）陶承熹撰
48. 绛囊撮要一卷（清）云川道人编
49. 经验奇方二卷（清）周子芗编
50. 古方汇精五卷（清）爱虚老人编
51. 医方简义六卷（清）王清源撰
52. 回生集二卷（清）陈杰编
53. 不知医必要四卷（清）梁廉夫编
54. 医便五卷（明）王三才编
55. 春脚集四卷（清）孟文瑞编
56. 外治寿世方四卷（清）邹存淦编

57. 文堂集验方四卷（清）何京编
58. 疑难急病简方四卷（清）罗越峰编
59. 扶寿精方一卷（明）吴旻编
60. 孙真人海上方一卷（唐）孙思邈撰
61. 鲁府禁方四卷（明）龚廷贤编
62. 秘传大麻疯方一卷　著者佚名
63. 喻选古方试验四卷（清）喻昌编

医案类

64. 得心集医案六卷（清）谢星焕撰
65. 杏轩医案初集一卷续录一卷辑录一卷（清）程文囿撰
66. 古今医案按选四卷（清）俞震撰 王士雄选
67. 花韵楼医案一卷（清）顾德华撰
68. 王旭高临证医案四卷（清）王泰林撰
69. 丛桂草堂医案四卷　袁焯撰
70. 黄澹翁医案四卷（清）黄述宁撰
71. 诊余举隅录二卷（清）陈廷儒撰
72. 也是山人医案一卷（清）也是山人撰 周镇订正
73. 龙砂八家医案一卷（清）姜成之编
74. 邵氏医案一卷（清）邵兰荪撰
75. 沈氏医案一卷（清）沈璠撰
76. 青霞医案一卷（清）沈登阶撰
77. 素圃医案四卷（清）郑重光撰
78. 扫叶庄一瓢老人医案四卷（清）薛雪撰

杂著类

79. 寿世青编二卷附病后调理服食法一卷（清）尤乘编
80. 存存斋医话稿二卷（清）赵彦晖编

附：

吴山散记一卷　沈仲圭撰

81. 医权初编二卷（清）王三尊撰
82. 一得集三卷（清）释心禅撰
83. 医医偶录二卷（清）陈念祖撰
84. 药症忌宜一卷（清）陈澈撰
85. 蠢子医四卷（清）龙之章撰
86. 宜麟策一卷续集一卷（明）张介宾撰
87. 医医小草一卷附游艺志略一卷（清）宝辉撰
88. 医门补要三卷（清）赵濂撰
89. 履霜集三卷（清）臧达德撰
90. 广嗣要语一卷（明）俞桥撰

1936 年上海世界书局铅印本 1　6　46

2847 **皇汉医学丛书** 1936

陈存仁编

子目：

1. 素问识八卷卷首一卷（日）丹波元简撰
2. 素问绍识四卷（日）丹波元坚撰
3. 难经疏证二卷（日）丹波元胤撰
4. 医事启源（日）今邨亮撰
5. 医家千字文（日）惟宗时俊撰
6. 证治摘要二卷（日）中川成章编
7. 皇国名医传三卷附杏林杂话（日）浅田惟常撰
8. 中国医籍考八十卷附皇汉医学书目一览（日）丹波元胤撰
9. 中国内科医鉴二卷（日）大塚敬节撰 汤本求真阅
10. 伤寒之研究五卷（日）中西惟忠撰
11. 伤寒论纲要（日）橘春晖撰
12. 伤寒广要十二卷（日）丹波元坚撰
13. 伤寒论辑义七卷（日）丹波元简撰
14. 伤寒论述义五卷附补遗（日）丹波元坚撰
15. 伤寒论集成十卷（日）山田宗俊撰
16. 伤寒用药研究二卷（日）川越正淑撰
17. 伤寒脉证式八卷（日）川越正淑撰
18. 金匮玉函要略述义三卷（日）丹波元坚撰
19. 金匮玉函要略辑义六卷（日）丹波元简撰
20. 长沙证汇（日）田中荣信撰
21. 伤风约言（日）后藤省撰
22. 温病之研究二卷（日）源元凯撰
23. 温疫论私评二卷（日）秋吉质评
24. 泻疫新论二卷（日）高岛久贯撰 高岛久也增补
25. 脚气钩要二卷（日）今邨亮撰
26. 脚气概论（日）浅田惟常撰 冈田昌春等编
27. 疝气证治论（日）大桥尚因撰
28. 中国接骨图说（日）二宫献撰
29. 产科发蒙六卷（日）片仓元周撰
30. 产论四卷（日）贺川玄悦撰
31. 产论翼（日）贺川玄迪撰
32. 中国儿科医鉴（日）大塚敬节撰
33. 幼科证治大全（日）下津寿泉撰
34. 痘科辨要十卷（日）池田独美撰
35. 眼科锦囊四卷续集二卷（日）本庄俊笃撰
36. 霉疠新书二卷（日）片仓元周撰

37. 经穴纂要五卷（日）小阪营升编
38. 针学通论（日）佐藤利信编
39. 针灸学纲要（日）管周桂撰
40. 选针三要集二卷（日）杉山和一撰
41. 药治通义十二卷（日）丹波元坚撰
42. 脉学辑要三卷（日）丹波元简撰
43. 方剂辞典（日）水走嘉言撰
44. 奇正方（日）贺古寿撰
45. 丹方之研究（日）冈西为人撰
46. 类聚方（日）吉益为则撰
47. 方机（日）吉益为则口授 乾省守业记
48. 救急选方二卷（日）丹波元简编
49. 名家方选二卷（日）山田元伦撰
50. 家塾方与方极（日）吉益为则撰
51. 医略抄（日）丹波雅忠撰
52. 古方分量考（日）平井氏撰
53. 医余四篇（日）尾台逸撰
54. 医賸三卷（日）丹波元简撰
55. 先哲医话集（日）长尾藻城编
56. 青囊琐探二卷（日）片仓元周撰
57. 藤氏医谈二卷（日）近藤明撰
58. 医断一卷附斥医断一卷 鹤冲元逸撰
59. 北山医案三卷附录一卷（日）北山友松撰 北山道修编
60. 生生堂治验二卷（日）中神琴溪撰 小野逊编
61. 建殊录（日）吉益为则撰 严恭编
62. 丛桂偶记二卷（日）原昌克撰
63. 古书医言四卷（日）吉益为则撰
64. 药征三卷（日）吉益为则撰
65. 药征续编（日）邨井杶撰
66. 汉药研究纲要（日）久保田晴光撰
67. 中国药物学大纲（日）伊豫平住撰
68. 鹿茸之研究（日）峰下铁雄撰
69. 犀黄之研究（日）杉本重利撰
70. 中国药一百种之化学实验（日）中尾万三撰
71. 汉药良劣鉴别法（日）一色直太郎撰
72. 中国医药论文集三十四篇（日）富士川游等撰

1936 年上海世界书局铅印本 1 5 6 46 58

2848 **顾氏医苑** 1936

顾培玺（宝初）编

1937 年上海千顷堂书局铅印本 1 2 5 50

2849 **中国医药汇海** 1936

蔡陆仙编

子目：

1. 第一编经部
   神农本草经
   黄帝内经附医经精义
   难经（战国）秦越人撰
   伤寒杂病论（汉）张仲景撰
   中藏经（汉）华佗撰
   王叔和脉经（晋）王叔和撰
   针灸甲乙经（晋）皇甫谧撰
   颅囟经 著者佚名
2. 第二编史部
3. 第三编论说部
4. 第四编药物部
5. 第五编方剂部
6. 第六编医案部
7. 第七编针灸部

1941 年上海中华书局铅印本 1

2850 **竹斋医学丛刊** 1936

黄维翰（竹斋）撰

1936 年西安酉山书局、上海中国医药书局、上海光华医药杂志社铅印本 21

2851 **中国医学约编** 1938

周禹锡撰

子目：

1. 生理约编
2. 病理约编
3. 诊断约编
4. 药物约编
5. 处方约编
6. 内科约编
7. 妇科约编
8. 儿科约编
9. 瘟疫约编
10. 医賸约编

1941 年天津中西汇通医社铅印本 6

2852 **九芸医馆医学丛书** 1949

许少华撰

子目：

1. 防疫医话
2. 九芸医案
3. 外科良方
4. 花柳病讲义
5. 验方配本
6. 脉动学一夕谈
7. 治痘宝册

抄本 6

12.3 其他丛书中的医书

2853 **说郛一百二十卷** [1367]

(元) 陶宗仪 (九成) 辑 (明) 陶珽校补

医书子目:

1. 山家清供一卷 (宋) 林洪撰
2. 天隐子养生书一卷 (唐) 司马承祯撰
3. 保生要录一卷 (宋) 蒲处贯撰
4. 保生月录一卷 (宋) 韦行规撰
5. 养生月录一卷 (宋) 姜蜕撰
6. 摄生要录一卷 (明) 沈仕撰
7. 禅本草一卷 (宋释) 慧日撰
8. 麴本草一卷 (宋) 田锡撰
9. 食谱一卷 (唐) 韦巨源撰
10. 食经一卷 (□) 谢讽撰
11. 中馈录一卷 (□) 吴氏撰
12. 南方草木状三卷 (晋) 稽含撰
13. 菌谱一卷 (宋) 陈仁玉撰
14. 蔬食谱一卷 (宋) 陈达叟撰
15. 野菜谱一卷 (明) 王磐撰
16. 茹草纪事一卷 (宋) 林洪撰
17. 药谱一卷 (唐) 侯宁极撰
18. 药录一卷 (晋) 李当之撰
19. 何首乌录一卷 (唐) 李翺撰
20. 彰明附子记一卷 (宋) 杨天惠撰
21. 褚氏遗书一卷 (南齐) 褚澄撰
22. 脉经一卷 (晋) 王叔和撰
23. 子午经一卷 (周) 扁鹊撰
24. 玄女房中经一卷 (唐) 孙思邈撰
25. 相儿经 (晋) 严助撰

清顺治三年丙戌 (1646) 周南李际期宛委山堂刻本 6 (残)

2854 **说郛一百卷** [1367]

(元) 陶宗仪 (九成) 辑 (民国) 张宗祥重校

医书子目:

1. 山家清供一卷 (宋) 林洪撰
2. 清异录 (药部) (宋) 陶谷撰
3. 蔬食谱一卷 (宋) 陈达叟撰
4. 菌谱一卷 (宋) 陈仁玉撰
5. 褚氏遗书一卷 (南齐) 褚澄撰
6. 保生要录一卷 (宋) 蒲处贯撰
7. 南方草木状三卷 (晋) 稽含撰

1927 年上海商务印书馆铅印本 6

2855 **道藏** [1449]

辑者佚名

医书子目:

1. 图经衍义本草四十二卷图经集注衍义本草五卷 (宋) 冦宗奭编
2. 黄帝内经素问补注释文五十卷 (唐) 王冰注 (宋) 林亿等校正
3. 黄帝素问灵枢集注二十三卷灵枢略一卷 (宋) 史崧撰
4. 黄帝内经素问遗篇五卷 (宋) 刘温舒补
5. 素问入式运气论奥三卷 (宋) 刘温舒撰
6. 素问六气玄珠密语十七卷 (唐) 王冰撰
7. 黄帝八十一难经纂图句解七卷附注义图序论一卷 (宋) 李駉撰
8. 孙真人备急千金要方九十三卷目录二卷 (唐) 孙思邈撰
9. 急救仙方十一卷
10. 仙传外科秘方十一卷 (明) 赵宜真编
11. 葛仙翁肘后备急方八卷 (晋) 葛洪撰
12. 胎息经注一卷　幻真先生注
13. 胎息秘要歌诀一卷
14. 崔公入药镜注解一卷 (元) 王玠撰
15. 修真精义杂论一卷 (唐) 司马承祯述
16. 灵宝众真丹诀一卷
17. 神仙服饵丹石行药法一卷 (唐) 京里先生撰
18. 黄庭内景五脏六腑补泻图并序一卷 (唐) 胡愔述
19. 灵剑子一卷灵剑子导引子午记一卷 (晋) 许逊述
20. 摄生纂录一卷
21. 养生秘录一卷
22. 四气摄生图一卷
23. 太清导引养生经一卷
24. 太上养生胎息气经一卷
25. 太清调气经一卷
26. 太上老君养生诀一卷
27. 太清服气口诀一卷
28. 嵩山太无先生气经二卷
29. 延陵先生集新旧服气经一卷 (□) 桑榆子评
30. 幻真先生服内元炁诀一卷
31. 服气精义论一卷 (唐) 司马承祯述
32. 气法要妙至诀一卷
33. 上清司命茅真君修行指迷诀一卷
34. 神仙食炁金匮妙录一卷 (唐) 京里先生撰
35. 枕中记一卷

36. 养性延命录二卷（梁）陶弘景集
37. 三洞枢机杂说一卷
38. 彭祖摄生养性论一卷
39. 孙真人摄养论一卷
40. 抱朴子养生论一卷
41. 养生詠玄集一卷
42. 神仙服食灵草菖蒲丸方传一卷
43. 上清经真丹秘诀一卷
44. 混俗颐生录二卷 刘词编
45. 保生要录一卷（宋）蒲处贯撰
46. 修真秘录一卷进 符度仁撰
47. 三元延寿参赞书一卷（元）李鹏飞编
48. 太上保真养生论一卷
49. 养生辨疑诀一卷（唐）施肩吾撰
50. 显道经一卷
51. 太清金液神丹经三卷
52. 太清石壁记三卷（□）楚泽先生编
53. 太清经天师口诀一卷
54. 太清修丹经诀一卷
55. 黄帝九鼎神丹经诀二十卷
56. 九转灵砂大丹资圣玄经一卷
57. 张真人金石灵砂论一卷（□）张隐居撰
58. 太极真人九转还丹经要诀一卷
59. 大洞炼真宝经修伏灵砂妙诀一卷（元）陈少微撰
60. 大洞炼真宝经九还金丹妙诀一卷（元）陈少微撰
61. 太上卫灵神化九转丹砂法一卷
62. 九转灵砂大丹一卷
63. 九转青金灵砂丹一卷
64. 阴阳九转成紫金点化还丹诀一卷
65. 玉洞大神丹砂真要诀一卷（唐）张果纂
66. 灵砂大丹秘诀一卷
67. 碧玉朱砂寒林玉树匮一卷（□）陈大师撰
68. 丹房须知一卷（宋）吴悮撰
69. 石药尔雅一卷
70. 纯阳吕真人药石制一卷
71. 金碧五相类参同契三卷（汉）阴长生注
72. 参同契五相类秘要一卷
73. 阴真君金石五相类一卷
74. 金石簿五九数诀一卷
75. 上清九真中经内诀一卷
76. 龙虎还丹诀二卷（唐）金陵子撰
77. 金华玉液大丹一卷
78. 感气十六转金丹一卷
79. 修炼大丹要旨二卷
80. 金华冲碧丹经秘旨二卷（宋）白玉蟾传 彭耜编
81. 抱朴子神仙金汋经三卷
82. 诸家神品丹法六卷
83. 铅汞甲庚至宝集成五卷
84. 丹房奥论一卷（宋）程了一撰
85. 大丹铅汞论一卷（唐）金竹坡撰
86. 丹方鉴源三卷（唐）独孤滔撰
87. 轩辕黄帝水经药法一卷
88. 三十六水法一卷
89. 红铅入黑铅诀一卷
90. 通玄秘术三卷（唐）沈知言集
91. 灵飞散传信录一卷
92. 雁门公妙解录一卷（唐）雁门公撰
93. 玄霜掌上录一卷
94. 太极真人杂丹药方一卷
95. 神仙养生秘术一卷（□）太白山人传（后赵）刘景先受
96. 太古土兑经三卷
97. 上洞心丹经诀三卷
98. 九转流珠神仙九丹经二卷
99. 庚道集九卷
100. 还丹至药篇一卷（宋）贤芝膺图述
101. 内丹诀一卷（宋）陈朴撰
102. 洞元子内丹诀二卷
103. 内丹还元诀二卷
104. 长生指要篇一卷（宋）林自然述
105. 抱朴子内篇二十卷外篇五十卷（晋）葛洪撰
106. 正一法文修真旨要一卷
107. 上清太极真人撰所施行秘要经一卷
108. 上清黄庭五脏六腑真人玉轴经一卷
109. 长生胎元神用经一卷（□）郎肇注
110. 太清道林摄生论一卷
111. 长生诠经一卷
112. 太初元气接要保生之论一卷
113. 存神鍊气铭一卷（唐）孙思邈述
114. 保生铭一卷（唐）孙思邈述

1923～1926 年上海商务印书馆据明正统本影印本 6

2856 宝颜堂秘笈 ［1602］

（明）陈继儒（仲醇）辑

医书子目：

1. 脉望八卷（明）赵台鼎撰
2. 男女绅言（明）皆春居士撰

3. 饮食绅言（明）皆春居士撰
4. 祈员嗣真诠（明）袁黄撰
(1) 明万历绣水沈氏刻本 6
(2) 1922 年上海文明书局石印本 6

2857 **格致丛书** [1603]
(明) 胡文焕（德甫、全庵、抱琴居士）辑
医书子目：
1. 三元延寿参赞书五卷（元）李鹏飞撰
2. 养生类纂二卷（宋）周守中撰
3. 养生月览二卷（宋）周守中撰
4. 摄生集览一卷 著者佚名
5. 摄生要义一卷 河滨丈人撰
6. 类修要诀二卷（明）胡文焕编
7. 厚生训纂六卷（明）周臣编
8. 山居四要五卷（元）汪汝懋编
9. 寿亲养老书一卷（宋）陈直撰
10. 食物本草二卷（明）卢和撰
11. 食鉴本草二卷（明）宁原编
12. 南方草木状二卷（晋）稽含撰
13. 养生食忌（明）胡文焕编
14. 养生导引法 著者佚名
15. 保生心鉴（明）铁峰居士撰
16. 修真秘要（明）王蔡传
17. 锦身机要三卷（明）混沌子撰
18. 臞仙神隐四卷（明）朱权编
明万历三十一年癸卯（1603）刻本 6（残）

2858 **津逮秘书** 1644
(明) 毛晋辑
医书子目：
1. 黄帝授三子玄女经一卷
2. 胎息经一卷 幻真先生注
明崇祯虞山毛氏汲古阁刻本 6

2859 **武英殿聚珍版书** [1777]
辑者佚名
医书子目：
1. 苏沈良方八卷拾遗二卷校勘记一卷（宋）苏轼 沈括撰 校勘记（清）孙星衍撰
2. 小儿药证直诀三卷（宋）钱乙撰
(1) 清乾隆浙江重刻本 6
(2) 清乾隆四十二年丁酉（1771）刻道光同治间递修光绪二十一年补刻本 6
(3) 清同治十三年甲戌（1874）江西书局刻本 6

2860 **四库全书** 1782
(清) 纪昀（晓岚）等编
医书子目：
1. 黄帝素问二十四卷（唐）王冰注
2. 灵枢经十二卷（宋）史崧音释
3. 难经本义二卷（战国）秦越人撰（元）滑寿注
4. 甲乙经八卷（晋）皇甫谧撰
5. 金匮要略论注二十四卷（汉）张机撰（清）徐彬注
6. 伤寒论注十卷附伤寒明理论三卷论方一卷（汉）张机撰（金）成无已注
7. 肘后备急方八卷（晋）葛洪撰
8. 褚氏遗书（南齐）褚澄撰
9. 巢氏诸病源候论五十卷（隋）巢元方撰
10. 千金要方九十三卷（唐）孙思邈撰（宋）郭思节辑
11. 银海精微二卷（唐）孙思邈撰
12. 外台秘要四十卷（唐）王焘撰
13. 颅囟经二卷 著者佚名
14. 铜人针灸经七卷 著者佚名
15. 西方子明堂灸经八卷 原题·西方子撰
16. 博济方五卷（宋）王衮撰
17. 苏沈良方八卷（宋）苏轼 沈括集
18. 寿亲养老新书四卷（宋）陈直撰（元）邹铉续
19. 脚气治法总要二卷（宋）董汲撰
20. 旅舍备要方一卷（宋）董汲撰
21. 素问入式运气论奥三卷附黄帝内经素问遗篇（宋）刘温舒撰
22. 伤寒微旨二卷（宋）韩祗和撰
23. 伤寒总病论六卷附音训一卷修治药法一卷（宋）庞安时撰
24. 圣济总录纂要二十六卷（清）程林删定
25. 证类本草三十卷（宋）唐慎微撰
26. 全生指迷方四卷（宋）王贶撰
27. 小儿卫生总微论方二十卷 著者佚名
28. 类证普济本事方十卷（宋）许叔微撰
29. 太平惠民和剂局方十卷附指南总论三卷（宋）陈师文等编
30. 卫生十全方三卷附奇疾方（宋）夏德撰
31. 传信适用方二卷（宋）吴彦夔撰
32. 卫济宝书二卷 东轩居士撰
33. 医说十卷（宋）张杲撰
34. 针灸资生经七卷（宋）王执中撰
35. 妇人大全良方二十四卷（宋）陈自明撰
36. 太医局程文九类 著者佚名
37. 三因极一病证方论十八卷（宋）陈言撰
38. 产育宝庆方二卷（宋）郭稽中撰

39. 集验背疽方一卷（宋）李迅撰
40. 济生方八卷（宋）严用和撰
41. 产宝诸方一卷　著者佚名
42. 仁斋直指二十六卷附伤寒类书活人总括七卷（宋）杨士瀛撰
43. 急救仙方六卷　著进佚名
44. 素问玄机原病式一卷（金）刘完素撰
45. 黄帝素问宣明论方十五卷（金）刘完素撰
46. 伤寒直格方三卷伤寒标本心法类萃二卷（金）刘完素撰
47. 素问病机气宜保命集三卷（金）张元素撰
48. 儒门事亲十五卷（金）张从正撰
49. 内外伤辨惑论三卷（金）李杲撰
50. 脾胃论三卷（金）李杲撰
51. 兰室秘藏三卷（金）李杲撰
52. 医垒元戎十二卷（元）王好古撰
53. 此事难知二卷（元）王好古撰
54. 汤液本草三卷（元）王好古撰
55. 瑞竹堂经验方五卷（元）沙图穆苏撰
56. 世医得效方二十卷（元）危亦林撰
57. 格致余论一卷（元）朱震亨撰
58. 局方发挥一卷（元）朱震亨撰
59. 金匮钩玄三卷（元）朱震亨撰
60. 扁鹊神应针灸玉龙经一卷（元）王国瑞撰
61. 外科精义二卷（元）齐德之撰
62. 脉诀刊误二卷附录二卷（元）戴启宗撰
63. 医经溯洄集二卷（元）王履撰
64. 普济方四百二十六卷（明）朱橚撰
65. 推求师意二卷（明）戴原礼撰
66. 玉机微义五十卷（明）徐用诚撰 刘纯续增
67. 仁端录十六卷（明）徐谦撰
68. 薛氏医案七十八卷（明）薛已撰
69. 针灸问对三卷（明）汪机撰
70. 外科理例七卷附方一卷（明）汪机撰
71. 石山医案三卷附案一卷（明）汪机撰 陈桷编
72. 名医类案十二卷（明）江瓘编
73. 赤水玄珠三十卷（明）孙一奎撰
74. 医旨绪余二卷（明）孙一奎撰
75. 证治准绳一百二十卷（明）王肯堂撰
76. 本草纲目五十二卷（明）李时珍撰
77. 奇经八脉考一卷（明）李时珍撰
78. 濒湖脉学一卷（明）李时珍撰
79. 伤寒论条辨八卷附本草钞一卷或问一卷痉书一卷（明）方有执撰
80. 先醒斋医学广笔记四卷（明）缪希雍撰
81. 神农本草经疏三十卷（明）缪希雍撰
82. 类经三十二卷（明）张介宾编
83. 景岳全书六十四卷（明）张介宾编
84. 温疫论二卷补遗一卷（明）吴有性撰
85. 痎疟论疏一卷（明）卢之颐撰
86. 本草乘雅半偈十卷（明）卢之颐撰
87. 御纂医宗金鉴九十卷（清）吴谦等撰
88. 尚论篇八卷（清）喻昌撰
89. 医门法律十二卷附寓意草四卷（清）喻昌撰
90. 伤寒舌鉴一卷（清）张登撰
91. 伤寒兼证析义一卷（清）张倬撰
92. 绛雪园古方选注三卷附得宜本草一卷（清）王子接撰
93. 续名医类案六十卷（清）魏之琇撰
94. 神农本草经百种录一卷（清）徐大椿撰
95. 伤寒类方一卷（清）徐大椿撰
96. 兰台轨范八卷（清）徐大椿撰
97. 医学源流论二卷（清）徐大椿撰
98. 南方草木状三卷（晋）嵇含撰
99. 救荒本草二卷（明）朱橚撰
100. 野菜博录四卷（明）鲍山撰
101. 遵生八笺十九卷（明）高濂撰
102. 天隐子养生书一卷　著者佚名
103. 悟真篇注疏三卷附直指禅说（宋）张伯端撰 翁葆光注（元）载起宗疏
104. 周易参同契分章注三卷(元)陈致虚编
105. 抱朴子内外篇八卷（晋）葛洪撰
106. 广群芳谱一百卷（清）汪灏等撰

（1）清文澜阁抄本 6

（2）1986 年中医古籍出版社影印本 1

2861 **平津馆丛书** 1808

（清）孙星衍（渊如）辑

医书子目：

1. 华氏中藏经三卷　原题（汉）华佗撰
2. 素女方 著者佚名
3. 秘授清宁丸方一卷（清）孙星衍辑
4. 千金宝要六卷（宋）郭思撰

（1）清嘉庆十三年戊辰（1808）兰陵孙氏刻本 6

（2）清光绪 十一年乙酉（1885）吴县朱氏槐庐刻本 6

（3）据平津馆丛书传钞本刻（缺1）21

2862 **求志居丛书** 1896

（清）陈隆泽辑校

医书子目：

1. 博济方（宋）汪衮撰
2. 旅舍备要方（宋）董汲编
3. 伤寒微旨（宋）韩祗和撰
4. 全生指迷方（宋）王贶撰
5. 伤寒九十论（宋）许叔微撰

清光绪二十六年庚子（1900）宁波文光斋刻本21

2863 **六译馆丛书** 1913

廖平（季平）撰辑

医书子目：

1. 黄帝内经明堂一卷附录一卷（隋）杨上善注
2. 黄帝内经太素诊皮篇补证一卷附古经诊皮名词解一卷释尺二卷附录一卷
3. 杨氏太素诊络篇补证三卷附病表一卷名词解一卷
4. 黄帝太素人迎脉口诊补证二卷
5. 杨氏太素三部九候篇诊法补证附十二经动脉表一卷
6. 诊骨篇补证一卷附中西骨格辨证一卷（清）刘廷桢撰
7. 诊筋篇补证
8. 营卫运行杨注补证
9. 分方治宜篇
10. 灵素五解篇 廖宗泽撰
11. 平脉考内经平脉考
12. 经脉考证
13. 仲景三部九候诊法附伤寒浅注读法
14. 伤寒总论一卷附太素内经伤寒总论补证一卷太素四时病补证一卷疟解补证一卷伤寒讲义
15. 伤寒平议
16. 伤寒杂病论古本三卷
17. 伤寒古本订补
18. 伤寒古本考
19. 巢氏病源补养宣导法（隋）巢元方等撰
20. 难经经释补正二卷总论一卷
21. 脉学辑要评三卷
22. 药治通义辑要二卷（日）丹波元坚撰 廖平节录

1913～1923年四川成都存古书局刻本21

（存3、5、11）71

2864 **四部丛刊** 1919

张元济等辑

医书子目：

1. 重广补注黄帝内经素问二十四卷（唐）王冰注（宋）林亿等校正
2. 灵枢经十二卷进（宋）史松音释
3. 王翰林集注黄帝八十一难经五卷（明）王九思集注
4. 注解伤寒论十卷（金）成无已注
5. 新编金匮要略方论三卷（晋）王叔和编
6. 新刊王氏脉经十卷（晋）王叔和编
7. 重修政和经史证类备用本草三十卷（宋）唐慎微撰 寇宗奭衍义（金）张存惠重修
8. 抱朴子内篇二十卷外篇五十卷（晋）葛洪撰

1929～1935年上海商务印书馆影印本1 6

2865 **万有文库** 1929

商务印书馆编

医书子目：

第一集

1. 补注黄帝内经素问二十四卷 （唐）王冰注
2. 灵枢经十二卷
3. 本草纲目五十二卷（明）李时珍撰
4. 中医浅说 沈乾一编
5. 中药浅说 丁福保编

第二集

6. 脉经十卷（晋）王叔和撰
7. 饮膳正要（元）忽思慧撰

1931年上海商务印书馆铅印本6

2866 **四部备要** 1936

中华书局辑

医书子目：

1. 黄帝内经素问二十四卷灵枢十二卷附遗篇一卷（唐）王冰注（宋）林亿等校正 孙兆重改误
2. 难经集注五卷（明）王九思等撰
3. 本草经三卷进（魏）吴普等述（清）孙星衍 孙冯翼辑
4. 注解伤寒论十卷（汉）张机撰（晋）王叔和编（金）成无己注
5. 金匮玉函要略方论三卷（汉）张机撰（晋）王叔和集（宋）林亿等诠次

1936年上海中华书局铅印本1 6

书名索引

C

D

G

J

K

L

M

Z

作者索引